Doenças do Trato Genital Inferior e Colposcopia

Um Enfoque na Terapêutica

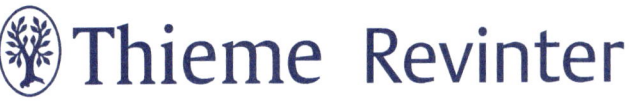

Doenças do Trato Genital Inferior e Colposcopia
Um Enfoque na Terapêutica

Rita Maira Zanine
Doutora em Clínica Cirúrgica pela Universidade Federal do Paraná (UFPR)
Chefe do Setor de Patologia do Trato Genital Inferior e Colposcopia do Hospital de Clínicas da UFPR
Coordenadora do Curso de Especialização em Patologia do Trato Genital Inferior e Colposcopia do Setor de Ciências da Saúde da UFPR
Professora-Associada do Departamento de Tocoginecologia da UFPR

Thieme
Rio de Janeiro • Stuttgart • New York • Delhi

Dados Internacionais de Catalogação na Publicação (CIP)

Z31d

Zanine, Rita Maira
  Doenças do Trato Genital Inferior e Colposcopia: Um Enfoque na Terapêutica / Rita Maira Zanine. – 1. Ed. – Rio de Janeiro – RJ: Thieme Revinter Publicações, 2021.

  194 p.: il; 21 x 28 cm.
  Inclui Índice Remissivo e Bibliografia
  ISBN 978-65-5572-016-7
  eISBN 978-65-5572-017-4

  1. Colposcopia. 2. Ginecologia. 3. Trato Genital Inferior – Terapêutica – Patologia. I. Título.

  CDD: 618
  CDU: 618

Contato com a autora:
ritazanine@yahoo.com.br
ritazanine@ufpr.br

Nota: O conhecimento médico está em constante evolução. À medida que a pesquisa e a experiência clínica ampliam o nosso saber, pode ser necessário alterar os métodos de tratamento e medicação. Os autores e editores deste material consultaram fontes tidas como confiáveis, a fim de fornecer informações completas e de acordo com os padrões aceitos no momento da publicação. No entanto, em vista da possibilidade de erro humano por parte dos autores, dos editores ou da casa editorial que traz à luz este trabalho, ou ainda de alterações no conhecimento médico, nem os autores, nem os editores, nem a casa editorial, nem qualquer outra parte que se tenha envolvido na elaboração deste material garantem que as informações aqui contidas sejam totalmente precisas ou completas; tampouco se responsabilizam por quaisquer erros ou omissões ou pelos resultados obtidos em consequência do uso de tais informações. É aconselhável que os leitores confirmem em outras fontes as informações aqui contidas. Sugere-se, por exemplo, que verifiquem a bula de cada medicamento que pretendam administrar, a fim de certificar-se de que as informações contidas nesta publicação são precisas e de que não houve mudanças na dose recomendada ou nas contraindicações. Esta recomendação é especialmente importante no caso de medicamentos novos ou pouco utilizados. Alguns dos nomes de produtos, patentes e design a que nos referimos neste livro são, na verdade, marcas registradas ou nomes protegidos pela legislação referente à propriedade intelectual, ainda que nem sempre o texto faça menção específica a esse fato. Portanto, a ocorrência de um nome sem a designação de sua propriedade não deve ser interpretada como uma indicação, por parte da editora, de que ele se encontra em domínio público.

© 2021 Thieme
Todos os direitos reservados.
Rua do Matoso, 170, Tijuca
20270-135, Rio de Janeiro – RJ, Brasil
http://www.ThiemeRevinter.com.br

Thieme Medical Publishers
http://www.thieme.com

Capa: Thieme Revinter Publicações Ltda.

Impresso no Brasil por BMF Gráfica e Editora Ltda.
5 4 3 2 1
ISBN 978-65-5572-016-7

Também disponível como eBook:
eISBN 978-65-5572-017-4

Todos os direitos reservados. Nenhuma parte desta publicação poderá ser reproduzida ou transmitida por nenhum meio, impresso, eletrônico ou mecânico, incluindo fotocópia, gravação ou qualquer outro tipo de sistema de armazenamento e transmissão de informação, sem prévia autorização por escrito.

DEDICATÓRIA

Aos meus filhos, Anna Paula, Anna Beatriz e Victor Hugo, pela paciência que sempre tiveram com as minhas ausências e pelo apoio incondicional à minha carreira docente.

A todas as pacientes que passaram pelos meus cuidados e dividiram comigo as suas dores, as suas dúvidas e as suas esperanças. Vocês foram fonte de meu aprendizado como médica, professora e mulher.

AGRADECIMENTOS

Este texto não poderia ter sido completado sem a ajuda de meus colaboradores, Dr.ª Cibele Feroldi Maffini que se empenhou na elaboração dos desenhos e no tratamento das imagens fotográficas, Prof.ª Dr.ª Beatriz dos Santos que nos auxiliou na confecção das tabelas, Dr.ª Maria José de Camargo e Dr. Ricardo Rossi Cardoso que gentilmente cederam sequências de fotos de seus arquivos pessoais. De grande valia foi também a parceria da Prof.ª Dr.ª Dulcimary Dias Bittencourt nos ambulatórios de nosso serviço.

Gostaria de agradecer ao Prof. Dr. Almir Antônio Urbanetz pelos convites para escrever capítulos de livros, os quais serviram de motivação para a elaboração deste texto. À Prof.ª Dr.ª Claudete Reggiani, que instituiu o Curso de Especialização em Tocoginecologia Avançada – Área de concentração em Patologia do Trato Genital Inferior e Colposcopia, o qual nos permitiu alargar os nossos horizontes como docentes.

Ao Dr. Washington Maltez, *In Memoriam,* por ter me apresentado à prática da Colposcopia e às Doenças do Trato Genital Inferior nas dependências do Serviço de Ginecologia da Associação Maternidade de São Paulo.

À Profª. Drª. Ailema Lory Luvison Franck, *In Memorium*, meu maior exemplo de amor, dedicação e comprometimento com a ética, a docência e a incansável busca pelo conhecimento.

Profª. Drª. Rita Maira Zanine

COLABORADORES

BEATRIZ DOS SANTOS
Especialista em Patologia do Trato Genital Inferior e Colposcopia pela Universidade Federal do Paraná (UFPR)
Mestra em Tocoginecologia e Saúde da Mulher pela UFPR
Professora-Assistente do Departamento de Tocoginecologia da UFPR

CIBELE FEROLDI MAFFINI
Especialista em Patologia do Trato Genital Inferior e Colposcopia pela Universidade Federal do Paraná (UFPR)
Mestra em Tocoginecologia e Saúde da Mulher pela UFPR
Médica Ginecologista da Coordenadoria de Atenção Integral à Saúde do Servidor (CAISS) da UFPR

DULCIMARY DIAS BITTENCOURT
Mestra em Ciências da Saúde pela Universidade Federal de São Paulo (UNIFESP)
Médica do Serviço de Ginecologia do Complexo Hospital de Clínicas CHC – UFPR – EBSERH
Vice-Coordenadora do Curso de Especialização em Patologia do Trato Genital Inferior e Colposcopia do Setor de Ciências da Saúde da Universidade Federal do Paraná (UFPR)
Professora-Assistente do Departamento de Tocoginecologia da UFPR

EDUARDO SCHUNEMANN JR.
Especialista em Mastologia e Oncoginecologia
Mestre em Tocoginecologia e Saúde da Mulher pela Universidade Federal do Paraná (UFPR)
Médico Oncologista do Hospital Nossa Senhora das Graças de Curitiba
Preceptor do Curso de Especialização em Mastologia do Hospital Nossa Senhora das Graças de Curitiba
Professor-Assistente do Departamento de Tocoginecologia da UFPR

PREFÁCIO

Este livro e atlas de patologia do trato genital inferior e colposcopia, de autoria da Professora Rita Maira Zanine, apresenta-nos informações detalhadas e extremamente importantes para o aprendizado e a prática desta especialidade.

A habilidade em juntar dados de forte evidência na literatura com dados obtidos em sua experiência clínica é uma qualidade desta publicação. Vale ressaltar sua preocupação em discutir técnicas terapêuticas, importantes para que a colposcopia seja otimizada na prática clínica, levando a tratamentos mais conservadores e diminuindo o tempo dispendido na resolução do problema que nos é apresentado pela mulher.

Para que este livro fosse publicado, muitos anos de trabalho e dedicação à assistência da mulher portadora de doenças no trato genital foram necessários. Rita Maira Zanine, com a participação de excelentes colaboradores, conseguiu fornecer, nesta publicação, uma riqueza de imagens obtidas em sua prática colposcópica intensa, realizada em sua maior parte em uma instituição universitária e pública, que tem formado profissionais de excelente qualidade.

A manutenção do conhecimento teórico atualizado e do trabalho clínico cotidiano são pré-requisitos fundamentais a uma assistência adequada à mulher, objetivo maior desta publicação.

Este livro atlas certamente contribuirá à formação do colposcopista e à sua prática cotidiana, para que isto possa reduzir o risco de desenvolvimento do câncer do trato genital inferior e principalmente do colo uterino, na mulher, situação ainda grave no Brasil.

Dr.ª Maria José de Camargo
Instituto Nacional de Saúde da Mulher, da Criança e do Adolescente Fernandes Figueira (IFF)
Fundação Oswaldo Cruz

LISTA DE ABREVIATURAS

ACOG	American College of Obstetricians and Gynecologists
AGC	Células glandulares atípicas
AGC-H	Células glandulares atípicas de significado indeterminado quando não se pode excluir lesão intraepitelial de alto grau
AGC-US	Células glandulares atípicas de significado indeterminado, possivelmente não neoplásicas
AINH	Anti-inflamatório não Hormonal
AIS	Adenocarcinoma *In Situ*
ASC-H	Células escamosas atípicas de significado indeterminado, quando não se pode excluir lesão intraepitelial de alto grau
ASC-US	Células escamosas atípicas de significado indeterminado
ATA	Ácido Tricloroacético
CAF	Cirurgia de Alta Frequência
CEC	Carcinoma Espinocelular
CHC	Complexo Hospital de Clínicas
CST	Cesariana
DIP	Doença Inflamatória Pélvica
DIU	Dispositivo Intrauterino
DNA	Ácido Desoxiribonucleico
DU	Dose Única
EC	Estadiamento Clínico
EV	Via Endovenosa
EZT	Exérese da Zona de Transformação
FDA	Food and Drug Administration
FIGO	Federação Internacional de Ginecologia e Obstetrícia
HIV	Vírus da Imunodeficiência Humana
HPV	Papilomavírus Humano
HSIL	Lesão Intraepitelial Escamosa de Alto Grau
HSV	Vírus do Herpes *Simplex*
IDSA	Infectious Diseases Society of America
IgE	Imunoglobulina E
IL	Interleucina
ILV	Invasão Linfovascular
IM	Intramuscular
ISSVD	International Society for the Study of Vulvovaginal Disease
IST	Infecção Sexualmente Transmissível
JEC	Junção Escamocolunar
KLK	Kallikreins
KOH	Hidróxido de Potássio
LAST	The Lower Anogenital Squamous Terminology
LEEP	*Loop Electrosurgical Procedure*
LGV	Linfogranuloma Venéreo
LLETZ	*Loop Electrosurgical Procedure e Loop Electrosurgical of the Transformation Zone*
LSC	Líquen Simples Crônico
LSIL	Lesão Intraepitelial Escamosa de Baixo Grau
NIA	Neoplasia Intraepitelial Anal
NIC	Neoplasia Intraepitelial Cervical
NIV	Neopasia Intraepitelial Vulvar
NIVA	Neoplasia Intraepitelial Vaginal
OCE	Orifício Cervical Externo
OCI	Orifício Cervical Interno
OMS	Organização Mundial da Saúde
PCR	Reação em Cadeia da Polimerase
PTGI	Patologia do Trato Genital Inferior
PVPI	Iodopovidina
Rename	Relação Nacional de Medicamentos Essenciais
RN	Recém-Nascido
SWETZ	Excisão da Zona de Transformação com Eletrodo Reto
TBL	Tumor de Buschke-Lowenstein
TGI	Trato Genital Inferior
TNF	Fator de Necrose Tumoral
UFPR	Universidade Federal do Paraná
USTV	Ultrassonografia Transvaginal
VA	Vaginite Aeróbica
VB	Vaginose Bacteriana
VC	Vaginose Citolítica
VID	Vaginite Inflamatória Descamativa
VO	Via Oral
VV	Via Vaginal
WHO	World Health Organization
ZT	Zona de Transformação

SUMÁRIO

1 INTRODUÇÃO 1
   Rita Maira Zanine

2 COLO UTERINO 3
   Rita Maira Zanine

3 TÉCNICA DO EXAME COLPOSCÓPICO 13
   Cibele Feroldi Maffini ▪ Rita Maira Zanine

4 REPRESENTAÇÃO DOS ACHADOS COLPOSCÓPICOS ... 17
   Cibele Feroldi Maffini

5 BIÓPSIA DO COLO UTERINO 19
   Rita Maira Zanine

6 ALTERAÇÕES BENIGNAS DO COLO UTERINO 25
   Rita Maira Zanine ▪ Dulcimary Dias Bittencourt
   Cibele Feroldi Maffini

7 INFECÇÕES NO TRATO GENITAL INFERIOR 41
   Rita Maira Zanine ▪ Beatriz dos Santos
   Dulcimary Dias Bittencourt ▪ Cibele Feroldi Maffini

   7.1 CERVICITES 41
   Beatriz dos Santos

   7.2 CORRIMENTOS GENITAIS 45
   Rita Maira Zanine ▪ Beatriz dos Santos
   Dulcimary Dias Bittencourt ▪ Cibele Feroldi Maffini

   7.3 HERPES GENITAL 59
   Beatriz dos Santos

   7.4 CONDILOMATOSE NO TRATO GENITAL INFERIOR .. 64
   Rita Maira Zanine

8 ALTERAÇÕES CITOLÓGICAS E RASTREIO DO
   CÂNCER DO COLO UTERINO 87
   Beatriz dos Santos ▪ Cibele Feroldi Maffini
   Dulcimary Dias Bittencourt ▪ Rita Maira Zanine

9 OPÇÕES TERAPÊUTICAS PARA AS LESÕES
   INTRAEPITELIAIS CERVICAIS DE ALTO GRAU 107
   Rita Maira Zanine

10 NEOPLASIA INTRAEPITELIAL VAGINAL 123
   Rita Maira Zanine

11 PROPEDÊUTICA VULVAR 139
   Rita Maira Zanine ▪ Dulcimary Dias Bittencourt

12 DERMATOSES VULVARES 143
   Beatriz dos Santos ▪ Rita Maira Zanine

13 VULVODÍNIA 151
   Beatriz dos Santos

14 NEOPLASIA INTRAEPITELIAL VULVAR (NIV) 153
   Rita Maira Zanine ▪ Dulcimary Dias Bittencourt

15 COLPOSCOPIA FORENSE 161
   Dulcimary Dias Bittencourt ▪ Rita Maira Zanine

16 CARCINOMA MICROINVASOR E FRANCAMENTE
   INVASOR DE COLO DE ÚTERO 163
   Eduardo Schunemann Jr.

   ÍNDICE REMISSIVO 169

Doenças do Trato Genital Inferior e Colposcopia

Um Enfoque na Terapêutica

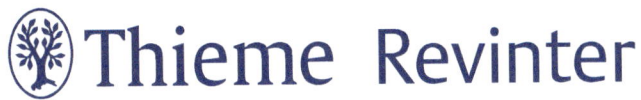

INTRODUÇÃO

Rita Maira Zanine

A invenção do espéculo, em 1818, permitiu a visualização da vagina e do colo uterino e, consequentemente, tornou possível a abordagem do carcinoma de colo uterino que já se apresentava num estádio avançado da doença.

No início do século 20, Hinselmann criou a hipótese de que a lesão invasora teria início em uma entidade menor, quase microscópica, a qual se apresentaria como um pequeno tumor ou uma úlcera minúscula. Para a visualização destas alterações, este autor criou um aparelho dotado de pequenos aumentos, mas com uma intensidade de luz intensa, ao qual chamou de colposcópio.

Em 1925, Hinselmann deu início a correlações entre achados colposcópicos e os exames histopatológicos das peças obtidas por meio de biópsias e, desta maneira, o exame colposcópico foi sendo associado ao exame ginecológico, principalmente nos países germânicos. Na realidade, Hinselmann nunca chegou a detectar o tumor microscópico que daria origem ao carcinoma invasor, mas, aos poucos, conseguiu classificar as alterações epiteliais que posteriormente foram associadas às formas precursoras da neoplasia maligna cervicouterina.

Este método não foi bem recebido nos Estados Unidos e quase foi abandonado com a expansão da citologia na década de 60, pois a colposcopia foi colocada como um método alternativo de rastreio e não como um complemento no diagnóstico do carcinoma de colo de útero.

As vantagens de combinar a colposcopia com a citologia foram observadas primeiramente por Navratil, em 1958, quando o mesmo detectou o carcinoma de colo em 85% dos casos utilizando os métodos separadamente, porém, quando os dois exames foram associados, a detecção chegou a 99% dos casos. Um método compensou a deficiência do outro.

A colposcopia ganhou interesse nos últimos anos principalmente como um procedimento que permite a visualização da lesão precursora e desta maneira possibilita guiar a biópsia em direção às áreas mais atípicas.

O exame colposcópico é uma ótima ferramenta para o diagnóstico precoce das lesões intraepiteliais do trato genital inferior, sendo de fácil aprendizado, mas temos que enfatizar que, sem um treinamento apropriado, muitos erros poderão ser cometidos com danos muitas vezes irreversíveis para as pacientes.

COLO UTERINO

CAPÍTULO 2

Rita Maira Zanine

O colo é a porção mais caudal do útero, e a sua origem é proveniente dos ductos paramesonéfricos de Müller. Ele é composto por duas porções: uma supravaginal fixando-se no istmo uterino e tendo como limite superior o orifício cervical interno (OCI), e outra intravaginal tendo como limite inferior o orifício cervical externo (OCE). A ectocérvice corresponde a parte do colo visível na cavidade vaginal; ela se divide em lábio superior (ou anterior) e lábio inferior (ou posterior), e endocérvice, a parte do colo correspondente ao canal cervical.[1,2]

A cérvice uterina é composta por tecido fibroso (fibras colágenas) e fibras musculares lisas. A vascularização é feita principalmente pelo ramo descendente da artéria uterina, que é ramo da artéria ilíaca interna, fazendo anastomose com a vascularização vaginal. O retorno venoso se faz pela veia uterina desembocando na veia ilíaca interna. A drenagem linfática segue para os linfonodos da cadeia ilíaca interna e obturador. A inervação é feita pelo plexo anatômico pélvico.[2]

A porção visível do colo uterino é recoberta pelo epitélio escamoso estratificado, que recobre a vagina e o ectocolo. O canal cervical é revestido pelo epitélio colunar monoestratificado.

O epitélio escamoso possui várias camadas que variam com a idade, com o aporte de estrogênio e também com o balanço entre este último e a progesterona. As células perto da membrana basal têm pouco citoplasma e um núcleo grande, pois são imaturas. Em contraste, as células superficiais têm muito citoplasma com glicogênio e um núcleo picnótico. Os vasos que suprem estas células são pequenos capilares que se encontram profundamente no estroma com ramificações que se estendem em 1/3 da espessura do epitélio. Especificamente estes vasos mantêm nutridas as células basais e as parabasais.

O epitélio cilíndrico que recobre o endocolo é constituído por uma só camada de células com um núcleo pequeno e uma quantidade moderada de citoplasma na porção basal da célula. Os vasos estão diretamente abaixo das células colunares, por isso temos uma coloração vermelha.[3,4]

A junção entre os dois epitélios ou junção escamocolunar (JEC) poderá ocorrer em vários locais durante a vida da mulher. Algumas vezes ela poderá estar ao nível do orifício cervical externo e em outras ocasiões, como na pós-menopausa, a mesma poderá adentrar o canal cervical. Na menacme, geralmente, ela estará localizada no ectocérvice, e, quando isto ocorre, terá o nome de ectopia ou ectrópio. Este achado corresponde a um fenômeno fisiológico muito comum e não requer tratamento. Na verdade, é uma resposta do organismo a uma alta concentração de estrogênio, como ocorre na puberdade, gestação e nas usuárias de anticoncepcional oral hormonal. Em 4% da população a JEC poderá externar-se até o fórnice vaginal ou mesmo até as paredes vaginais (Figs. 2-1 a 2-3).[5,6]

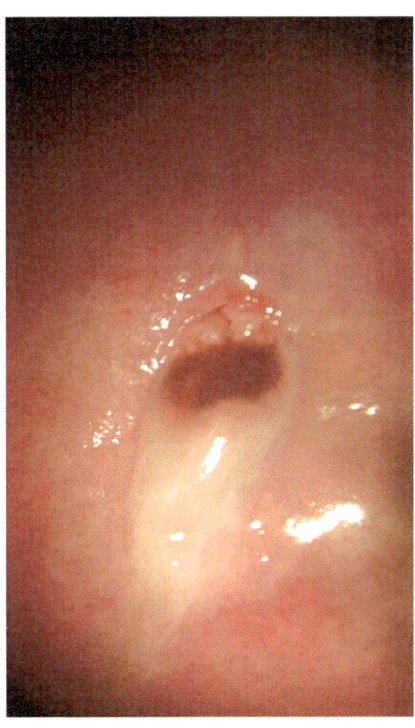

Fig. 2-1. Colo normal. Colo uterino de uma mulher na menacme. Visualizada junção escamocolunar (JEC) ao nível do orifício cervical externo (OCE). (Fonte: Rita Maira Zanine.)

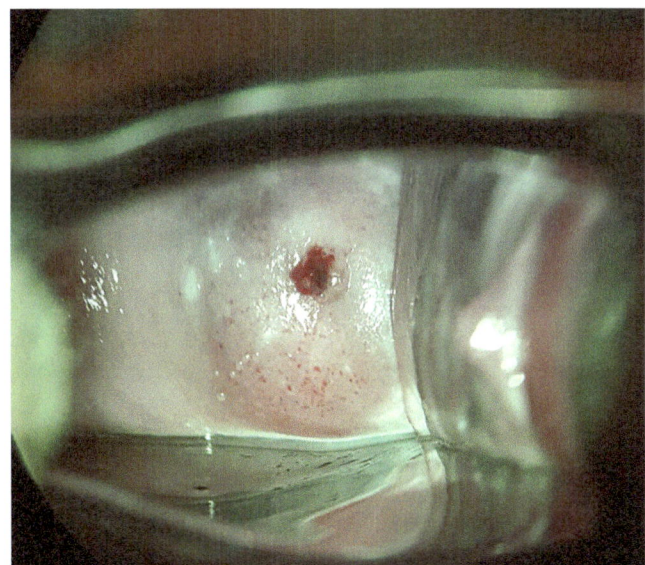

Fig. 2-2. Paciente com história de menopausa há 14 anos. Nota-se apagamento dos contornos de colo uterino e de pregas em paredes vaginais. JEC não visualizada. (Fonte: Rita Maira Zanine.)

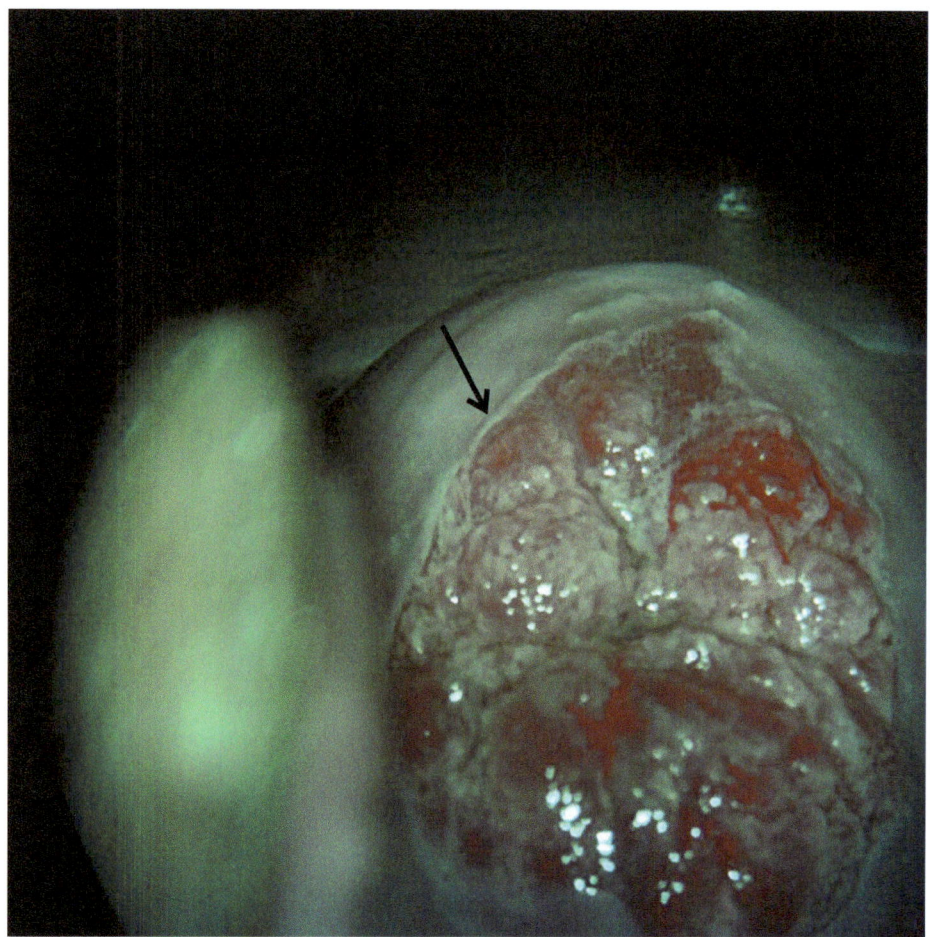

Fig. 2-3. Gestante com 25 semanas; colo com JEC totalmente ectocervical. Notar o bordelete que demarca a transição entre o epitélio escamoso com o colunar. (Fonte: Rita Maira Zanine.)

O tecido escamoso do colo ou da vagina é denominado colposcopicamente como epitélio escamoso original. O tecido colunar, como epitélio colunar original.

O epitélio escamoso nativo mostra pouca variação entre os indivíduos. Em visão colposcópica ele é rosado, translúcido e frequentemente exibe um padrão vascular homogêneo.

O epitélio colunar nativo possui coloração vermelha com papilas na superfície. Cada papila ou vilo tem uma alça capilar que é visualizada principalmente com o filtro verde; este epitélio não fixa o lugol por não ter glicogênio.[1,4,5]

O exame colposcópico tem o seu foco primário na identificação da JEC. Neste lugar o epitélio cilíndrico é gradualmente transformado em escamoso pelo processo da metaplasia escamosa.[4] Este fenômeno se desenvolve a partir das células de reserva, que se encontram abaixo do epitélio cilíndrico e que se dividem para formar as células metaplásicas imaturas que irão se transformar em células escamosas maduras. Esta área dinâmica de mudanças é conhecida como zona de transformação (ZT). Este local é a principal área de interesse da colposcopia, e um conhecimento amplo e claro deste processo é necessário para o entendimento da origem e desenvolvimento das neoplasias do colo uterino, pois é neste local que as mesmas se originam.[2,7] A zona de transformação é dividida em tipo 1, 2 e 3 conforme a sua localização em relação a JEC. Chamamos de zona de transformação de tipo 1 quando ela está totalmente situada no ectocérvice. Tipo 2, quando existe um componente endocervical totalmente visível, podendo ser uma parte dela ectocervical, e tipo 3, quando a mesma está totalmente localizada dentro do canal cervical, sendo o seu limite cranial impossível de ser visualizado (Figs. 2-4 a 2-9).[8]

> O objetivo principal do exame colposcópico é a delimitação da zona de transformação e a área e extensão das lesões bem como o foco de maior atipia epitelial (Fig. 2-10).

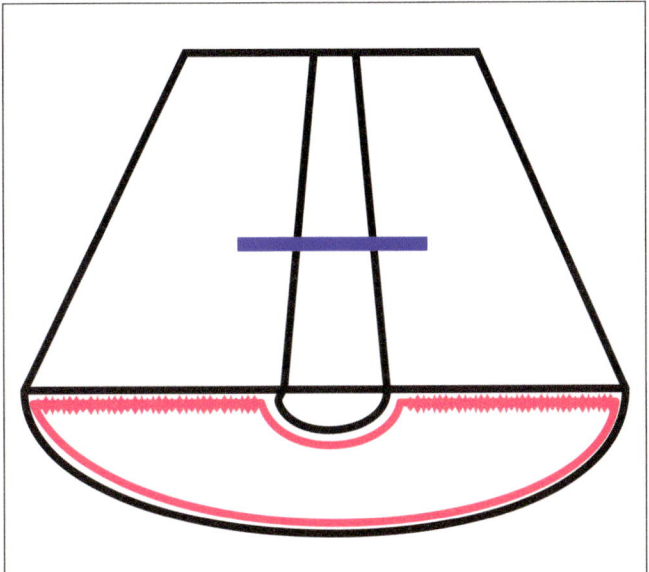

Fig. 2-4. Representação gráfica de uma zona de transformação de tipo 1. Localização totalmente ectocervical. (Fonte: Cibele Feroldi Maffini.)

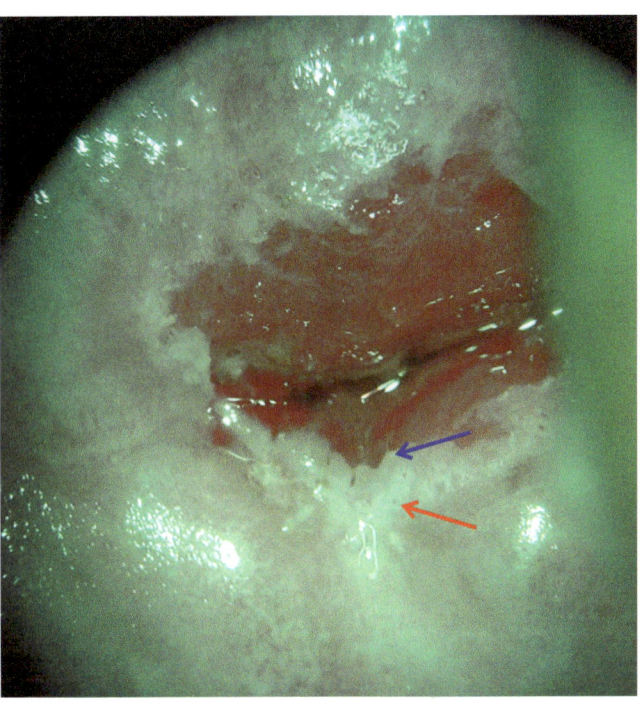

Fig. 2-5. Zona de transformação tipo 1. Limite cranial correspondendo a JEC (*seta azul*) Limite caudal correspondendo a última glândula (*seta vermelha*). (Fonte: Rita Maira Zanine.)

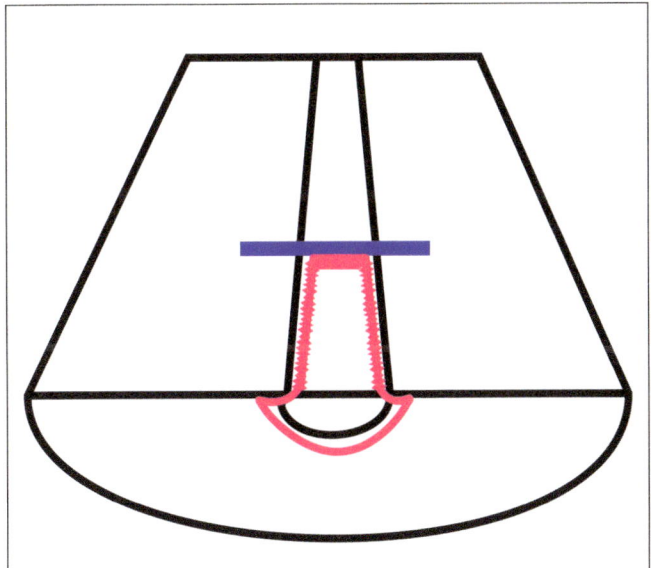

Fig. 2-6. Representação gráfica da zona de transformação de tipo 2. Componente endocervical totalmente visível podendo ter um componente ectocervical. (Fonte: Rita Maira Zanine.)

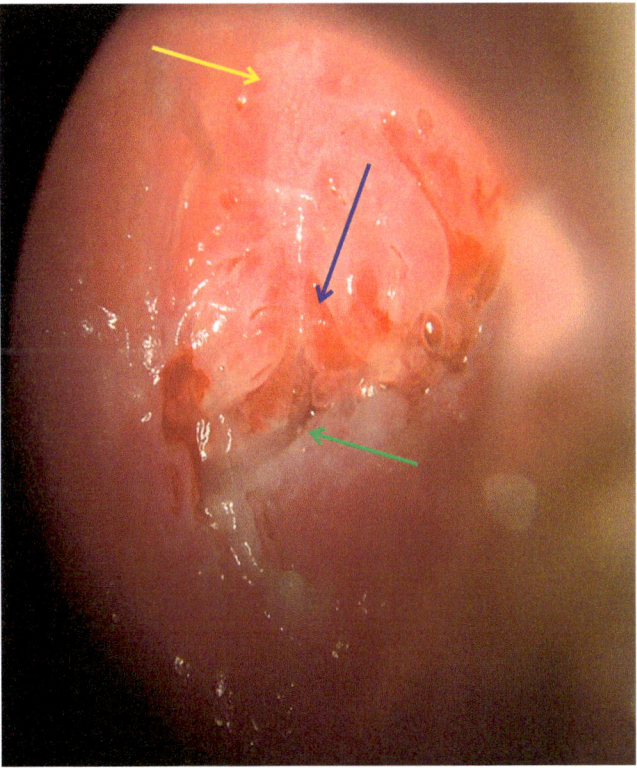

Fig. 2-7. Zona de transformação de tipo 2. Limite cranial (seta azul), limite caudal (*seta amarela*). Componente endocervical totalmente visualizado quando aberto com pinça de Cheron (*seta verde*). (Fonte: Rita Maira Zanine.)

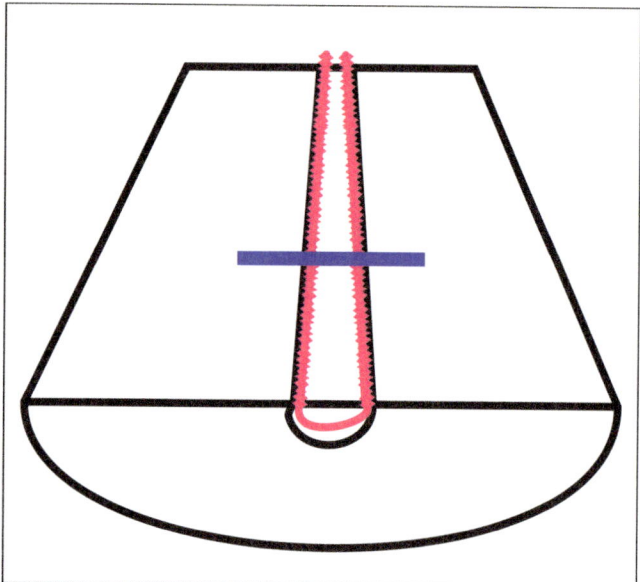

Fig. 2-8. Representação gráfica da zona de transformação de tipo 3, totalmente endocervical sendo o limite cranial não visualizado. (Fonte: Cibele Feroldi Maffini.)

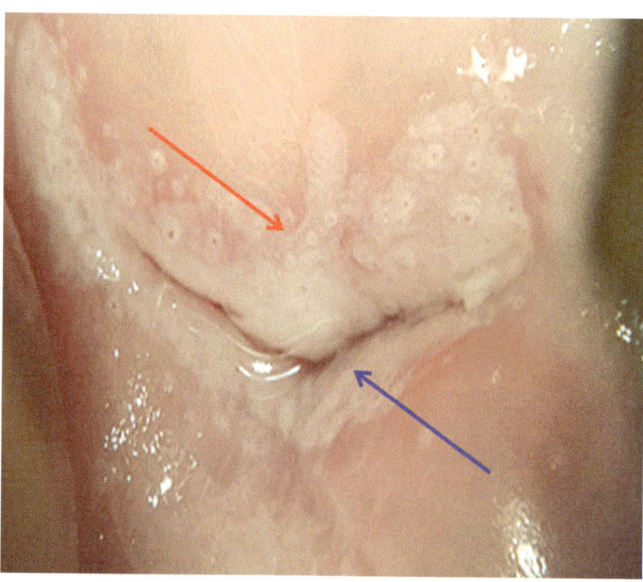

Fig. 2-9. Zona de transformação de tipo 3. Limite endocervical não visualizado dentro do canal cervical (*seta azul*). Componente ectocervical (*seta vermelha*). (Fonte: Rita Maira Zanine.)

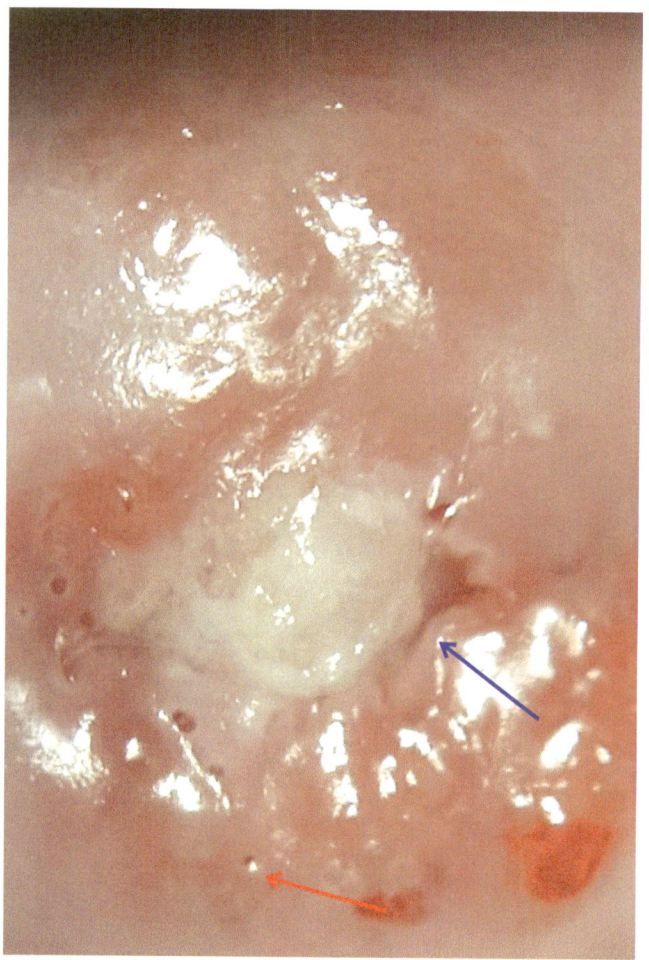

Fig. 2-10. Meta escamosa completa. Processo metaplásico maduro visualizado sob a ótica colposcópica. JEC ao nível do OCE com presença de orifícios glandulares abertos os quais caracterizam o processo metaplásico. A zona de transformação situa-se entre a nova JEC (*seta azul*) e a última glândula (*seta vermelha*). (Fonte: Rita Maira Zanine.)

A junção escamocolunar é transitória e dinâmica, presumivelmente resultado de uma alta concentração plasmática de estrogênio e um pH baixo da vagina, e o epitélio cilíndrico original é progressivamente substituído pelo escamoso metaplásico, dando lugar a uma nova JEC que se localiza entre o epitélio colunar original e as áreas transformadas. Esta nova junção estará sujeita a um processo de transformação similar ao anteriormente citado (Fig. 2-11).

O processo metaplásico é multifocal, frequentemente ele se apresenta como ilhotas dentro do epitélio cilíndrico.[3,4]

Os múltiplos focos de metaplasia coalescem e juntam-se ao componente periférico (Figs. 2-12 e 2-13).

A transformação fisiológica do epitélio cilíndrico em escamoso ocorre durante toda a vida da mulher, sendo mais frequente no período fetal e neonatal, durante a menarca e na gestação. Estes períodos são correspondentes aos de maior produção estrogênica que aumentam a eversão epitelial. O estrogênio determina um pH ácido na vagina que promove a metaplasia escamosa.

Em outros períodos da vida o processo metaplásico se faz de uma forma mais branda. A transformação completa do epitélio cilíndrico em escamoso leva anos para ocorrer.

> A metaplasia escamosa ocorre mais frequentemente no período fetal, neonatal, na menarca e na gestação (Fig. 2-14).

O processo resulta no desenvolvimento de um novo epitélio escamoso que inicialmente é imaturo. Quando o mesmo alcança a maturidade, ele não é mais um local apropriado para a formação de uma neoplasia. Ao contrário, um processo metaplásico inicial torna-se vulnerável à mudança genética, constituindo-se em um local propício para o desenvolvimento de um carcinoma.[1,5]

O epitélio metaplásico escamoso origina-se de células estromais multipotentes, que se encontram subjacentes ao epitélio colunar, também conhecidas como células de reserva; estas tornam-se visíveis somente quando o processo metaplásico se inicia, e então elas aumentam em número antes de se diferenciarem. A metaplasia ocorre dentro da zona de transformação. O processo imaturo consiste de 6 a 8 camadas de células indiferenciadas que sofrem um processo de maturação gradual. O epitélio metaplásico indiferenciado é difícil de ser distinguido do displásico histologicamente, tendo em vista a alteração da relação núcleo e citoplasma. Ele não é glicogenado e não fixa o lugol.

No final do processo metaplásico ocorre uma obliteração das estruturas dos vilos. Uma superfície lisa pluriestratificada com epitélio diferenciado é produzida, muitas ilhas de epitélio cilíndrico permanecem e aparecem os cistos de Naboth (Fig. 2-15).

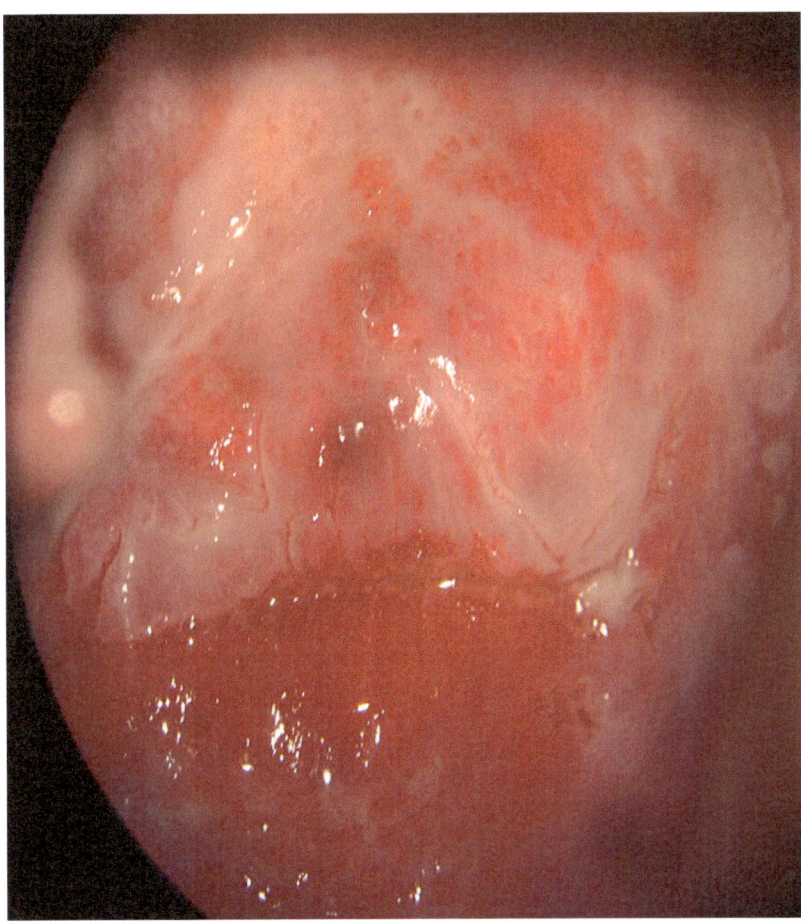

Fig. 2-11. Meta escamosa. Processo metaplásico em curso. Notar a presença de epitélio branco muito tênue em lábio superior de colo uterino. Notar o aspecto rendilhado do epitélio metaplásico em lábio inferior. Esta imagem é muito sugestiva da direção centrípeta da metaplasia escamosa. (Fonte: Rita Maira Zanine.)

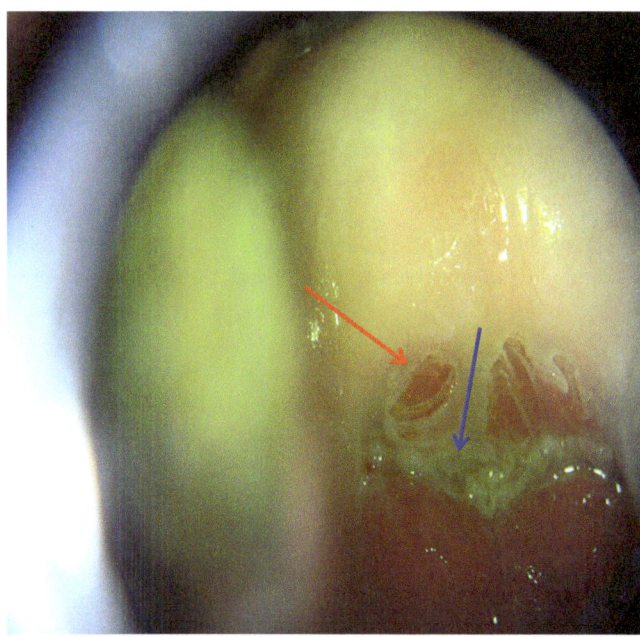

Fig. 2-12. Meta escamosa. Pequena lingueta de epitélio branco muito tênue em meio ao epitélio colunar original. Notar a presença da nova JEC cranialmente (*seta azul*) e da JEC original caudalmente (*seta vermelha*). (Fonte: Rita Maira Zanine.)

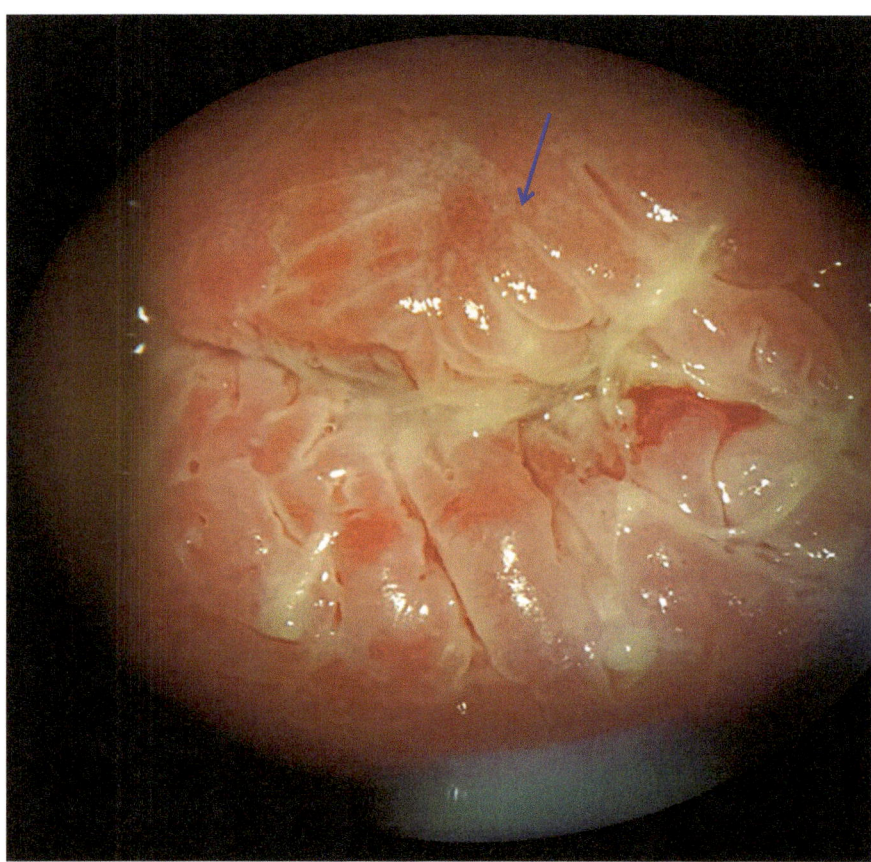

Fig. 2-13. Metaplasia vilos. Presença de epitélio metaplásico recobrindo o epitélio colunar original. Notar a fusão dos vilos (*seta*) que é a tradução colposcópica do processo metaplásico. (Fonte: Rita Maira Zanine.)

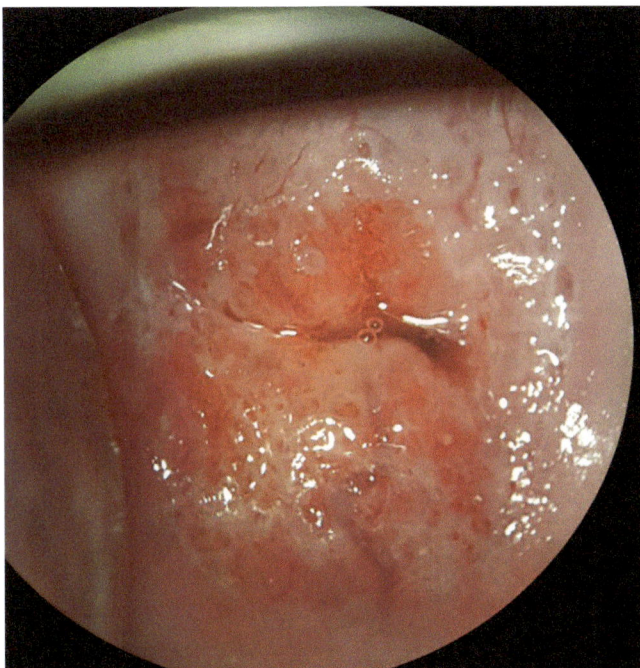

Fig. 2-14. Metaplasia escamosa completa. Pode-se visualizar o epitélio metaplásico recobrindo a área que correspondia ao epitélio colunar, traduzindo um processo metaplásico maduro completo. A coloração rosada desta área denota a espessura mais delgada deste epitélio neoformado. (Fonte: Rita Maira Zanine.)

A última característica de diferenciação é a sua transformação num tecido escamoso totalmente diferenciado que é dificilmente distinto do epitélio escamoso original.[1,3,7]

> **PONTOS IMPORTANTES**
>
> - O colo uterino é recoberto pelo epitélio escamoso pluriestratificado na sua porção ectocervical e pelo escamoso cilíndrico monoestratificado na porção endocervical.
> - A transformação do epitélio cilíndrico em escamoso ocorre durante toda a vida da mulher, principalmente na vida fetal, neonatal, na menarca e na gestação.
> - A metaplasia escamosa pode levar anos para se completar.
> - O processo metaplásico inicial é o local propício para o desenvolvimento do câncer do colo uterino.
> - O epitélio metaplásico final pouco se diferencia do escamoso original, a não ser pelos cistos de retenção e pela presença de orifícios glandulares abertos.

ECTOPIA CERVICAL UTERINA

A ectopia cervical é um fenômeno fisiológico muito comum nas mulheres na menacme. Ela ocorre quando o epitélio colunar que recobre o canal cervical se exterioriza no ectocolo, colocando este epitélio frágil e monoestratificado em contato direto com o meio ácido da vagina. Ele tem uma coloração vermelha e é mucossecretor (Fig. 2-16).[7]

Um termo bastante usado como sinônimo de ectopia é erosão, termo este inadequado, pois não ocorre perda de substância epitelial neste processo de eversão.[5]

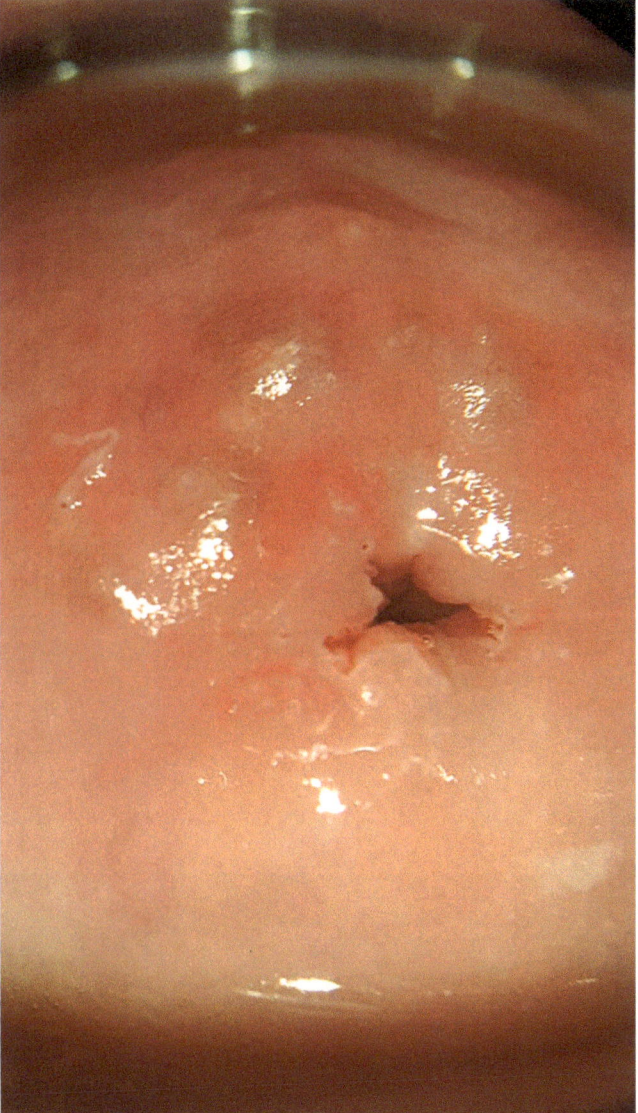

Fig. 2-15. Processo metaplásico completo. JEC ao nível do OCE. Notar a presença de cistos de Naboth em lábio superior; difícil distinguir o epitélio metaplásico do epitélio escamoso original. (Fonte: Rita Maira Zanine.)

A ectopia é comum nas adolescentes, gestantes, usuárias de anticoncepcionais hormonais e também naquelas mulheres com lacerações cervicais que são produtos de partos vaginais (Fig. 2-17).[4,9]

Os sintomas mais comuns são: mucorreia, que poderá ser abundante, principalmente nas mulheres mais jovens; sangramento pós-coital e dor nas fossas ilíacas.

O diagnóstico correto da ectopia é feito por meio do exame colposcópico após a aplicação do ácido acético que tornará a junção escamocolunar mais evidenciada pela presença de um bordelete esbranquiçado. Muitas vezes o fenômeno ectópico é erroneamente diagnosticado levando a tratamentos desnecessários (Figs. 2-18 e 2-19).

O tratamento desta condição só se faz necessário no caso de desconforto para a paciente, pois é um processo fisiológico como já dito anteriormente.[7] Como primeira linha sugerimos o uso de cremes vaginais acidificantes como o policresuleno

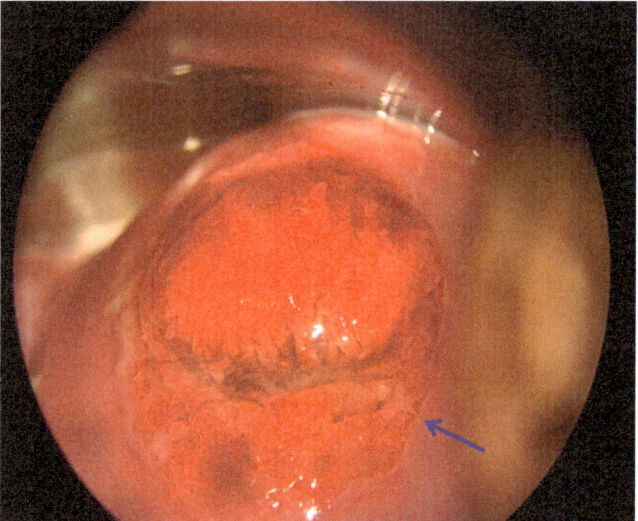

Fig. 2-16. Paciente com 21 anos apresentando queixa de corrimento severo, notar a presença de uma extensa área de epitélio cilíndrico recobrindo a ectocérvice. Lembrar que o epitélio colunar é mucossecretor colaborando para o aparecimento de mucorreia que poderá ser severa. Notar o bordelete (*seta*) que separa os dois epitélios. O diagnóstico da ectopia deverá ser feito com segurança após aplicação do ácido acético. (Fonte: Rita Maira Zanine.)

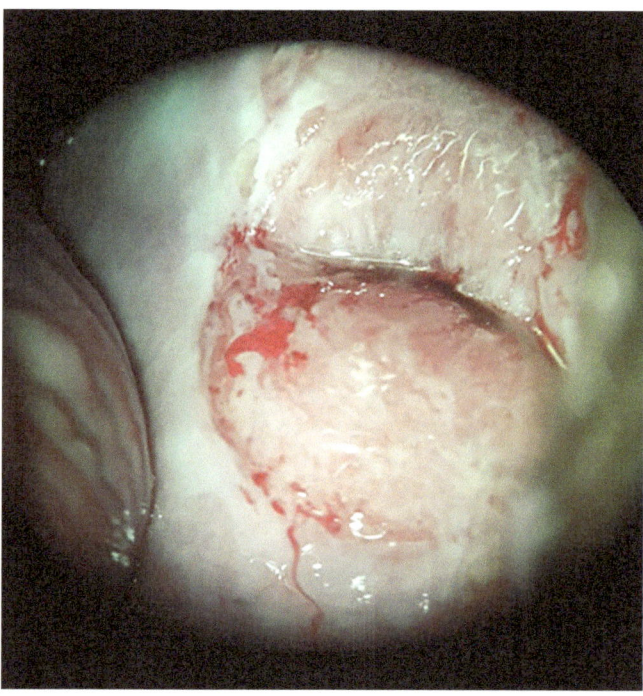

Fig. 2-18. Paciente com 36 anos. Notar área de pseudoectopia em ectocolo. Não se pode visualizar o bordelete que demarca a junção escamocolunar. Na visão ectoscópica e sem aplicação do ácido acético pode-se confundir com uma ectopia verdadeira. (Fonte: Rita Maira Zanine.)

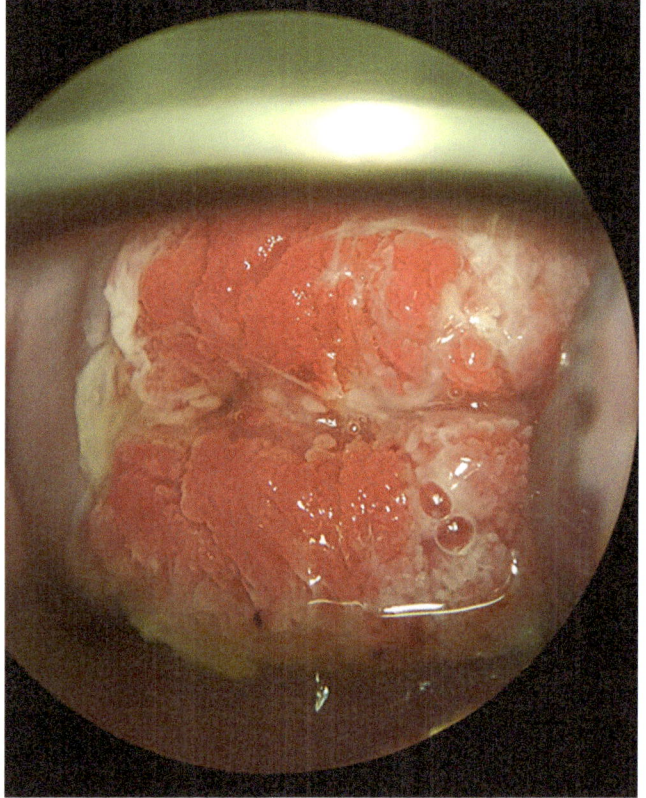

Fig. 2-17. Paciente com 24 anos, na vigésima oitava semana de gestação, apresenta extensa área de ectopia abrangendo praticamente todo o ectocolo. (Fonte: Rita Maira Zanine.)

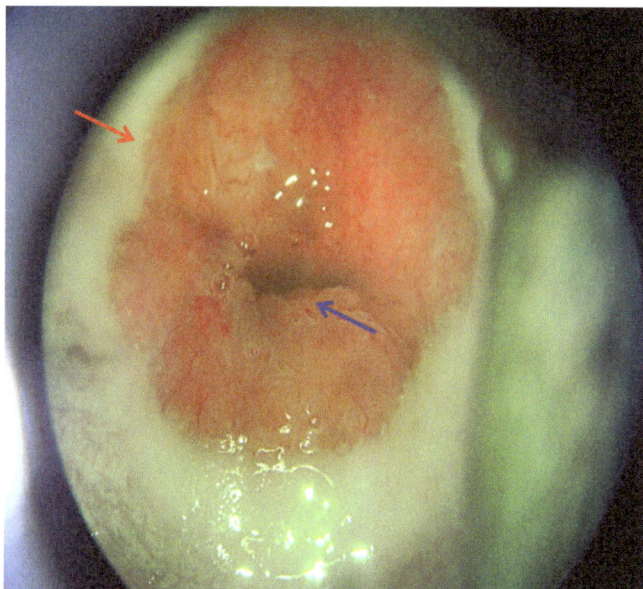

Fig. 2-19. Paciente com 35 anos de idade. Notar a presença de área avermelhada circundando o OCE. Presença de um processo metaplásico em curso, JEC original (*seta vermelha*) e nova JEC (*seta azul*); pseudoectopia. (Fonte: Rita Maira Zanine.)

que deverá ser aplicado profundamente na vagina em noites alternadas no total de 15 aplicações. O creme vaginal de clostebol também poderá ser utilizado da mesma maneira. Se a queixa permanecer e não ocorrer a epidermização da área, poderá ser realizado ambulatorialmente a aplicação de ATA a 80% sobre a área da ectopia. A aplicação deverá ser antecedida pela colocação de um chumaço de algodão no fundo vaginal que funcionará como protetor, pois o ácido em contato com a mucosa vaginal poderá causar ulcerações na mesma. O cotonete deverá ser pressionado levemente contra o colo até o aparecimento de uma coloração branca no local. As aplicações do produto deverão ser realizadas semanalmente durante em média 3 semanas. Em caso do aparecimento de efeitos colaterais como candidíase vaginal, as aplicações poderão ser feitas quinzenalmente (Fig. 2-20).

Nos casos refratários poderá ser utilizada a termocauterização que deve ser deixada como terapia de última linha por poder causar danos como a esclerose de colo.[7] Quando for optado por este procedimento, deverão ser feitos somente alguns pontos esparsos superficialmente no epitélio para que estes iniciem a epidermização cervical. Enfatizamos ser a cauterização um processo muito agressivo para os tecidos do colo uterino. A grande vantagem do ATA é que o mesmo propicia uma cauterização da superfície epitelial sendo que o mesmo não atinge o tecido conjuntivo protegendo então o colo de uma possível esclerose.

PONTOS IMPORTANTES

1. A ectopia é um fenômeno fisiológico comum na menacme, principalmente na adolescência, gestação e nas usuárias de anticoncepcionais hormonais.
2. Os principais sintomas são mucorreia, sangramento pós-coito e dor nas fossas ilíacas.
3. O diagnóstico é feito após a aplicação de ácido acético onde torna-se evidente o bordelete que demarca com precisão a junção escamocolunar.
4. O tratamento não é necessário e só está indicado quando os sintomas causarem desconforto para a paciente.

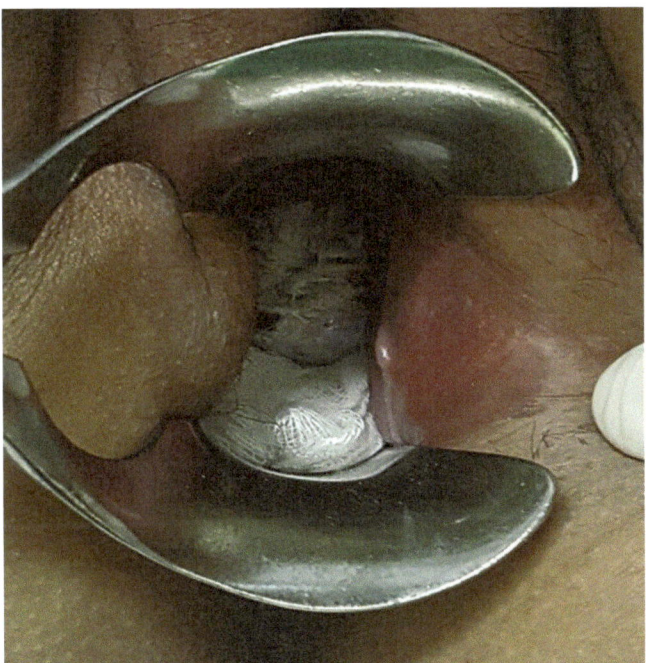

Fig. 2-20. Colo uterino imediatamente após a aplicação do ATA. Notar a coloração branca que traduz o processo de cauterização química do epitélio. Um detalhe muito importante é a colocação de uma gaze ou um chumaço de algodão no fundo-de-saco para a proteção do mesmo, caso o ácido se espalhe para além do colo. (Fonte: Rita Maira Zanine.)

REFERÊNCIAS BIBLIOGRÁFICAS

1. Burghardt E, Östor G, Mattingly R. Histopathologic basis of colposcopy. In: Burghardt E, Östor G, Mattingly R. H. Colposcopy-Cervical Pathology. New York: Thieme Verlag; 1991. p. 74.
2. Jordan M, Singer A. The functional anatomy of the cervix, the cervical epithelium and the stroma. In: Jordan M, Singer A. O The Cervix. Oxford: Blackwell; 2006. p. 15.
3. Coppleson M, Pixley E, Reid B. Natural history of squamous metaplasia and the transformation zone. In: Coppleson M, Pixley E, Reid B. Colposcopy a Scientific and Practical Approach to the Cervix, Vagina and Vulva in Health and Disease. Springfied: Charles C Thomas Publisher; 1986. p. 73.
4. Anderson M, Jordan J, Morse A. The normal cervix. In: Anderson M, Jordan J, Morse A. Integrated Colposcopy for Colposcopists, Histopathologists and Cytologists. New York: Chapman & Hall Medical; 1992. p. 11.
5. Burke L, Mathews BE. Development of the transformation zone. In: Burke L, Mathews BE. Colposcopy in Clinical Practice. Philadelphia: F A Davis Company; 1977. p. 41.
6. Zanine RM. O colo uterino. In: Piazza MJ, Teixeira AC. Rotinas clínicas e cirúrgicas em ginecologia. Rio de Janeiro: Revinter; 2002. p. 123-133.
7. Cartier R, Cartier I. A zona de transformação. In: Cartier R, Cartier I. Colposcopia Prática. 3ª ed. São Paulo: Roca; 1994. p. 50.
8. Prendiville, W. The treatment of CIN: what are the risks? Cytopathology. 2009;20(3):145-53.
9. Zanine RM, Russo E. Ectopia cervical: aspectos atuais. In: Urbanetz AA, Luz SH. PROAGO Programa de atualização em ginecologia e obstetrícia. Porto Alegre: Artmed Panamericana; 2004. p. 27-59.

TÉCNICA DO EXAME COLPOSCÓPICO

Cibele Feroldi Maffini
Rita Maira Zanine

O exame colposcópico tem como objetivo a avaliação sistemática de todo o trato genital inferior (TGI) com ênfase especial para o epitélio superficial e para os vasos sanguíneos do estroma subjacente. A identificação de características específicas permite a distinção entre achados colposcópicos normais e anormais, bem como a formação de uma impressão colposcópica de acordo com os aspectos encontrados.

A técnica colposcópica varia substancialmente entre os serviços, pois depende da experiência de cada examinador, da cultura local bem como dos recursos disponíveis. Apesar dessa aparente flexibilidade existem alguns passos essenciais que devem ser respeitados. O roteiro para exame colposcópico adotado no Setor de PTGI e Colposcopia do CHC/UFPR, e aqui descrito, baseia-se na técnica de colposcopia clássica.

Comumente as pacientes são encaminhadas para avaliação colposcópica sem terem recebido qualquer informação a respeito do exame a que serão submetidas. Outras vezes chegam ao serviço assustadas e preocupadas com informações imprecisas recebidas de fontes não confiáveis. Para que a colposcopia possa produzir resultados satisfatórios é fundamental a colaboração da paciente durante o exame, e para essa finalidade cabe ao médico tranquilizá-la, bem como explicar a ela o procedimento que será realizado. Com a finalidade de manter a cooperação da paciente durante o exame colposcópico, especial atenção à privacidade deve ser tomada. Esse é um ponto vulnerável em hospitais universitários, onde o exame é muitas vezes realizado na presença de um orientador experiente e seus aprendizes. Para que o ambiente de ensino não seja um fator adicional de constrangimento e acarrete em perdas de seguimento e cooperação, recomenda-se que seja mantido um pequeno número de pessoas na sala durante o exame.

A entrevista médica antes do exame colposcópico deve ser objetiva e conter a razão do encaminhamento, seja citologia alterada, bem como achados anormais de exame ginecológico e sintomas da paciente. Caso o encaminhamento tenha sido por citologia alterada convém solicitar que o laudo do mesmo seja anexado ao prontuário hospitalar uma vez que, com base neste documento, decisões clínicas serão tomadas.

Além da razão do encaminhamento, outros dados devem fazer parte da entrevista médica por serem fatores de risco para lesão cervical, como: idade, história mórbida pregressa (com especial atenção as comorbidades e medicamentos de uso contínuo, principalmente os imunossupressores) e história pregressa de rastreamento do câncer de colo uterino (quanto tempo da última citologia, periodicidade de citologias anteriores e história pregressa de citologia alterada), assim como antecedentes obstétricos e ginecológicos (paridade, número de parceiros sexuais, tempo com parceiro mais recente, sexarca, menarca, menopausa, data da última menstruação, método de anticoncepção adotado, histórico de infecções e de tratamentos prévios envolvendo o TGI). Por fim, condições e hábitos de vida (tabagismo, número de maços ano).

> A principal indicação da colposcopia é a avaliação de alterações na citologia.

Para a realização do exame a paciente deve adotar a posição de litotomia modificada, com os pés ou as pernas devidamente apoiadas. É importante pedir que a paciente fique com as nádegas o mais próximo possível da borda da mesa ginecológica; isso permite melhor manipulação do instrumental de exame, bem como facilita a focalização do colposcópio.

O exame deve ser iniciado pela inspeção sistemática do epitélio vulvar perineal e perianal. Em seguida, o espéculo deverá ser escolhido conforme a anatomia da paciente a fim de se obter uma completa visualização do colo uterino de uma forma mais confortável possível. O uso de lubrificantes no espéculo não é rotineiro, pois interfere na coleta de amostras citológicas, mas por vezes se faz necessário.

Caso seja indicada a coleta de citologia, a mesma deve ser realizada imediatamente após posicionamento do espéculo, e o conteúdo vaginal não deve ser removido antes da coleta, apenas excepcionalmente quando abundante e dificulte a visualização do colo. O conteúdo vaginal deve ser avaliado e, conforme indicação, realizada coleta do mesmo para propedêutica complementar. O conteúdo vaginal deve, então, ser delicadamente limpo com um algodão e o muco cervical da mesma forma removido.

> No caso de haver necessidade de uma nova coleta citológica, a mesma deverá ser realizada anteriormente ao exame colposcópico.

O colposcópio deve ser focado e a distância interpupilar ajustada. A maioria dos colposcópios possui distância focal de 300 mm, dessa forma a focalização é feita pela simples movimentação do colposcópico como um todo. Para o ajuste focal fino, os colposcópicos são equipados com um mecanismo para esta finalidade e, assim sendo, basta movê-lo para o ajuste focal fino ser atingido.

> Lembrar a importância da mobilização do espéculo com a mão oponente para a realização de um melhor ajuste focal.

Em seguida, realiza-se a identificação dos limites da zona de transformação, que são definidos colposcopicamente como a área delimitada lateralmente pela junção escamocolunar (JEC) original e medialmente pela nova JEC (Fig. 3-1).[1]

O ácido acético de 3 a 5% pode ser aplicado diretamente no colo ou embebido em um algodão com o objetivo de cobrir toda a superfície cervical. Acredita-se que ele atue causando a desidratação celular e precipitação reversível das proteínas intranucleares e citoqueratinas. Uma vez condensadas as proteínas se sobrepõem levando a uma diminuição da transparência epitelial com subsequente acetobranqueamento.[2]

Sabe-se que as células epiteliais provenientes de lesões intraepiteliais cervicais possuem maior relação núcleo citoplasma e, em consequência a isso, uma maior concentração de proteínas. Desse modo, a intensidade do acetobranqueamento acaba sendo diretamente proporcional à gravidade da lesão intraepitelial (Fig. 3-2).

Por outro lado, o aspecto acetobranco não é exclusivo das lesões intraepiteliais, ele é também visto em outras situações quando há uma maior quantidade de proteína nuclear, por exemplo, na metaplasia escamosa imatura, na zona de transformação congênita, no epitélio em regeneração (associado à inflamação) e na leucoplasia (hiperceratose).[2]

> O grau de acetobranqueamento é proporcional à quantidade de proteínas encontradas no tecido (Fig. 3-3).

Desse modo, após aplicação do ácido acético, uma nova inspeção da ZT deve ser feita com a finalidade de avaliar o efeito de acetobranqueamento que ocorre gradualmente durante 60 segundos, e pode desaparecer após esse período. Caso isso ocorra, o ácido acético pode ser reaplicado. Uma vez avaliada a ZT, segue-se a inspeção das paredes vaginais igualmente à procura de lesões acetobrancas (Fig. 3-4).

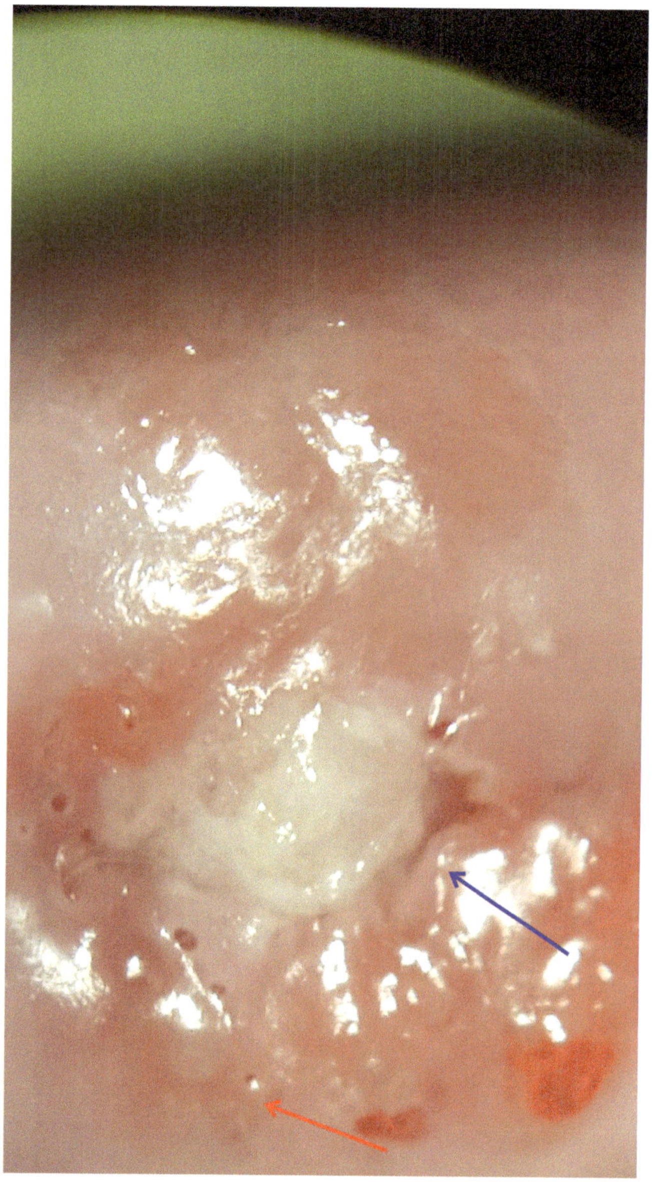

Fig. 3-1. Meta escamosa completa. Processo metaplásico maduro visualizado sob a ótica colposcópica. JEC ao nível do OCE com presença de orifícios glandulares abertos os quais caracterizam o processo metaplásico. A zona de transformação situa-se entre a nova JEC (*seta azul*) e a última glândula (*seta vermelha*). (Fonte: Rita Maira Zanine.)

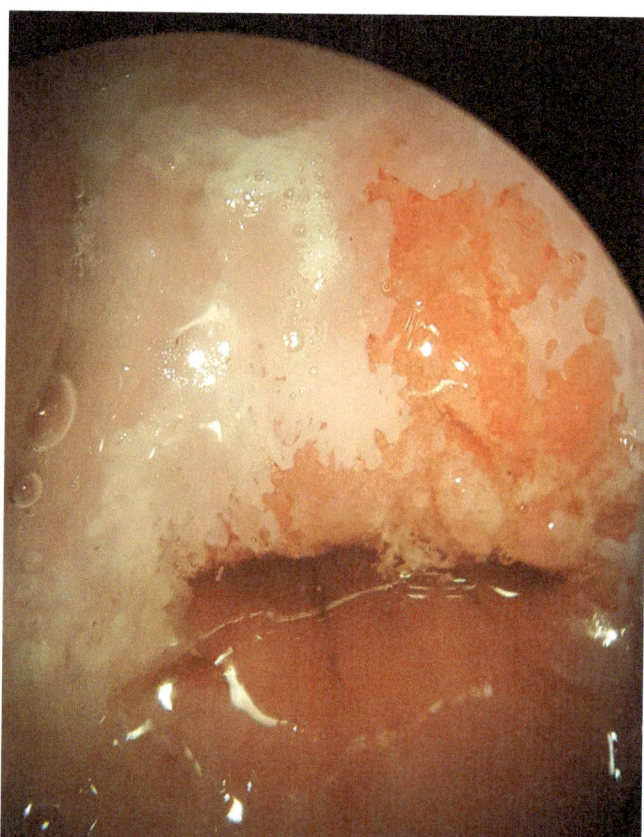

Fig. 3-2. Colo uterino com a JEC totalmente visualizada. Notar presença de epitélio acetobranco denso entre 10 a 12 horas. Realizada biópsia, NIC II. (Fonte: Rita Maira Zanine.)

TÉCNICA DO EXAME COLPOSCÓPICO

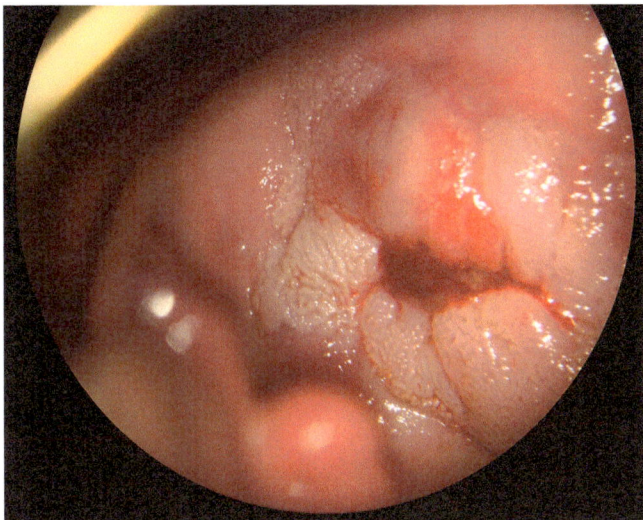

Fig. 3-3. Exame colposcópico evidenciando epitélio branco denso papilar com circunvoluções em ¾ da superfície do colo uterino. Na biópsia foi confirmada a hipótese de infecção pelo vírus do HPV. (Fonte: Rita Maira Zanine.)

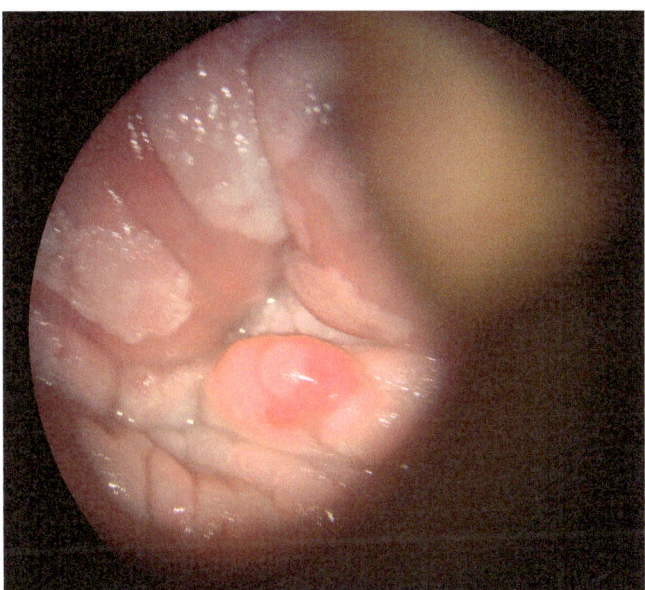

Fig. 3-4. Presença de epitélio branco denso em colo uterino e paredes vaginais laterais. Deve-se lembrar de bascular o espéculo lateralmente para a melhor visualização das possíveis lesões vaginais. (Fonte: Rita Maira Zanine.)

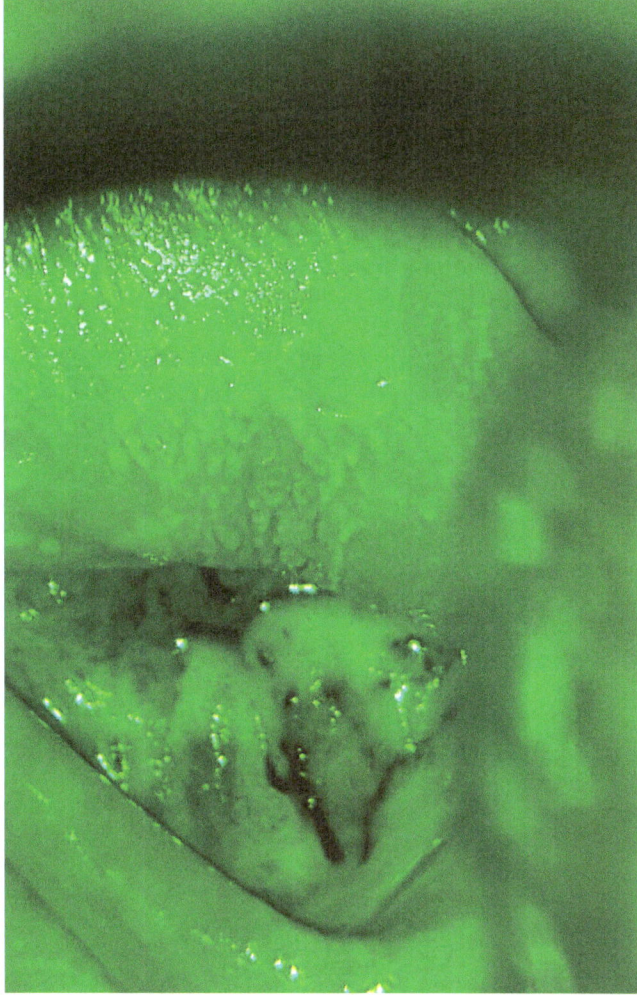

Fig. 3-5. Presença de epitélio branco denso em lábio inferior. Notar vasos atípicos às 6 horas bem evidenciados pelo uso do filtro verde. A lesão adentra o canal cervical, ZTA 3. Laudo histopatológico correspondente a carcinoma microinvasor. (Fonte: Rita Maira Zanine.)

O filtro verde é utilizado quando se deseja melhor avaliação de padrões vasculares no colo, uma vez que absorve determinados comprimentos de onda de luz, torna a cor vermelha dos vasos mais escura e acentua o contraste com o epitélio circundante (Fig. 3-5).[1]

A aplicação de lugol (teste de Schiller) deve objetivar a cobertura de toda a superfície do colo e das paredes vaginais. O lugol contém iodo que cora de castanho-escuro o glicogênio presente nas células epiteliais escamosas normais. Em contraste, o epitélio glandular, por não conter glicogênio, não se cora com lugol. Já a metaplasia escamosa imatura e os epitélios em regeneração possuem muito pouco ou nenhum glicogênio e, por vezes, podem não se corar ou captarem levemente a solução de lugol. O grau de diferenciação das células em uma lesão escamosa pré-neoplásica determina a quantidade de glicogênio intracelular e, portanto, a intensidade de coloração observada. Como resultado, conforme o grau de displasia, a coloração pelo iodo pode variar de castanho-escura a amarelo-mostarda (Figs. 3-6 e 3-7).[2]

A interpretação da coloração pelo iodo deve ser complementar e de forma integrada aos achados com ácido acético. Além disso, a solução de lugol é especialmente útil na identificação de lesões vaginais, ressaltando a importância da realização da rotação do espéculo de forma a permitir a embrocação das paredes vaginais anterior e posterior com lugol e sua subsequente avaliação.[2]

> A embrocação com o lugol deve ser generosa e é de suma importância para o diagnóstico das lesões vaginais (Fig. 3-8).

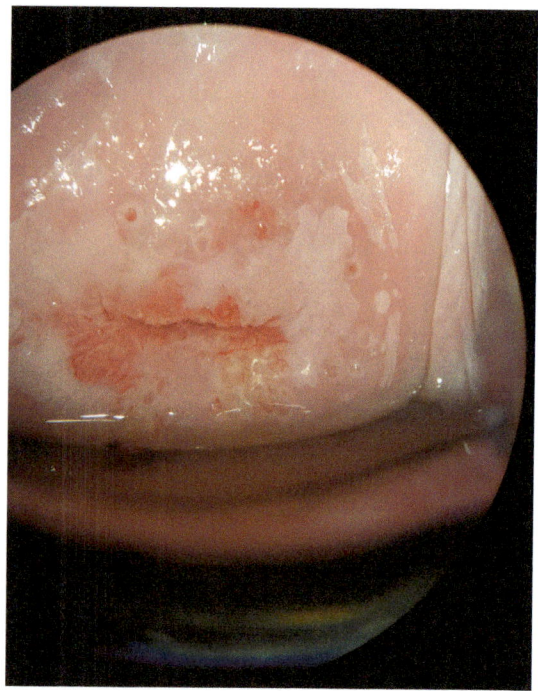

Fig. 3-6. Presença de epitélio branco denso circundando todo o OCE. Na biópsia, NIC II. (Fonte: Rita Maira Zanine.)

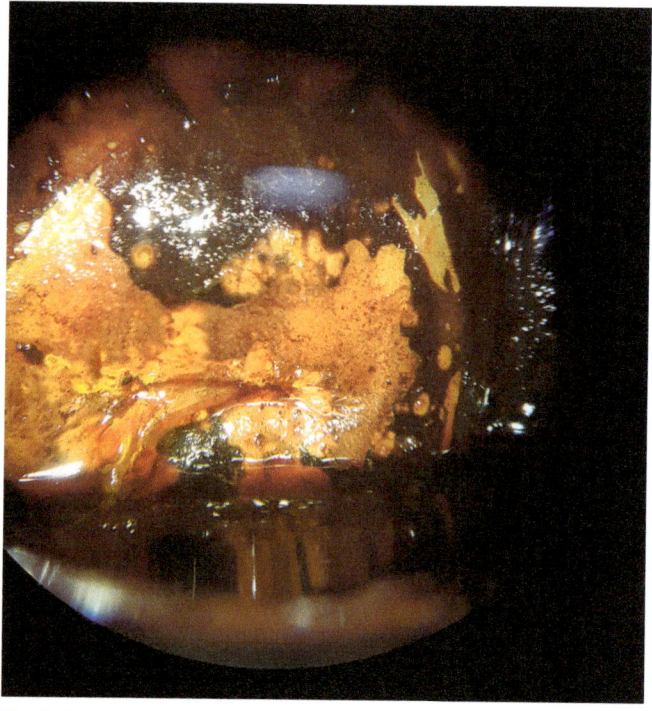

Fig. 3-7. Caso anterior após a embrocação do colo com o lugol. Notar a coloração amarelo-mostarda correspondendo à área de epitélio branco. (Fonte Rita Maira Zanine.)

REFERÊNCIAS BIBLIOGRÁFICAS

1. Apgar BS, Brotzman GL, Spitzer M. Princípios e técnicas do exame colposcópico. In: Apgar BS, Brotzman GL, Spitzer M. Colposcopia princípios e prática. Rio de Janeiro: Revinter; 2010. p. 101-25.
2. Sellors JW, Sankaranarayanan R. O exame colposcópico passo a passo. In: Sellors JW, Sankaranarayanan R. Manual para principiantes: colposcopia e tratamento da neoplasia intra-epitelial cervical. Lyon: IARC; 2003. p. 37-55.

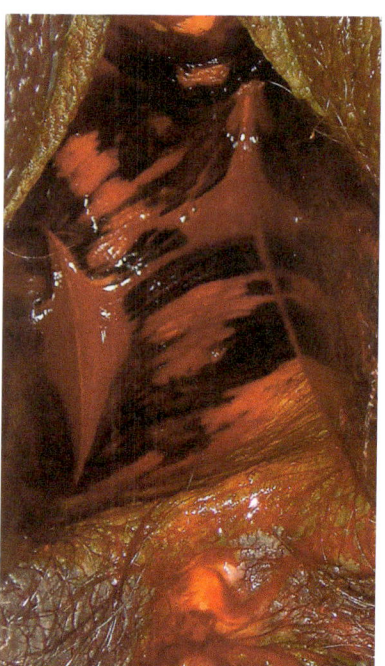

Fig. 3-8. Presença de áreas multifocais iodo-negativas em paredes vaginais, anterior e posterior, correspondendo a NIVA III. A embrocação com a solução de lugol é muito útil nas lesões de vagina. (Fonte: Rita Maira Zanine.)

REPRESENTAÇÃO DOS ACHADOS COLPOSCÓPICOS

CAPÍTULO 4

Cibele Feroldi Maffini

Em 1925, Hans Hinselmann introduziu a colposcopia como um método para o estudo dos aspectos morfológicos das lesões cervicais precursoras do câncer de colo uterino. O registro desses aspectos, inicialmente, era feito por representações gráficas e, mais recentemente, as imagens digitais ganharam espaço.[1]

O laudo colposcópico é um documento que serve para auxiliar outros colegas na interpretação e conduta, bem como para o acompanhamento e seguimento das patologias do trato genital inferior. Para tal o mesmo deve ser conciso, claro e utilizar uma linguagem compreensível e de abrangência nacional e internacional.[2]

No Setor de PTGI e Colposcopia do CHC/UFPR, o laudo da colposcopia é precedido por um cabeçalho que deve incluir nome, idade, paridade, anticoncepcional em uso, número de parceiros sexuais, tempo com o parceiro sexual mais recente, história pregressa de tratamentos em TGI, tabagismo, comorbidades, histórico de infecções, idade da sexarca e da menarca, bem como a data da última menstruação. O motivo do encaminhamento para colposcopia deve estar claro, caso este seja por uma citologia oncótica alterada, e, além do resultado da mesma, devem ser anotados a data da coleta e o laboratório de origem. Também se deve avaliar a periodicidade do rastreio prévio e a citologia alterada de referência.

O registro iconográfico dos achados colposcópicos é feito com base no modelo sugerido por René Cartier, e sua descrição é feita em conformidade com a nomenclatura colposcópica aprovada pela Federação Internacional de Patologia do Trato Genital Inferior e Colposcopia.[3,4]

Os achados de colo e de vagina devem ser contemplados na descrição e na representação iconográfica na qual o colo é simbolizado como um círculo, onde no centro marcado por um ponto está o limite cranial visualizável do canal endocervical. A zona de transformação, se tipo 1, 2 ou 3, deve ser claramente anotada.

> A representação da zona de transformação é obrigatória no laudo colposcópico.

A junção escamocolunar é representada por uma linha contínua, enquanto o limite ectocervical da zona de transformação, por uma linha tracejada.

Os achados colposcópicos devem ser representados conforme a Tabela 4-1.

Portanto, assim deveriam ser representadas iconograficamente as seguintes imagens colposcópicas (Figs. 4-1 e 4-2).

Tabela 4-1. Esquemas de Representação Gráfica dos Achados Colposcópicos

Achado	Representação
Acetobranqueamento	(hachuras diagonais)
Mosaico	(padrão em malha)
Pontilhado	(padrão pontilhado)
Colpite	(símbolos V)
Zona micropapilar	(símbolos ∧)
Orifícios glandulares cornificados	(círculos com ponto central)
Vasos	(linhas ramificadas)

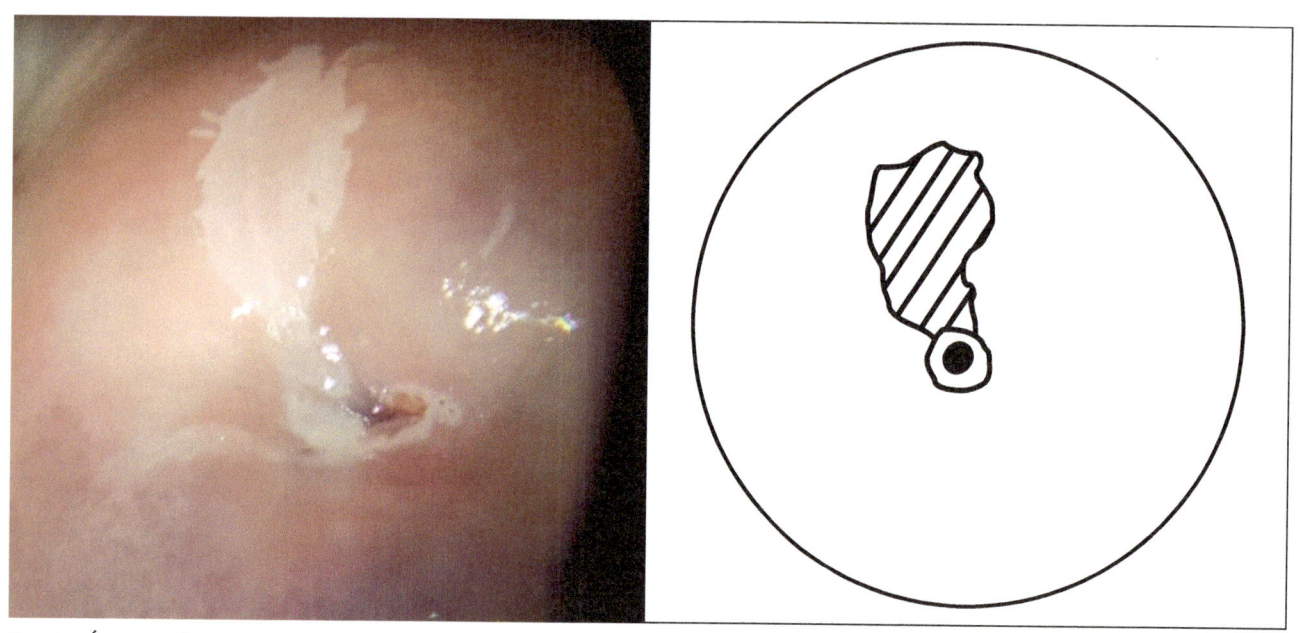

Fig. 4-1. Área acetobranca tênue em lábio superior de colo uterino e junção escamocolunar visível ao nível do orifício cervical externo, como fica representado neste achado no desenho esquemático. (Fonte: Cibele Feroldi Maffini.)

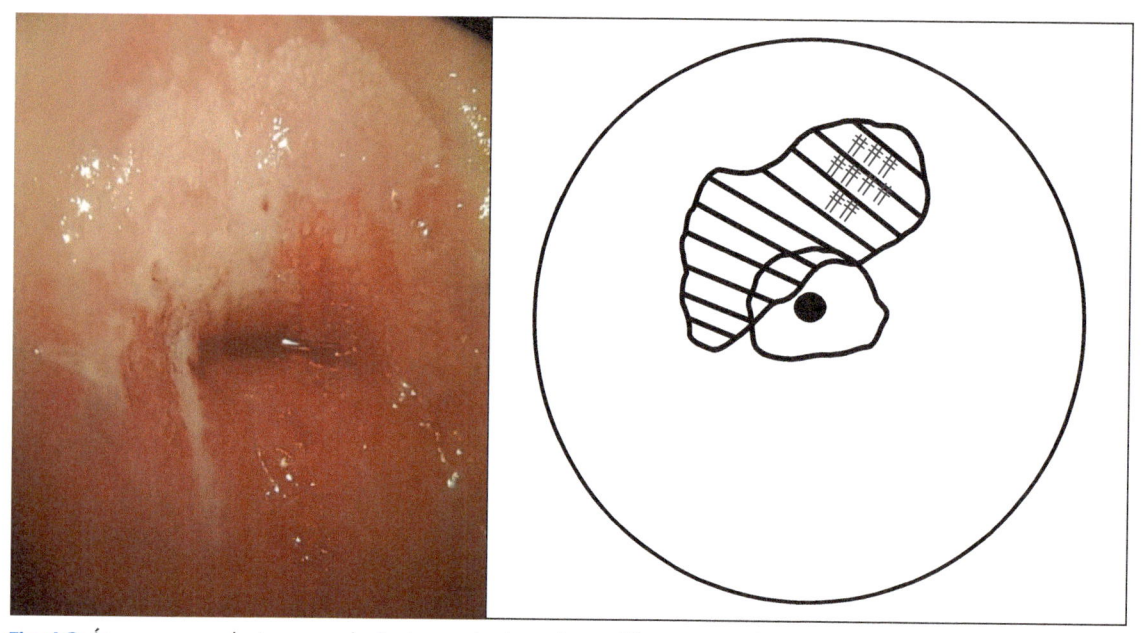

Fig. 4-2. Área correspondente a um achado de mosaico irregular em lábio superior de colo uterino: a junção escamocolunar é visualizada ao nível do orifício cervical externo. (Representação gráfica.) (Fonte: Cibele Feroldi Maffini.)

REFERÊNCIAS BIBLIOGRÁFICAS

1. Naud P, Hammes LS, Matos J, Browers K, Mano MCM. História da colposcopia: do invento de Hinselmann aos ensaios clínicos atuais. Colposcopy history: from Hinselmann's invention to current clinical trials. Femina 2006;34(9):597-605.
2. Associação Brasileira de Patologia do Trato Genital Inferior e Colposcopia. Roteiro Para Laudo Colposcópico do Colo, Vagina e Tratamento excisional. [Internet]. 2015 [citado 21 de agosto de 2016]. Recuperado de: http://www.colposcopia.org.br/laudo.php.
3. Bornstein J, Bentley J, Bösze P, Girardi F, Haefner H, Menton M, et al. 2011 colposcopic terminology of the International Federation for Cervical Pathology and Colposcopy. Obstet Gynecol 2012;120(1):166-72.
4. Cartier R, Cartier I. Material, condições, técnica e indicações da colposcopia. In: Cartier R, Cartier I. Colposcopia prática. 3. ed. São Paulo: Roca; 1994. p. 38-39.

BIÓPSIA DO COLO UTERINO

CAPÍTULO 5

Rita Maira Zanine

O exame colposcópico faz parte do arsenal diagnóstico para as patologias do trato genital inferior. O principal objetivo da colposcopia é delimitar a área e a extensão das lesões, bem como o foco de maior atipia epitelial.[1-3] A maior indicação do exame colposcópico está na avaliação das pacientes portadoras de alterações citológicas. Muitas destas mulheres não têm alteração alguma visualizada a olho nú.

A biópsia colpodirigida será realizada na área de maior atipia para fornecer a informação necessária para a decisão da melhor modalidade terapêutica (Figs. 5-1 a 5-4).

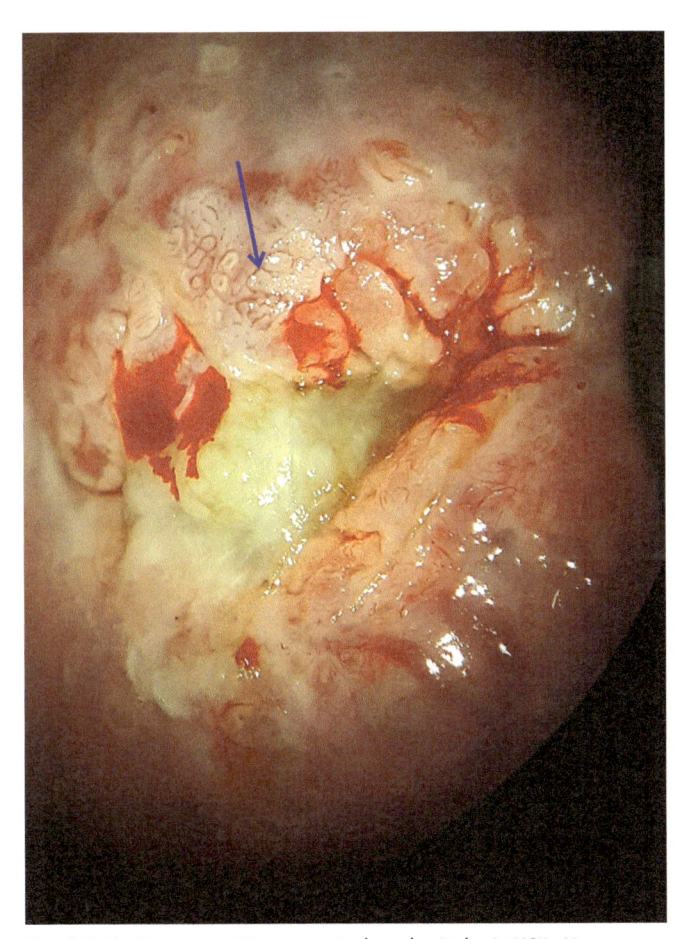

Fig. 5-1. Paciente com 38 anos portadora de citologia HSIL. Na colposcopia, visualiza-se extensa área de epitélio branco denso periorificial; em lábio superior, notar presença de mosaico irregular, pontilhado grosseiro e orifícios glandulares com halo branco. A biópsia foi feita na área de maior atipia (*seta azul*). Laudo histopatológico compatível com NIC III. (Fonte: Rita Maira Zanine.)

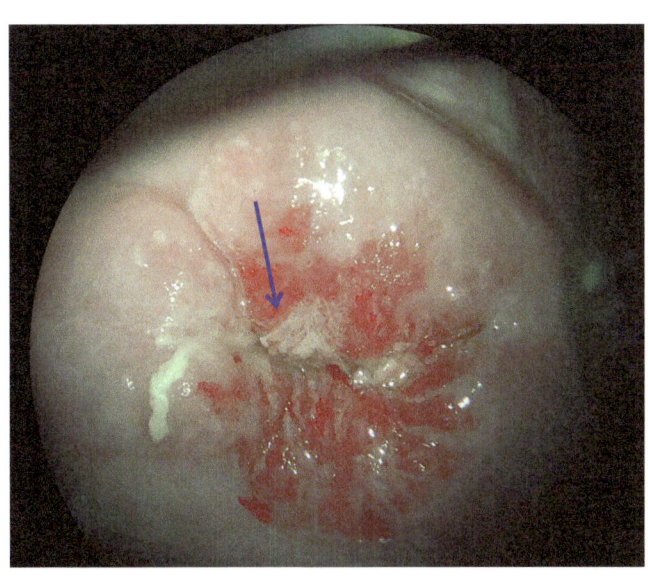

Fig. 5-2. Paciente com 35 anos e citologia HSIL. No exame colposcópico, notar presença de epitélio branco denso em lábio superior, local escolhido como o de maior atipia para a realização da biópsia. Laudo histopatológico compatível com NIC III. (Fonte: Rita Maira Zanine.)

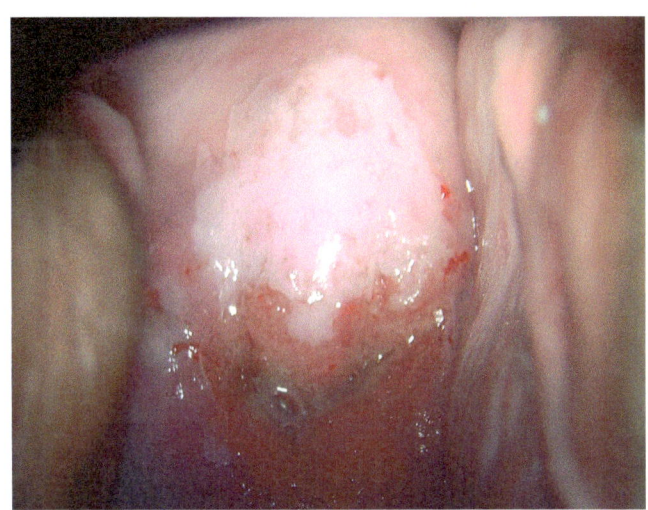

Fig. 5-3. Paciente com 30 anos e citologia ASC-H. Colposcopia mostrando área extensa de epitélio branco em lábio superior. Realizada biópsia, o laudo correspondeu a NIC II. (Fonte: Rita Maira Zanine.)

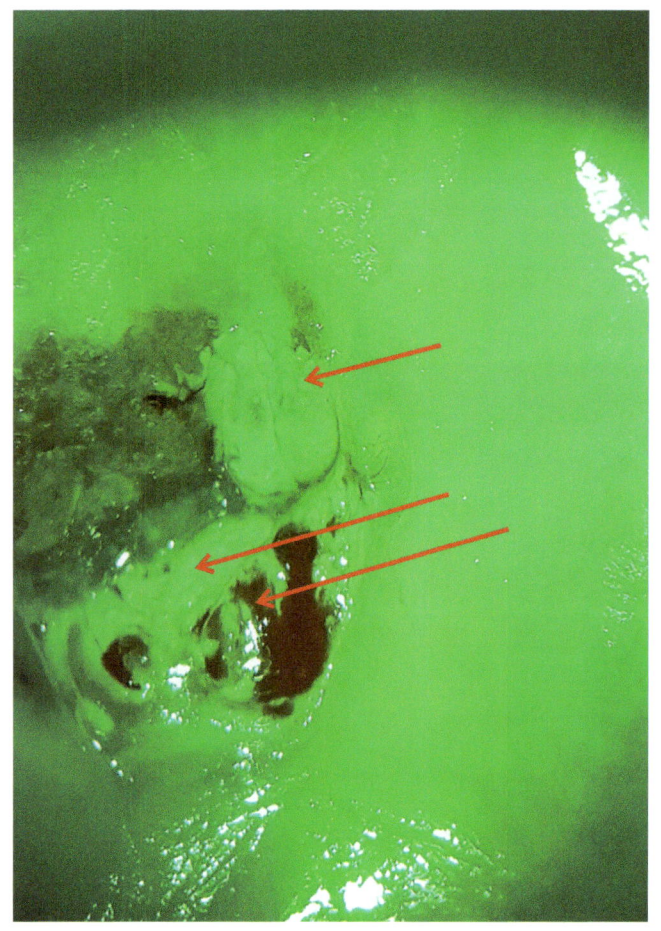

Fig. 5-4. Paciente com 39 anos e citologia HSIL. No exame colposcópico, notar epitélio branco denso em lábio superior a 1 hora, entremeado com orifícios com halo branco. Imagem muito semelhante é encontrada em lábio inferior, onde os orifícios com halo são mais pronunciados. Realizada a biópsia nos locais das setas. Laudo compatível com NIC III. (Fonte: Rita Maira Zanine.)

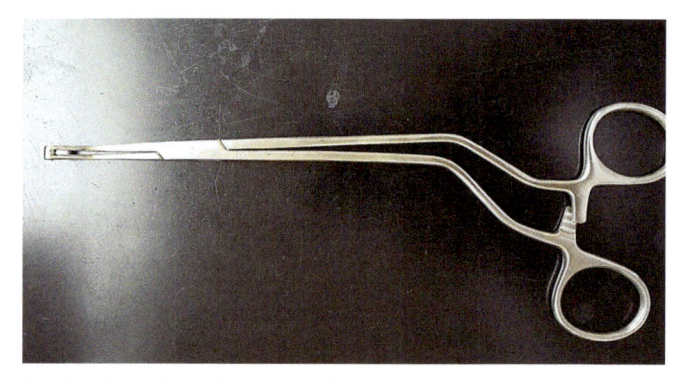

Fig. 5-5. Pinça de Gaylor. (Fonte: Rita Maira Zanine.)

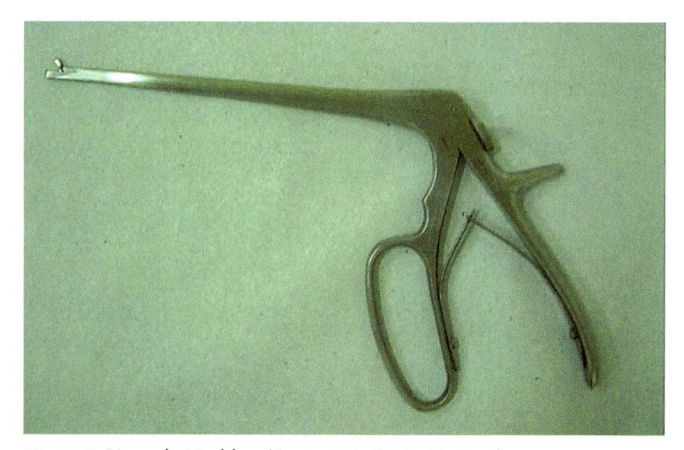

Fig. 5-6. Pinça de Tischler. (Fonte: Rita Maira Zanine.)

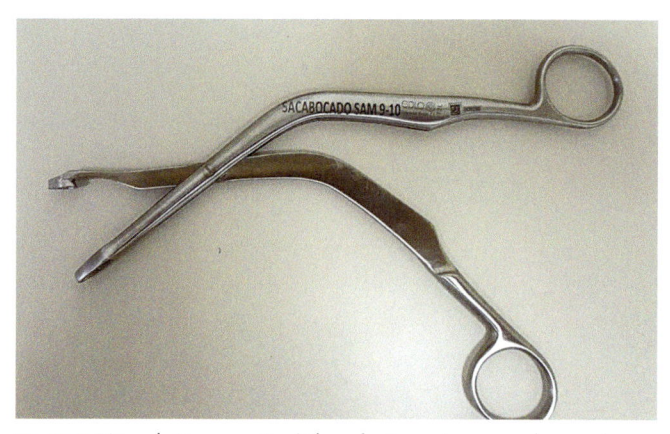

Fig. 5-7. Pinça de Faure muito útil nas lesões extensas onde grandes áreas de tecido precisam ser removidas para a exclusão da doença invasora. (Fonte: Rita Maira Zanine.)

Para que uma biópsia tenha uma boa acurácia, certos cuidados deverão ser tomados:

1. A excisão deverá ser suave e cuidadosa.
2. A peça resultante deverá ser bem preservada.
3. O fragmento deverá ser devidamente orientado.
4. A peça deverá ser rapidamente fixada.

Cuidados com a escolha do material para o procedimento deverão ser levados em conta. Existem muitos tipos de pinças, sendo as de Gaylor-Medina e a de Tischler as mais utilizadas. Os bordos cortantes deverão ser mantidos para que os espécimes não sejam esmagados, o que acarretará numa maior dificuldade para a elaboração do exame histopatológico (Figs. 5-5 a 5-7).[2,4]

Conforme a localização da lesão, o uso de uma pinça de Pozzi estará indicado, pois facilitará a apreensão do tecido a ser excisado. Muita atenção deverá ser prestada nas lesões localizadas perto do OCE ou nos fórnices vaginais. Muitas vezes a utilização da alça diatérmica de 1 × 1 cm será mais adequada para a realização do procedimento. Nos casos de paciente portadora de citologia com lesão de alto grau e ausência de atipias colposcópicas no colo uterino, a vagina deverá ser exaustivamente examinada para que se possa excluir lesão neste local.[2,3] Como as paredes vaginais possuem muitas pregas, o uso da solução de lugol será imprescindível. O cabo das pinças deverá ser longo, com aproximadamente 15 cm de comprimento. Após a delimitação da área a ser biopsiada com o colposcópio, o mesmo deverá ser retirado quando, então, a região será excisada.[4] Imediatamente após o procedimento, uma nova observação deverá ser feita com o colposcópio para certificação de que a região foi retirada corretamente. (Figs. 5-8 e 5-9)

BIÓPSIA DO COLO UTERINO

ser depositados em frascos diferentes, e os recipientes deverão ter identificação de qual local os mesmos procedem.[3] O produto da biópsia deverá ser fixado em solução de formol a 10% e jamais em solução salina, pois o sal destrói o epitélio de superfície alterando o diagnóstico (Figs. 5-10 a 5-14).

As biópsias de lábio inferior e da periferia do colo deverão ser realizadas anteriormente ao lábio superior para prevenir que o sangramento mascare o local a ser biopsiado.

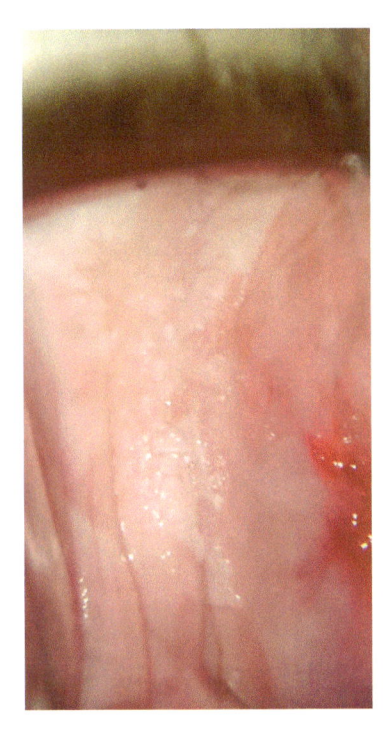

Fig. 5-8. Paciente com citologia HSIL. Colo uterino sem alterações no exame colposcópico. Notar presença de áreas acetobrancas com relevo papilar em fórnice vaginal direito que se estende pela parede até o terço inferior. (Fonte: Rita Maira Zanine.)

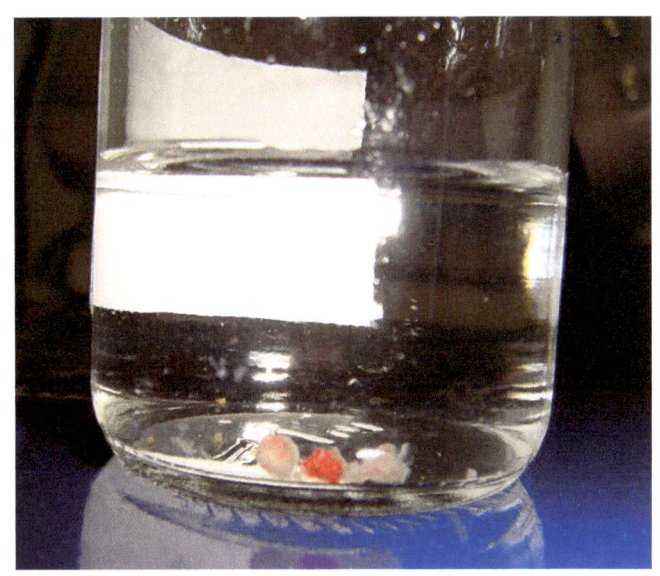

Fig. 5-10. Três fragmentos de biópsia de colo uterino. Nota-se coloração vermelha que corresponde ao estroma denotando um procedimento satisfatório. (Fonte: Rita Maira Zanine.)

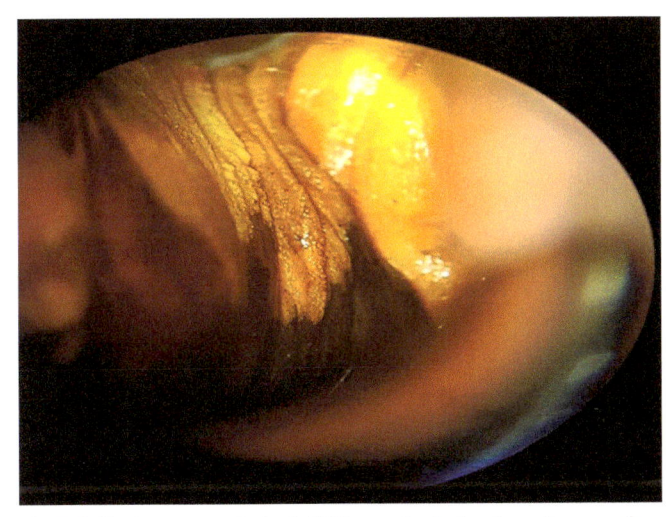

Fig. 5-9. Paciente com citologia HSIL e ausência de alterações no colo uterino. Após a embrocação das paredes vaginais com o lugol notar a presença de extensa área iodo negativa com relevo papilar. Realizada biópsia, laudo compatível com NIVA III. (Fonte: Rita Maira Zanine)

Os procedimentos realizados no colo uterino e nos terços superior e médio da vagina não requerem o uso de anestésicos.[4] Um ponto de suma importância está relacionado com a profundidade da excisão: o estroma também deverá ser retirado para a exclusão de doença invasora. O epitélio deverá ser cortado em ângulo reto com a superfície para evitar a produção das secções tangenciais, o que resultaria em espécimes de má qualidade para a análise histológica. Também cuidados deverão ser feitos com relação à apreensão da peça e sua retirada para que não haja uma distorção da arquitetura da mesma. As peças poderão ser colocadas em um mesmo frasco quando forem oriundas do colo do útero. Quando forem retirados fragmentos de colo e da vagina, os mesmos deverão

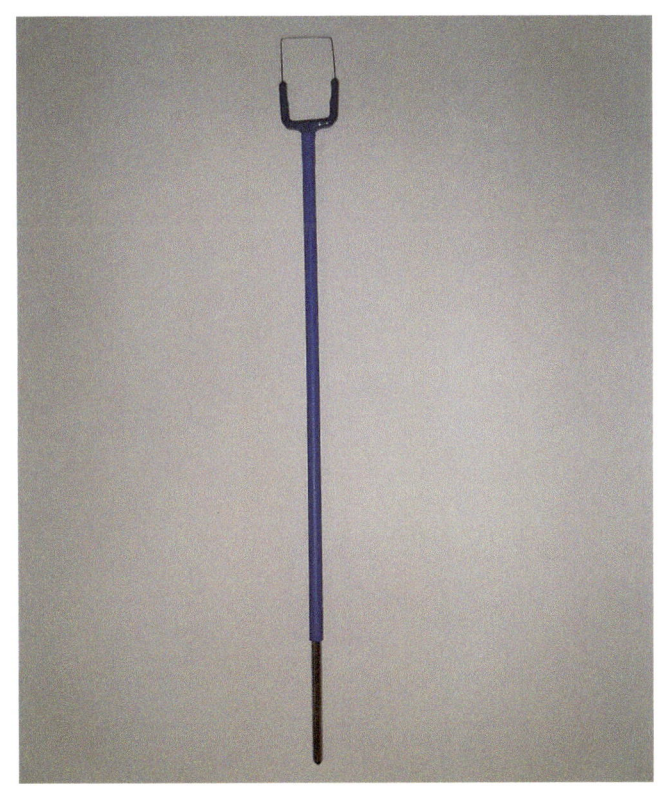

Fig. 5-11. Alça quadrada de 1 × 1 cm. (Fonte: Rita Maira Zanine.)

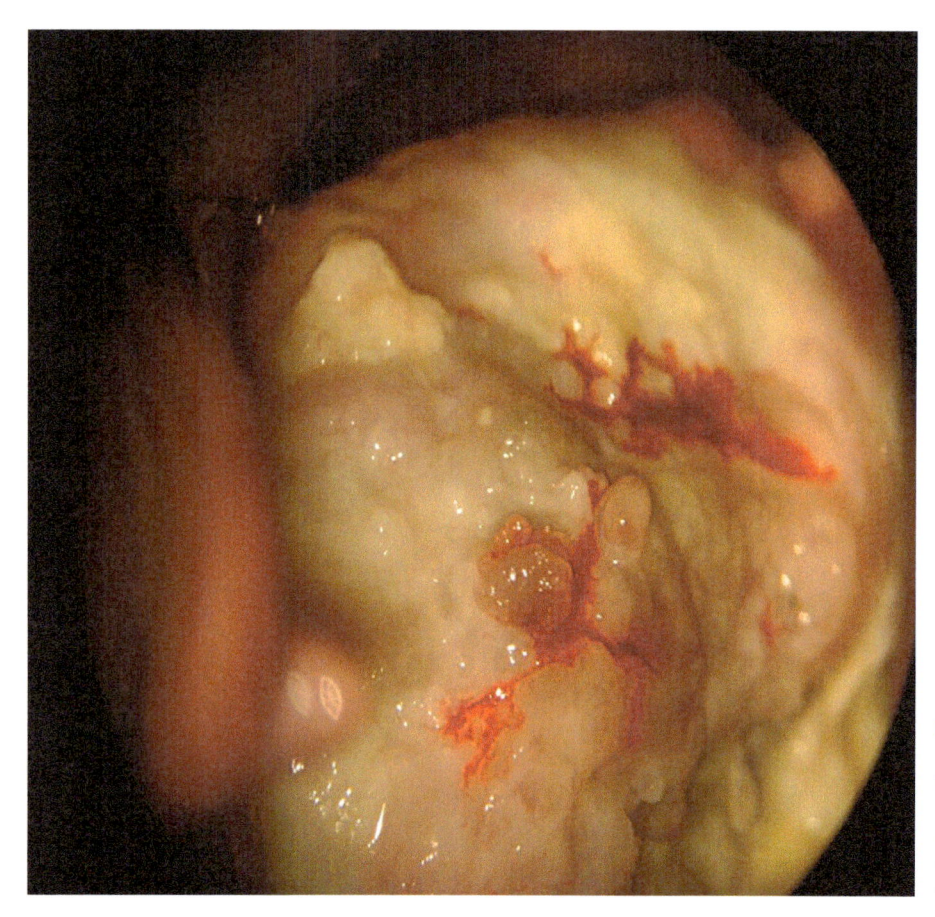

Fig. 5-12. Extensa área acetobranca densa com superfície necrótica em todos os quadrantes do colo uterino. As características correspondem a uma lesão invasiva. Realizada biópsia, o laudo mostrou carcinoma invasor pouco diferenciado. (Fonte: Rita Maira Zanine.)

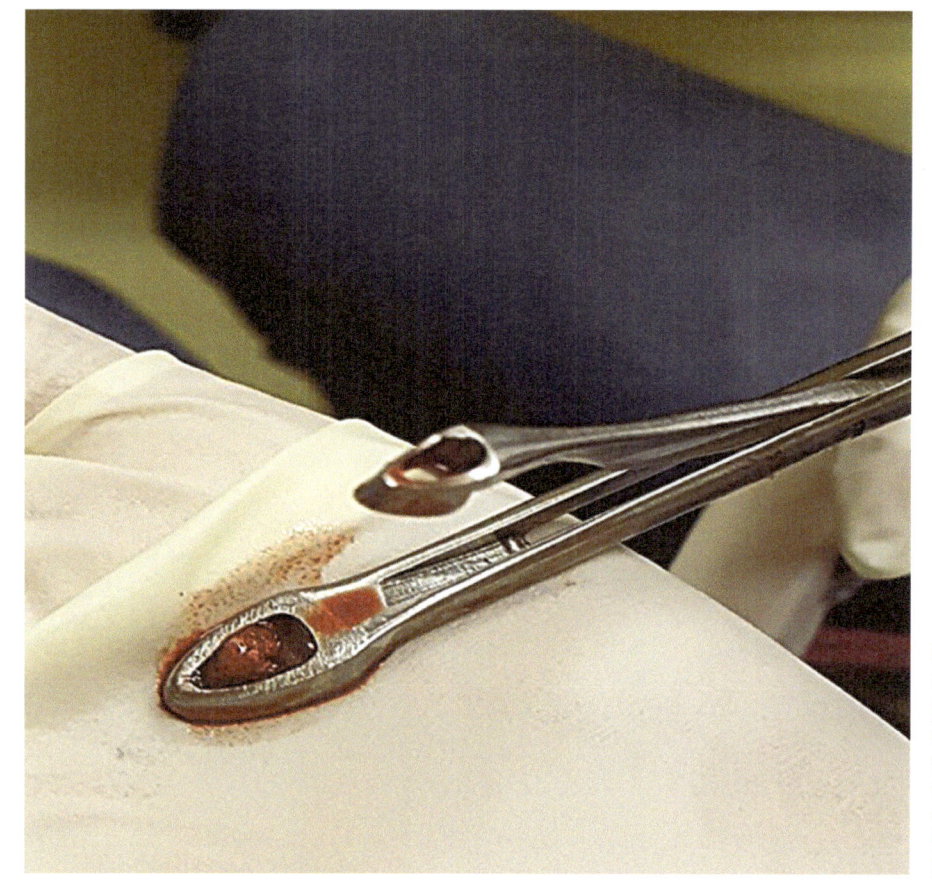

Fig. 5-13. Procedimento de biópsia do caso da Figura 5-12. As características da lesão pedem uma tomada de biópsia profunda onde todos os planos devem constar da amostra para que seja feito um diagnóstico seguro. Utilizada a pinça em saca-bocado de Faure que possibilita a obtenção de um fragmento volumoso. (Fonte: Rita Maira Zanine.)

BIÓPSIA DO COLO UTERINO

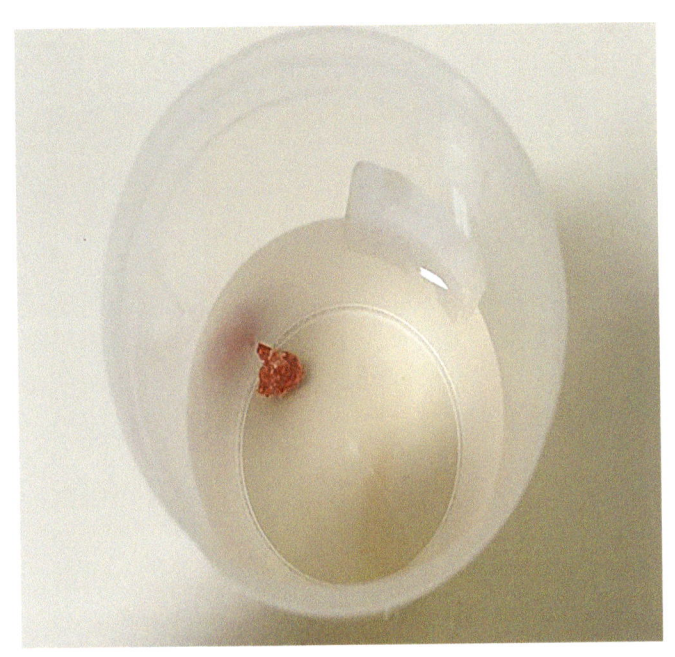

Fig. 5-14. Fragmento de biópsia de grande volume permitindo uma avaliação melhor no estudo histopatológico. (Fonte: Rita Maira Zanine.)

> **PONTOS IMPORTANTES**
>
> 1. O principal objetivo da colposcopia deverá ser a delimitação da área de biópsia.
> 2. A excisão deverá ser suave e cuidadosa para preservar a arquitetura tecidual.
> 3. As bordas cortantes das pinças deverão ser preservadas.
> 4. O estroma deverá ser retirado para excluir doença invasora.
> 5. As tomadas de biópsia deverão ser feitas inicialmente nas áreas do lábio inferior, sendo o lábio superior biopsiado na sequência para que o sangramento não dificulte o procedimento.

REFERÊNCIAS BIBLIOGRÁFICAS

1. Apgar BS, Brotzman GL, Spitzer M. Epidemiology applied to colposcopy. In: Shiffman M, Jeronimo J. Colposcopy principles and practice. Philadelphia: Saunders; 2008. p. 18-21.
2. Anderson M, Jordan J, Morse A. Introduction to colposcopy and documentation. In: Anderson M, Jordan J, Morse A. Integrated colposcopy for colposcopists, histopathologists and cytologists. New York: Chapman & Hall Medical; 1992. p. 64-67.
3. Cartier R, Cartier I. Zona de transformação. In: Cartier R, Cartier I. Colposcopia Prática. 3. ed. São Paulo: Roca; 1995. p. 50-4.
4. Burke L, Mathews BE. Technique. In: Burke L, Mathews BE. Colposcopy in clinical practice. Philadelphia: FA Davis Company; 1977. p. 21-3.

Nos casos de sangramento, a hemostasia deverá ser feita com percloreto férrico seguido de um tamponamento. Em alguns casos, pontos *com Vicryl* 2 zeros serão indicados, e o uso do termocautério deverá ser proscrito, pois poderá alterar o epitélio das cercanias e os deixará impossibilitados de um estudo histopatológico posterior, caso seja necessário.[2-4] O preenchimento correto do formulário de pedido do exame anatomopatológico deverá ser feito com rigor.

ALTERAÇÕES BENIGNAS DO COLO UTERINO

CAPÍTULO 6

Rita Maira Zanine
Dulcimary Dias Bittencourt
Cibele Feroldi Maffini

PÓLIPOS

São tumores fibroelásticos de tamanho variável, únicos ou múltiplos, resultantes de uma hiperplasia focal do epitélio glandular, sendo mais frequentes na endocérvice. Eles ocorrem comumente durante o período reprodutivo da vida da mulher, sendo mais frequentes após os 40 anos de idade. A etiologia é desconhecida, porém os fatores hormonais e a presença de inflamação crônica podem estar associados a eles. O diagnóstico diferencial inclui o mioma parido e o pólipo endometrial (Fig. 6-1).[1]

O pólipo é uma lesão benigna comum, ocorrendo em 2 a 5% das mulheres adultas, e 60% deles se encontram em mulheres na faixa etária entre 40 a 65 anos. A taxa de malignidade varia de 0,2 a 1,5%. E 25% estão associados a pólipos endometriais. Foi relatada também a sua associação com adenomiose, hipertensão arterial e diabetes *mellitus* (Fig. 6-2).[2]

A maioria dos pólipos é assintomática, mas, quando os sintomas estão presentes, eles se traduzem em sangramento intermenstrual, pós-coital, pós-menopausa e leucorreia.[3]

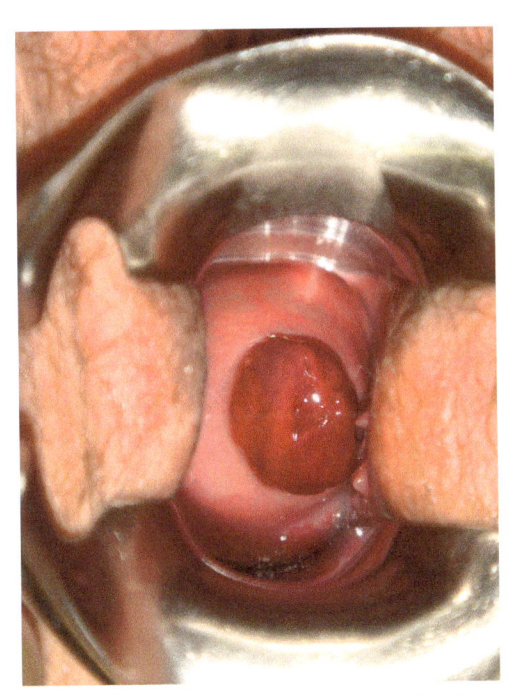

Fig. 6-1. Paciente com 38 anos e presença de pólipo mucoso endocervical que se exterioriza pelo OCE. Queixa principal sinusiorragia. (Fonte: Rita Maira Zanine.)

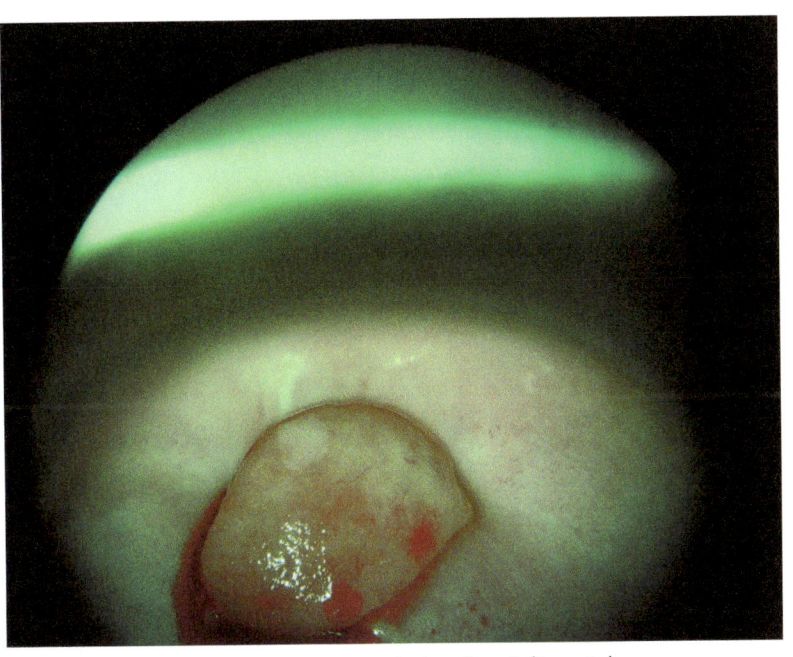

Fig. 6-2. Paciente com 39 anos e presença de área de epitélio acetobranco com pontilhado na cabeça de pólipo endocervical. Resultado histopatológico correspondente a NIC II. (Fonte: Rita Maira Zanine.)

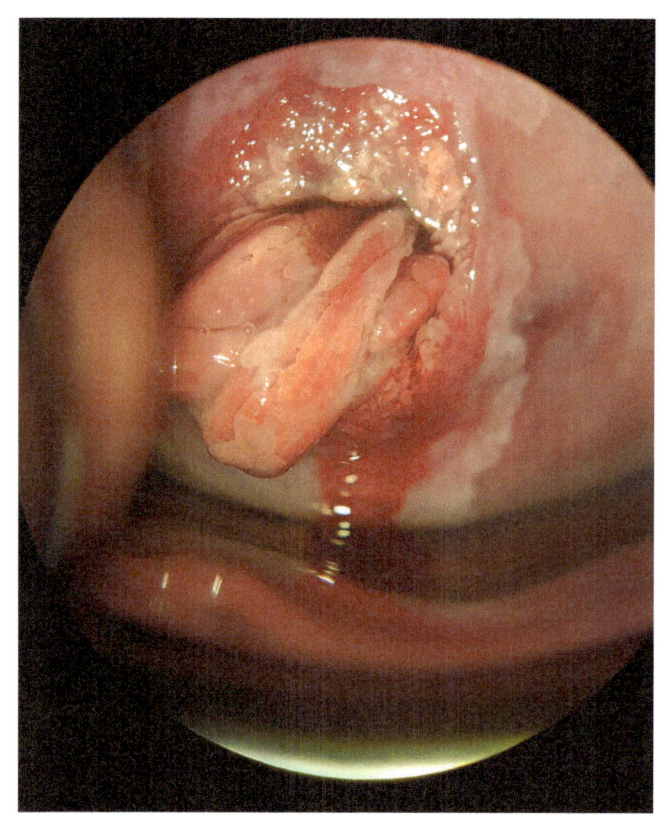

Fig. 6-3. Paciente com 34 anos e presença de pólipo endocervical que se exterioriza pelo OCE. Queixa principal sangramento pós-coito. (Fonte: Rita Maira Zanine.)

Não existe indicação para a retirada sistemática dos pólipos, mas, quando os sintomas forem importantes, o tamanho for maior que 3 cm e a sua aparência for atípica, os mesmos deverão ser removidos (Figs. 6-3 e 6-4).[4]

A polipectomia deverá ser feita com a apreensão da cabeça do pólipo e sua torção com uma pinça Cheron, de tal forma que ele seja retirado completamente. Uma cureta de Kevorkian ou Novak pode ser usada para retirar parte do pedículo para reduzir chance de recidiva.[5-7] O diagnóstico diferencial se faz com miomas paridos e hipertrofia do lábio superior do colo uterino (Figs. 6-5 a 6-13).[1]

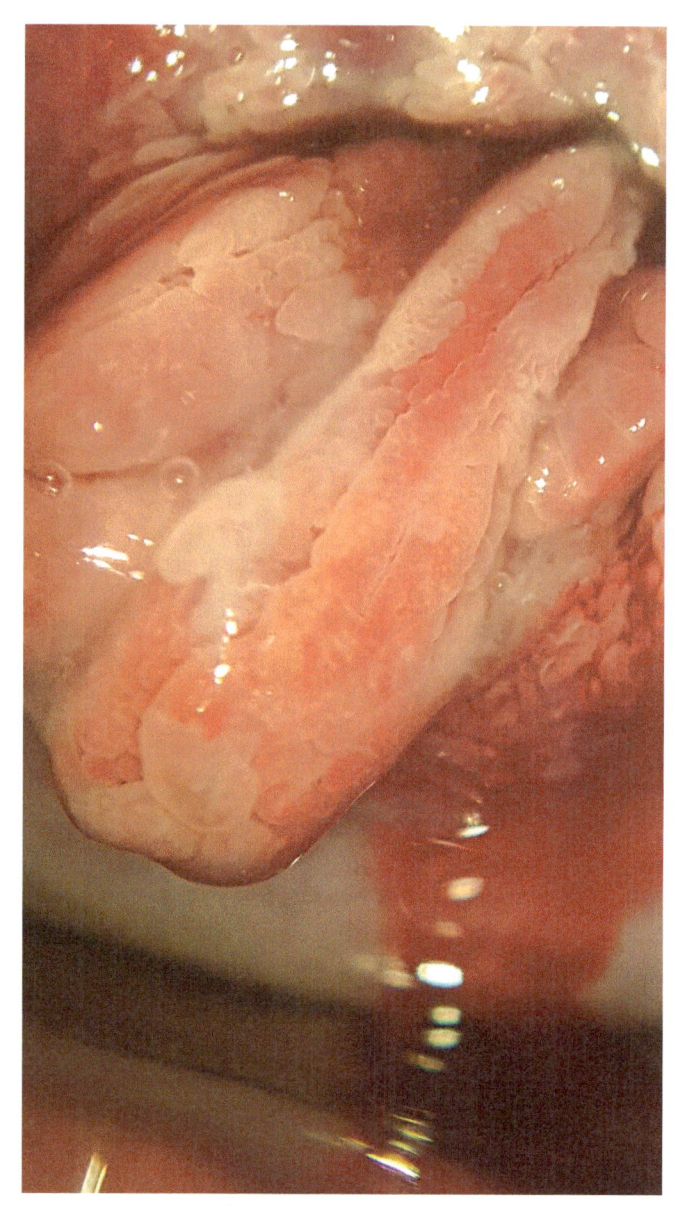

Fig. 6-4. Mesmo caso da Figura 6-3 em maior aumento em que se pode visualizar um grande eixo conjuntivo vascular acompanhado de um pedículo largo, o que indicou a sua retirada em centro cirúrgico em razão da grande possibilidade de sangramento. (Fonte: Rita Maira Zanine.)

PONTOS IMPORTANTES

- Correspondem a uma hiperplasia focal do epitélio glandular.
- Lesão benigna sendo o seu diagnóstico diferencial o mioma parido.
- São assintomáticos na sua maioria.
- Principais sintomas são sangramento pós-coital, sangramento intermenstrual e leucorreia crônica.
- A retirada sistemática não está indicada.
- O pólipo deverá ser retirado quando os sintomas forem importantes, o seu tamanho for maior que 3 cm ou quando a sua aparência for atípica.

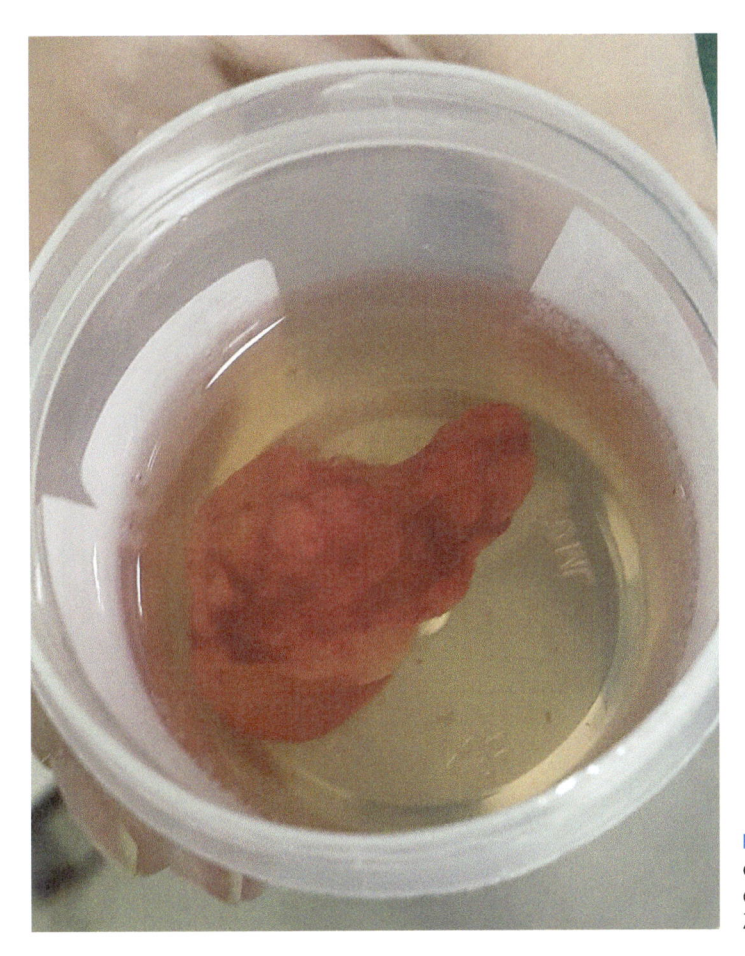

Fig. 6-5. Peça cirúrgica correspondente ao da Figura 6-3. Retirada completa do pólipo com todos os seus segmentos presentes: base, corpo e cabeça, o que impede a sua recidiva. (Fonte: Rita Maira Zanine.)

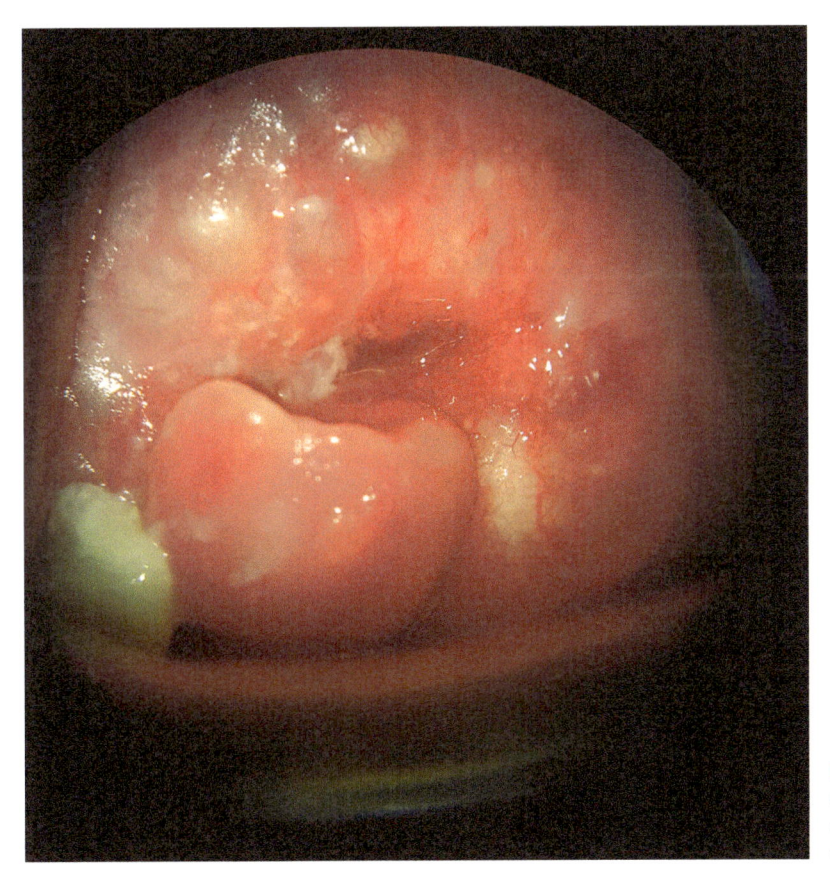

Fig. 6-6. Paciente com 41 anos. Presença de pólipo séssil em lábio inferior de colo uterino. Queixa de múltiplos episódios de vaginite e sinusiorragia. Indicada a excisão com CAF. (Fonte: Rita Maira Zanine.)

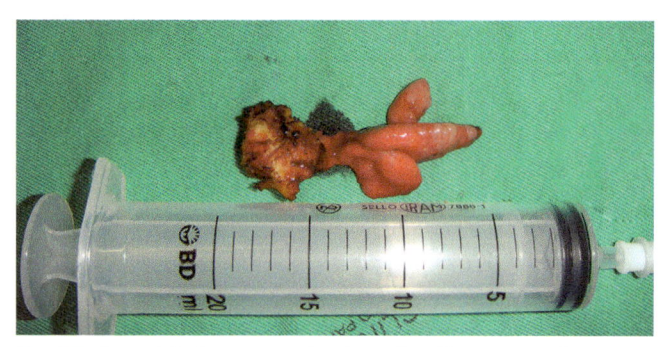

Fig. 6-7. Peça cirúrgica mostrando a base do pólipo com artefatos termais produzidos pelo CAF. (Fonte: Rita Maira Zanine.)

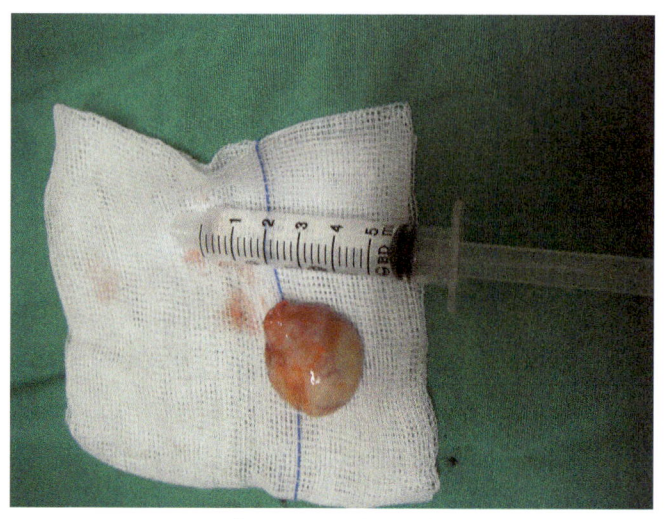

Fig. 6-8. Peça correspondente a um pólipo endocervical demonstrando a retirada completa do mesmo. Presença da base do pólipo no limite superior da foto. (Fonte: Rita Maira Zanine.)

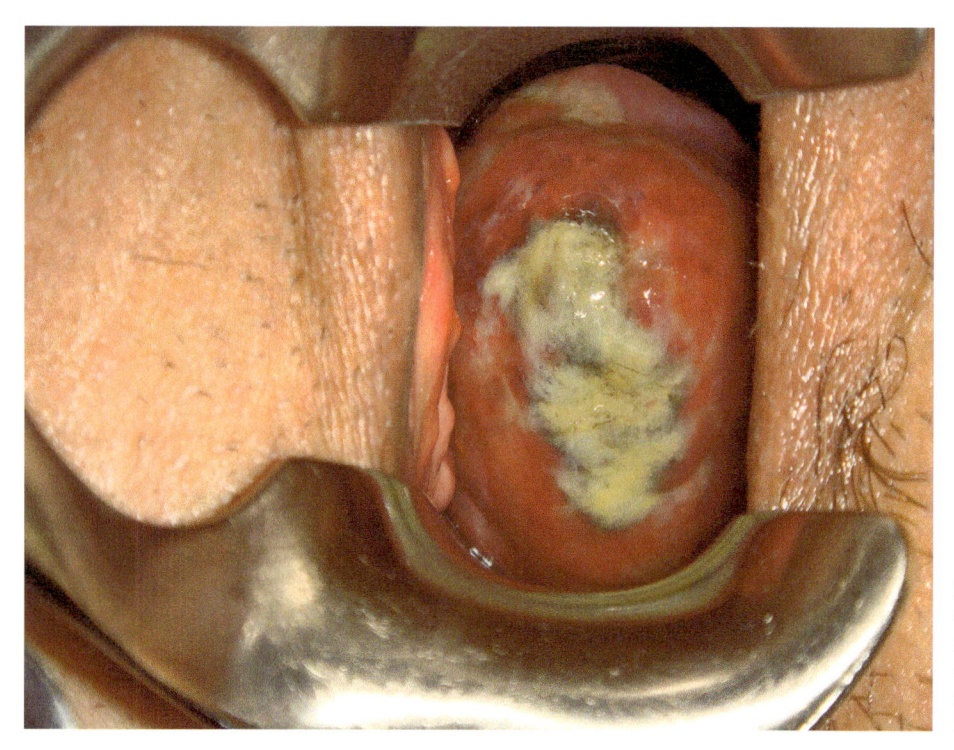

Fig. 6-9. Presença de grande massa exteriorizando-se através do OCE, com área de necrose, em paciente de 45 anos. Queixa de sangramento irregular, sinusiorragia e corrimento vaginal fétido. (Fonte: Rita Maira Zanine.)

ALTERAÇÕES BENIGNAS DO COLO UTERINO

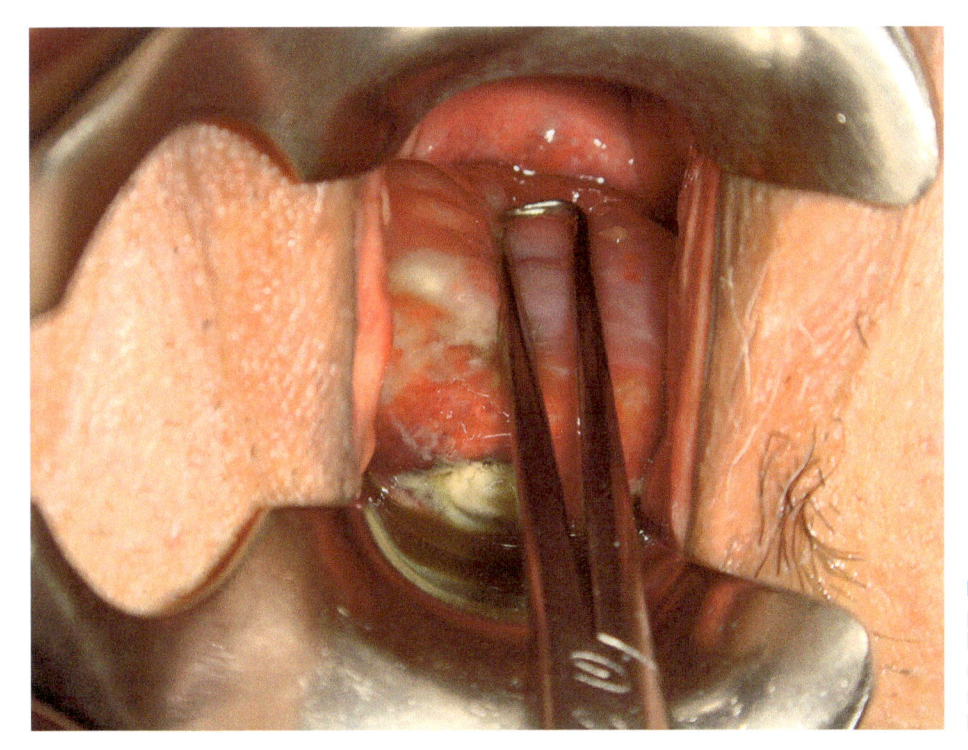

Fig. 6-10. Com o abaixamento da massa por meio de uma pinça de Pozzi, nota-se o lábio superior do colo uterino. Trata-se de um caso de mioma parido que demanda retirada em centro cirúrgico. (Fonte: Rita Maira Zanine.)

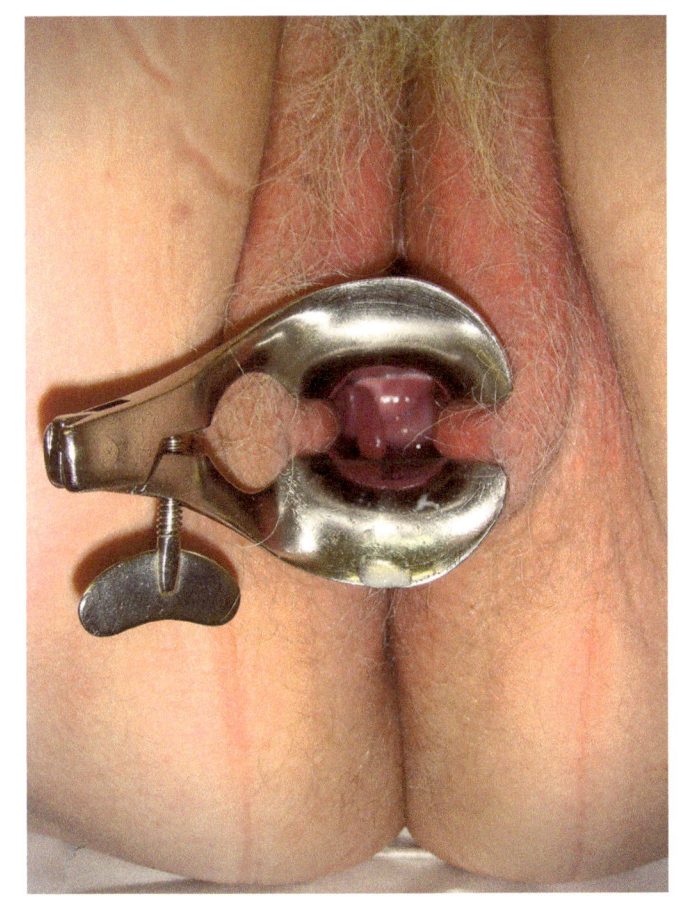

Fig. 6-11. Pólipo em parede vaginal direita. Queixa principal de sinusiorragia. (Fonte: Rita Maira Zanine.)

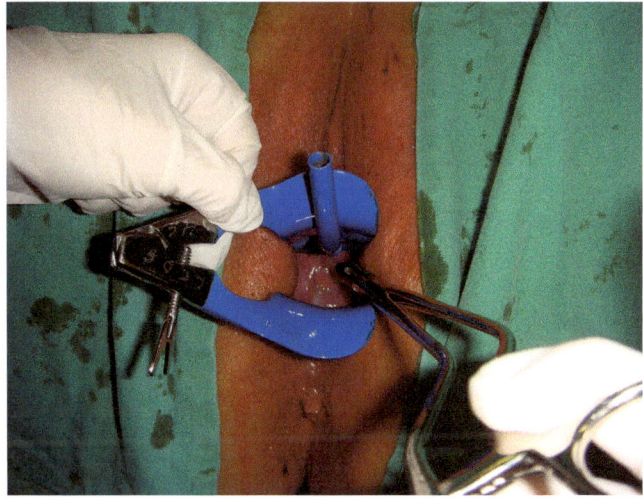

Fig. 6-12. Retirada do mesmo pólipo da Figura 6-11 com uma pinça de Cheron, em centro cirúrgico, pela possibilidade de sangramento excessivo. (Fonte: Rita Maira Zanine.)

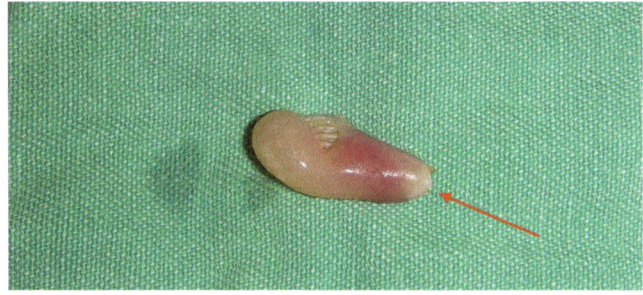

Fig. 6-13. Produto da retirada do pólipo da Figura 6-11. Peça íntegra. Nota-se a presença da base da mesma na ponta da seta. (Fonte: Rita Maira Zanine.)

ENDOMETRIOSE

É a presença de tecido endometrial na superfície do colo uterino. Apresenta-se como mancha vermelha ou ulceração, comum após um procedimento de termocauterização do colo do útero.[8] O diagnostico diferencial se faz com adenocarcinoma e gestação trofoblástica cervical.[5] Não há necessidade de tratamento, mas quando sintomas, como a dispareunia, estiverem presentes, a ablação dos implantes por meio da termocauterização está indicada.[8]

MIOMAS

Miomas são os tumores mais comuns no útero, porém a localização no colo uterino é mais rara. São facilmente visualizados no exame especular quando estão prolapsados através do canal cervical. Nesta condição, está indicada a sua retirada pela probabilidade de torção, infarto ou sangramento.[5]

> **PONTOS IMPORTANTES**
>
> 1. A endometriose é mais comum após termocauterização do colo uterino.
> 2. O tratamento só está indicado na presença de sintomas.
> 3. O diagnóstico diferencial é com adenocarcinoma e doença trofoblástica.
> 4. Os miomas de colo são raros e deverão ser ressecados em decorrência da grande probabilidade de torção, necrose e sangramento.

ESCLEROSE

Os achados colposcópicos após uma cirurgia de alta frequência (CAF) ou cauterização são influenciados pelas mudanças histológicas que ocorrem, como reparação ao processo de destruição tecidual local.[8]

Imediatamente após o procedimento, o tecido afetado poderá ser delineado do tecido não afetado pela presença de uma intensa opacidade e padrões vasculares atípicos. Cerca de 6 horas após o tratamento uma necrose intensa aparece. A área cauterizada é coberta por uma membrana de cor acinzentada. Após 24 horas do procedimento, uma proliferação intensa do tecido escamoso começa na periferia da zona afetada. Este efeito, quando visto pelo colposcópio, é caracterizado pela presença de um epitélio branco. Os vasos sanguíneos também são hiperplasiados e assumem um padrão anormal nas suas configurações. Neste momento, é muito difícil a distinção entre um processo regenerativo de um tecido displásico ou neoplásico. As biópsias feitas nestas áreas suspeitas demonstram uma intensa resposta cicatricial, e, raramente, elas mostram uma área de neoplasia (Fig. 6-14).[8,9]

Após os primeiros três meses do procedimento, um padrão de mosaico ou pontilhado poderá ser visto. De 3 a 6 meses, o pontilhado é o principal achado colposcópico. Após um ano, aparece uma hiperceratose acompanhada ou não de mosaico ou pontilhado. O processo de regeneração termina após 6 a 20 meses apesar de muitas vezes o pontilhado e os vasos lineares característicos deste fenômeno persistirem.[9]

O achado colposcópico residual corresponde a um epitélio escamoso esbranquiçado, translucido, no qual estrias de terminações delicadas de vasos se irradiam centrifugamente do orifício cervical externo (OCE) como aros de roda de uma carroça (Fig. 6-15).

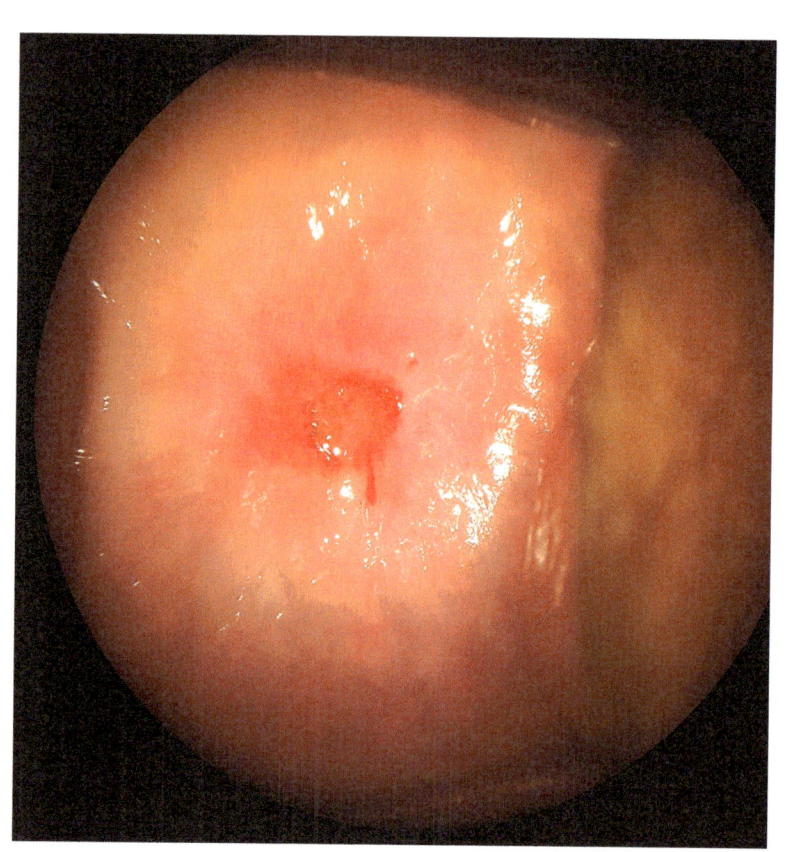

Fig. 6-14. Paciente com 37 anos e história pregressa de duas termocauterizações em colo uterino. Presença de estenose parcial de OCE acompanhada de palidez na coloração da ectocérvice denotando presença de esclerose de colo. (Fonte: Rita Maira Zanine.)

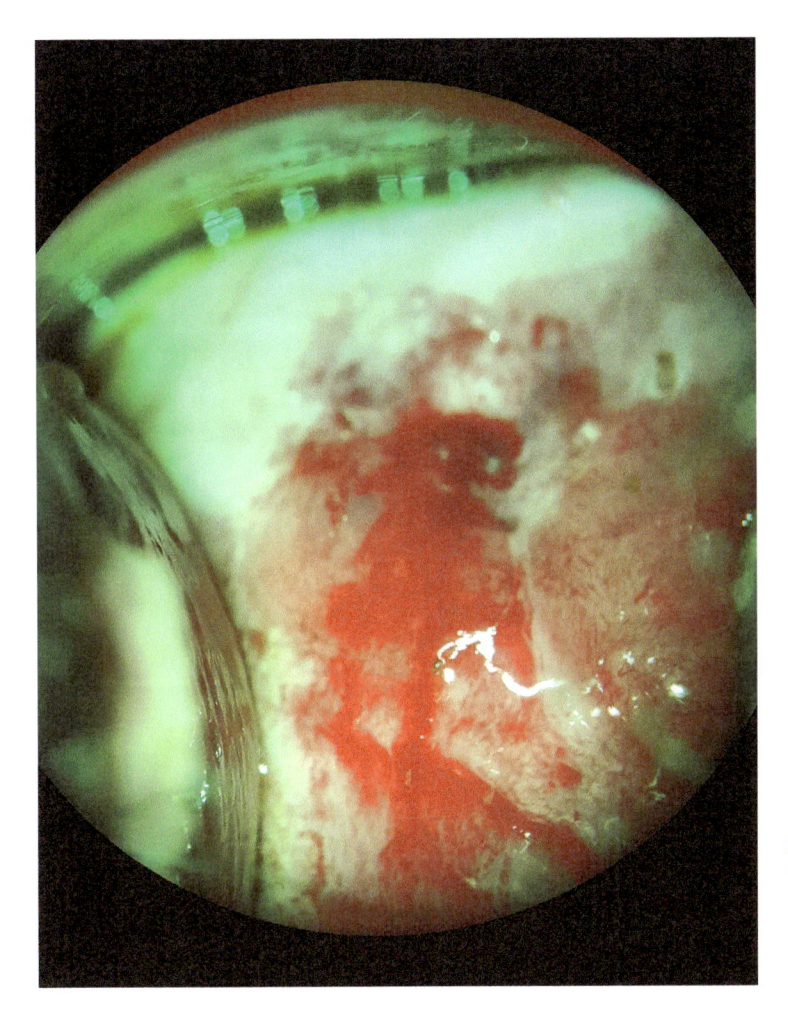

Fig. 6-15. Paciente de 35 anos com história de termocauterização de colo há 8 anos. Nota-se área de sangramento em lábio inferior do colo causado por área de ulceração. No processo de esclerose existe uma desnutrição do epitélio pavimentoso, o que poderá causar área de ulceração. (Fonte: Rita Maira Zanine.)

Quando uma cauterização ou crioterapia é realizada, a avaliação colposcópica deverá ser feita em 6 meses após a destruição do tecido, sob pena de confusão atribuível pela presença de padrões regenerativos vasculares (Fig. 6-16).[9]

PONTOS IMPORTANTES

1. É uma resposta tecidual ao trauma que se traduz pelo aparecimento de achados colposcópicos atípicos, como epitélio branco, mosaico e pontilhado fino.
2. O diagnóstico diferencial é feito com as neoplasias intraepiteliais cervicais.
3. O fenômeno diminui em 24 meses após um procedimento sobre o colo uterino.
4. As alterações do tecido permanecem durante toda a vida.

PROCESSO ATRÓFICO

A diminuição da produção hormonal após a menopausa tem um reflexo sobre os epitélios que recobrem o colo uterino. O epitélio escamoso sofrerá um afinamento com a diminuição do número de camadas, o que facilitará a ocorrência de processos inflamatórios e infecciosos. Ao nível do canal cervical irá ocorrer uma diminuição na produção de muco, que terá como consequência o ressecamento da mucosa. O esfregaço citológico poderá, então, conter artefatos decorrentes do processo atrófico, os quais poderão dificultar a leitura do mesmo.[9-12]

A atrofia está associada a diversos graus de hipoestrogenismo. Ela pode ser classificada em três graus:

- Leve: quando o esfregaço apresenta 30% de células profundas, e está associado com o hipoestrogenismo inicial ou leve.
- Moderada: quando as células profundas fazem parte de 30 a 49% do esfregaço
- Acentuada: o esfregaço está constituído por mais de 50% de células profundas. Este achado é comum na menopausa tardia.

Em decorrência do afinamento epitelial e do ressecamento do mesmo, os esfregaços citológicos poderão ter a sua qualidade prejudicada, gerando resultados que poderão variar de falso-positivos a falso-negativos.[9] Para evitar este inconveniente o uso de estrogênio tópico está indicado, pois o mesmo atua diretamente no receptor da mucosa cervicovaginal, podendo ser administrado em baixas doses. Outro fator importante é a absorção sistêmica deste hormônio que tende a ser minimizada quando administrado localmente.[13] (Figs. 6-17 a 6-19)

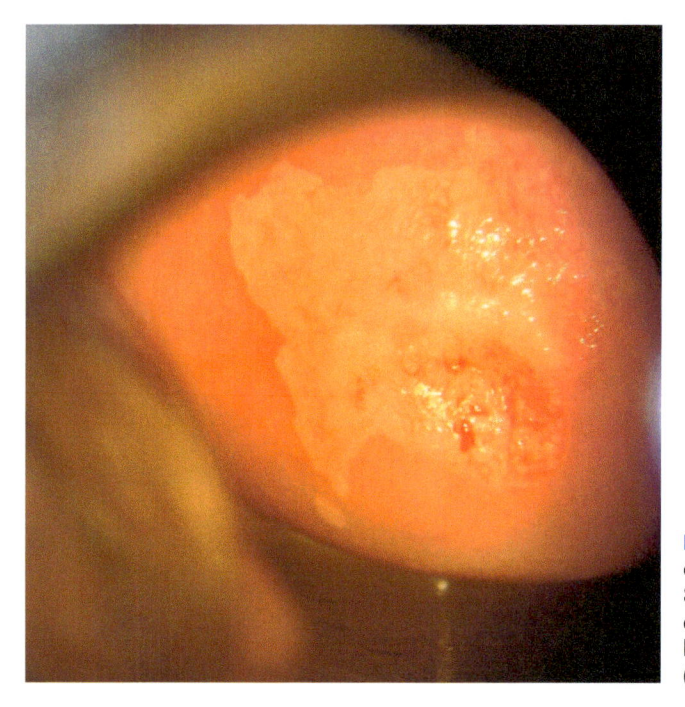

Fig. 6-16. Paciente com 42 anos e história de tratamento por lesão de alto grau por CAF há 1 ano. Queixa de amenorreia secundária há 8 meses. Presença de hematômetra na ecografia transvaginal. Notar estenose completa de OCE. Notar a presença de mosaico irregular em lábio superior e inferior de colo uterino. Biópsia compatível com NIC II (Fonte: Rita Maira Zanine)

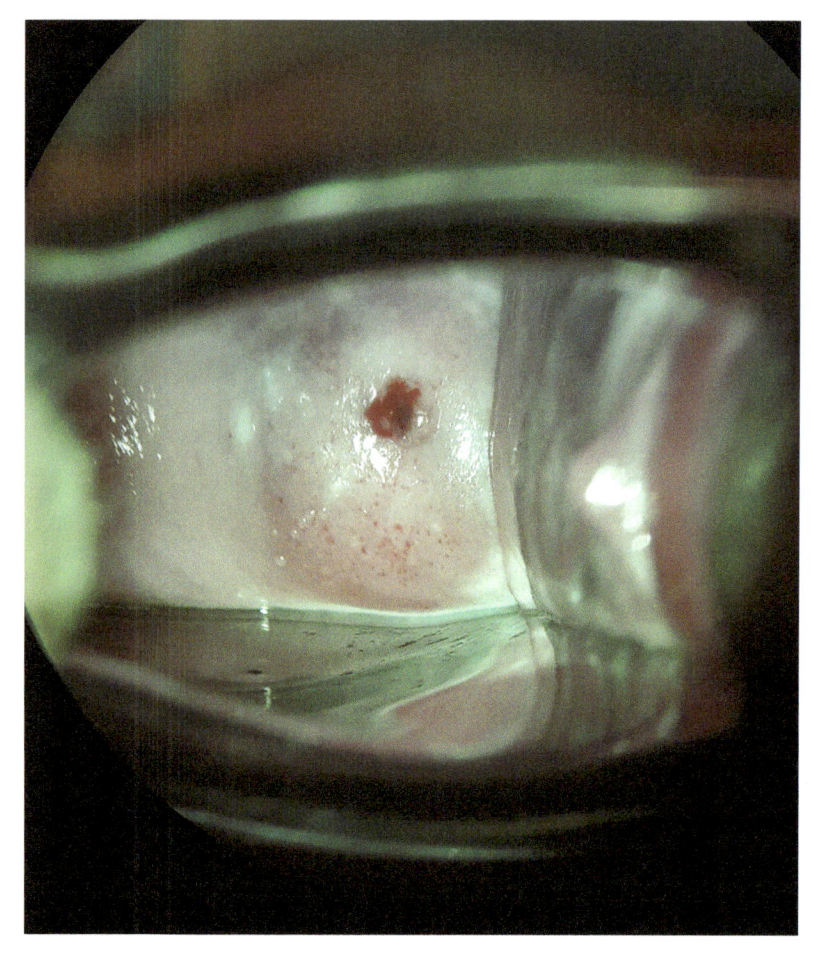

Fig. 6-17. Paciente com história de 14 anos de pós-menopausa. Nota-se apagamento dos contornos de colo uterino e de pregas em paredes vaginais. (Fonte: Rita Maira Zanine.)

ALTERAÇÕES BENIGNAS DO COLO UTERINO

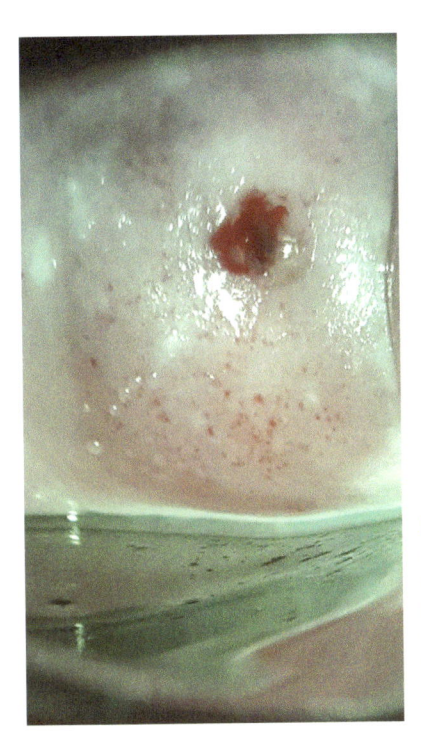

Fig. 6-18. No aumento maior podemos visualizar os vasos em formas de petéquias denotando o afinamento do epitélio escamoso que recobre o colo uterino. (Fonte: Rita Maira Zanine.)

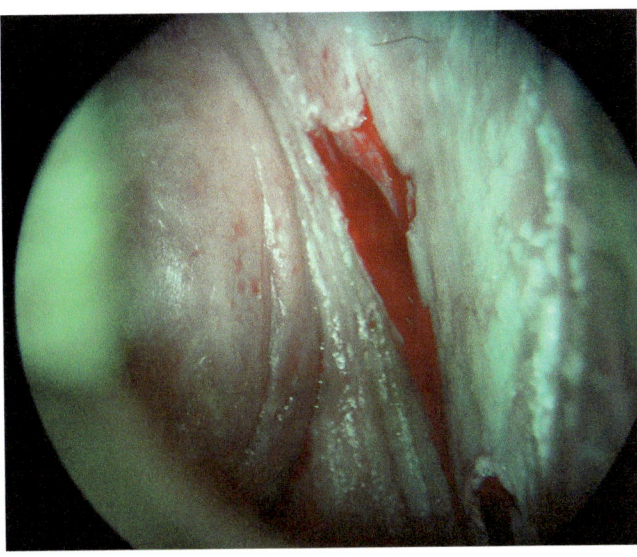

Fig. 6-19. Paciente com história de 8 anos de pós-menopausa. Nota-se na junção entre o colo e a vagina presença de abrasão epitelial provocada pela inserção do espéculo. (Fonte: Rita Maira Zanine.)

O preparo estrogênico poderá ser realizado de duas maneiras descritas no Quadro 6-1.

A coleta da citologia deverá ser feita entre o quinto e o sétimo dia da parada do uso do creme. Após um mês, o efeito estrogênico tenderá a desaparecer.

As evidências mostram que o uso de estrogenoterapia tópica pode ser feito em mulheres portadoras de câncer de mama, devendo ser contraindicado naquelas pacientes usuárias dos inibidores da aromatase.[13]

Não existe evidência robusta na literatura quanto ao uso do promestrieno.

PONTOS IMPORTANTES

1. Atrofia é um afinamento epitelial consequente ao estado de hipoestrogenismo.
2. Poderá alterar a qualidade do esfregaço citológico gerando resultados falso-positivos e falso-negativos.
3. O tratamento é feito à base de estrogênio tópico.

Quadro 6-1. Esquema de Tratamento da Vaginite Atrófica no Setor de TGI e Colposcopia do HC/UFPR

- Estrogenização
  - Estrogênio conjugado 0,625 mg
    - 0,5 gramas
      - 21 dias, pausa 7 dias
        3 meses
      - 2 × semana (3ª/6ª-feiras)
        3 meses
  - Estriol
    - 1 grama
      - 21 dias, pausa 7 dias
        3 meses
      - 2 × semana (3ª/6ª-feiras)
        3 meses

OS EFEITOS DA RADIAÇÃO SOBRE O TRATO GENITAL INFERIOR

O tratamento radioterápico do carcinoma de colo uterino está implicado num alto grau de morbidade em relação a vagina e a função sexual da paciente.

Os principais sintomas relatados após a radioterapia são o ressecamento da mucosa vaginal acompanhado de diminuição na lubrificação e dispareunia.[14]

A maioria das mulheres portadoras de câncer cervical encontra-se na juventude ou na meia-idade, e as taxas de sobrevivência têm aumentado com os anos, fazendo com que estas mulheres se tornem alvos dos efeitos nocivos que comprometem a qualidade de vida delas.

A radioterapia causa fibrose no tecido conjuntivo vaginal, o que resulta em diminuição da elasticidade e dor na atividade sexual. Ainda não está bem definido se os efeitos adversos no tecido epitelial são causados pela radioterapia ou pelo déficit de estrogênio provocado pelo dano ovariano.[14-16]

Num estudo feito por Hofsjö em 2017, foi demonstrado que 91% das mulheres apresentavam sinais de atrofia, como mucosa de coloração pálida e ausência de pregueamento.[16] Em relação ao comprimento da vagina, 82% das pacientes apresentaram encurtamento vaginal, acompanhado de telangectasias (Fig. 6-20).

Em 2003, Jensen *et al.* relataram que 35% das mulheres estudadas tiveram perda da lubrificação vaginal; 55%, dispareunia severa; 30% não estavam satisfeitas com a sua vida sexual e 30% perceberam uma diminuição das dimensões da vagina.[15]

Quanto ao aspecto histológico, existe uma redução da espessura do epitélio de revestimento do canal vaginal. Ele se torna mais fino e as papilas dérmicas encontram-se mais esparsas, o que corresponde ao quadro de atrofia, que vem a ser o achado clínico predominante (Fig. 6-21).[9]

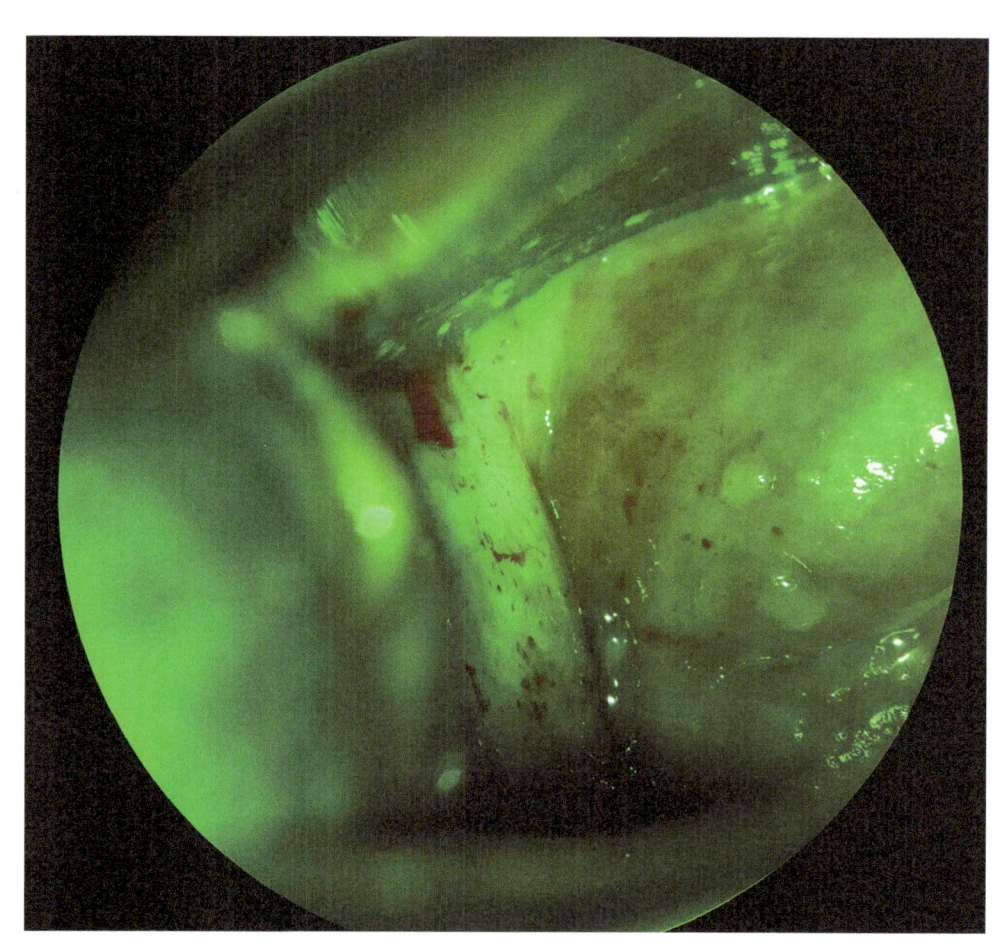

Fig. 6-20. História de 1 ano pós-tratamento radioterápico por câncer invasor de colo uterino. Nota-se a presença de petéquias principalmente em parede lateral de vagina e perda de pregueamento na mucosa vaginal. (Fonte: Rita Maira Zanine.)

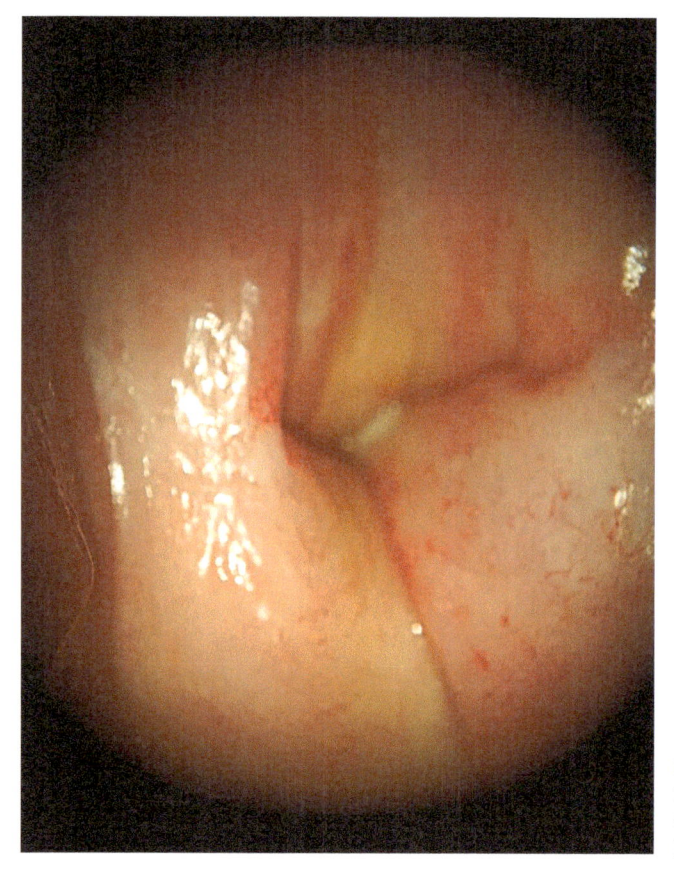

Fig. 6-21. Paciente com história de histerectomia radical e tratamento radioterápico para carcinoma de colo de útero. Presença de coloração amarelo-pálida, em fundo vaginal, típica de efeito pela irradiação. Nota-se afinamento epitelial. (Fonte: Rita Maira Zanine.)

A resposta imediata a radioterapia é a perda total do epitélio vaginal, que ocorre nas primeiras semanas pós-procedimento. As alterações tardias frequentemente se estabelecem em dois anos após o tratamento, quando ocorre a reepitelização das camadas basais e a maturação parcial de outras células se completa. Mesmo após vários anos, as manifestações clínicas da atrofia permanecem, tornando-se crônicas.[16]

A espessura do epitélio vaginal está mais relacionada ao nível sérico do estradiol do que a dose de radioterapia aplicada no tratamento. Este revestimento responde mal a estrogenoterapia sistêmica, principalmente quando a atrofia está em estado crônico.

Para minimizar os efeitos deletérios da radiação, a terapia com estrogênio tópico deverá ser iniciada o mais breve possível.[14,16]

Recomendações

As formas de tratamento visam melhorar a atrofia e a elasticidade da vagina.

- Terapia estrogênica
  1) Estrogênios conjugados 0,625 mg: aplicar 0,5 g de aplicador profundamente na vagina à noite durante 21 dias. Deve ser orientada pausa de 7 dias. Este esquema deverá ser repetido durante 3 meses. Após, a aplicação do creme deverá ser feita 2 × semana sempre nos mesmos dias (p. ex., terças e sextas-feiras) durante 6 meses, podendo ser utilizado até 1 ano.
  2) Estriol: aplicar 1 g de aplicador profundamente na vagina à noite durante 21 dias. Deve ser orientada pausa de 7 dias. Este esquema deverá ser repetido durante 3 meses. Após, a aplicação do creme deverá ser feita 2 × semana sempre nos mesmos dias (p. ex., terças e sextas-feiras), durante 6 meses, podendo ser utilizado até 1 ano.
- Terapia com dilatador vaginal
  - Dilatação vaginal de 2 a 3 × por semana até o início da atividade sexual. A mesma deverá ser estimulada para evitar a estenose da vagina.

PONTOS IMPORTANTES

1. Ocorre fibrose do tecido conjuntivo vaginal, diminuindo a elasticidade e causando dor.
2. Redução da espessura do epitélio vaginal.
3. Principais sintomas são ressecamento, diminuição da lubrificação e dispareunia.
4. Tratamento deverá ser feito com a estrogenoterapia tópica vaginal.

ESTENOSE DO COLO UTERINO

A estenose cervical, apesar de relativamente incomum, quando presente, pode ter repercussões clínicas significativas. Raramente é congênita. Boa parte das estenoses de colo ocorre como consequência do processo reparativo iniciado após tratamentos para lesões precursoras ou invasoras do colo do útero. O conhecimento dos fatores envolvidos na gênese da estenose é de fundamental importância para prevenção e tratamento da mesma.[17]

Após uma reação inflamatória importante que tenha levado à necrose, a reparação dos tecidos é feita a expensas de modificações do tecido conjuntivo, com alterações da sua vascularização. O epitélio que se encontra sobre este tecido torna-se frágil, pois recebe um menor aporte de nutrientes. A mucosa ectocervical retrai-se em sentido cranial e, em consequência, a junção escamocolunar (JEC) passa a se situar no interior do canal endocervical. A retração da JEC associada às modificações do tecido conjuntivo tornam estenótico o orifício cervical e, por vezes, impossibilitam a adequada visualização da zona de transformação.[12]

A exata ocorrência da estenose não é conhecida, pois os critérios utilizados para seu diagnóstico não são padronizados. Enquanto alguns autores adotam a impossibilidade de passagem de uma escova ou vela de Hegar pequena, outros somente determinam como estenose os casos mais graves, que demandam intervenção médica para correção por causa da obstrução sintomática do canal endocervical. Dessa forma, a ocorrência de estenose é reportada de forma amplamente variável, entre 1 e 37%.[18-20] Ainda assim, a estenose de colo assume importância particular tanto pelas repercussões clínicas a ela associadas, como pela limitação causada nos seguimentos citológico e colposcópico (Fig. 6-22).

Ainda não foi identificado algum fator específico para a ocorrência de estenose após tratamentos excisionais cervicais; entretanto, Houlard et al (2002)[18] citam como fatores de risco idade maior que 40 anos, altura da peça da conização superior a 20 mm e a ocorrência de complicações hemorrágicas intraoperatórias. A influência específica que os fatores hormonais têm na gênese da estenose cervical é ainda incerta, porém sabe-se que a relação estrogênio/progesterona tem grande influência na arquitetura do tecido conjuntivo, pois, quanto maior for esta relação, mais permeável é a cérvice, tornando o tecido conjuntivo mais frouxo, enquanto os receptores estrogênicos endoteliais beta fazem a permeabilidade vascular de o colo aumentar. Nessa linha de pensamento, Martirosian et al (2010)[21] encontraram risco maior para a ocorrência de estenose em usuárias de medroxiprogesterona de depósito, e Penna et al (2005)[19] apontam que a terapia hormonal em mulheres no período pós-menopausa foi um fator isolado para a redução de risco de estenose (Fig. 6-23).

A estenose pode ser parcial ou total, sendo esta última, sem dúvida, a de maior morbidade, pois pode cursar com hematometra, infertilidade, dor pélvica e favorecer a endometrite, e, por esse motivo, geralmente requer tratamento cirúrgico.

Não existe na literatura uma abordagem padrão para o tratamento da estenose cervical total; entretanto, o tratamento cirúrgico está indicado na presença de sintomas que o justifique. Para tal, várias abordagens são possíveis: cervicodilatação, cervicoplastia, cirúrgica histeroscópica, colocação de *stents* urológicos ou de nitinol, laminária, sondagens e vaporização com *laser*.[22]

Dentro dos recursos disponíveis para o manejo das estenoses cervicais, optamos inicialmente pela dilatação cervical isolada.

Nos casos sintomáticos, a escolha da melhor abordagem terapêutica deve ser individualizada e em conformidade aos recursos disponíveis em cada serviço.

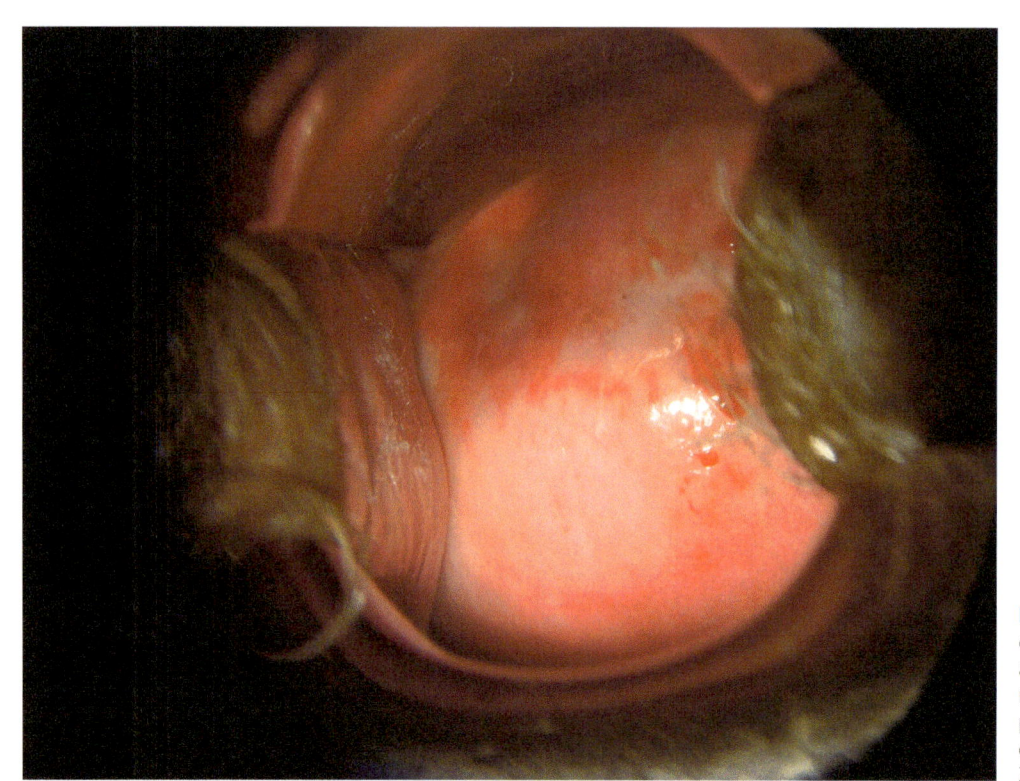

Fig. 6-22. Nota-se estenose completa de canal cervical e ausência de OCE. Paciente em menopausa há 3 anos com história pregressa de termocauterização em colo uterino. (Fonte: Rita Maira Zanine.)

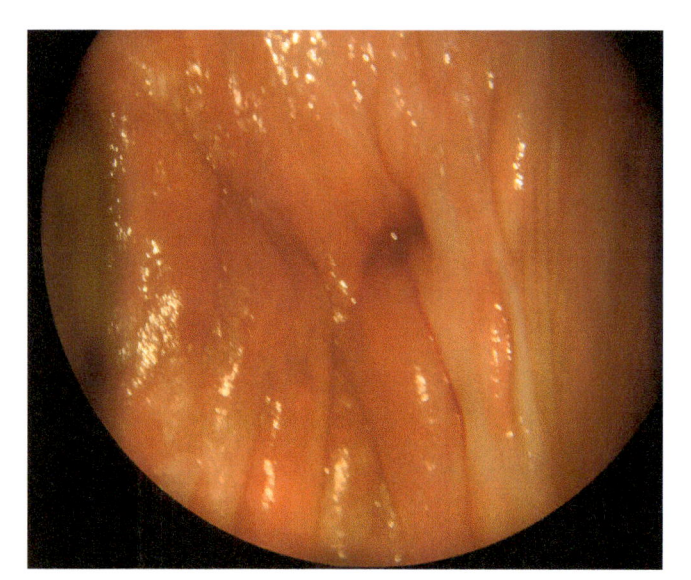

Fig. 6-23. Estenose pós-cone com bisturi a frio. O acesso ao canal cervical é praticamente impossível, o que dificulta a coleta da citologia. (Fonte: Rita Maira Zanine.)

A dilatação isolada traz alívio rápido dos sintomas e, em casos selecionados, é passível de realização ambulatorial. Em mulheres na pós-menopausa e com hematometra, aconselha-se proceder a evacuação uterina com concomitante amostragem endometrial para avaliação anatomopatológica com o objetivo de afastar a presença de carcinoma de endométrio, principalmente nos casos em que haja espessamento endometrial presente.[23]

Com o intuito de reduzir a recorrência de estenose após dilatação cervical, ou como prevenção da mesma em traquelectomias radicais ou conizações mais amplas, alguns trabalhos relatam que a associação de posicionamento de sondas, *stents* urinários, cânulas de Smit, balões de angioplastia ou DIU à dilatação cervical pode ser benéfica. Estes instrumentos objetivam manter o canal endocervical pérvio até a reepitelização do mesmo, o que ocorre em até 2 semanas.[22,24]

A histeroscopia com ressecção radial de aproximadamente 2 mm do canal endocervical também pode ser utilizada, pois torna o canal cervical mais amplo e previne a recidiva da estenose. Para tal, já foram relatadas, com sucesso, experiências de ressectoscopias com eletrodo bipolar, monopolar, morcelador e *laser* de CO_2.[25]

Eventualmente a dilatação pode estar dificultada pela gravidade da estenose e os riscos de criação de falso trajeto, laceração de colo ou perfuração uterina devem ser ponderados. Nestes casos, o ultrassom torna-se uma ferramenta útil para guiar a passagem dos dilatadores. Além disso, o uso de agentes farmacológicos para o amadurecimento cervical, como misoprostol, mifepristone ou até mesmo a ocitocina, pode trazer algum auxílio, bem como o uso de dilatadores osmóticos como a laminara.[24]

No Serviço de Patologia do Trato Genital Inferior e Colposcopia da Universidade Federal do Paraná, as estenoses cervicais têm sido tratadas com sucesso pela cervicodilatação com uso velas de Hegar progressivamente maiores até alcançar a vela de número 15. Em seguida, com o intuito de manter o canal endocervical pérvio até sua reepitelização, é posicionada uma sonda urinária de Foley fixada pela insuflação de balonete com 10 mL de soro fisiológico. A sonda é mantida por duas semanas e, posteriormente, é retirada em nível ambulatorial (Figs. 6-24 a 6-27).

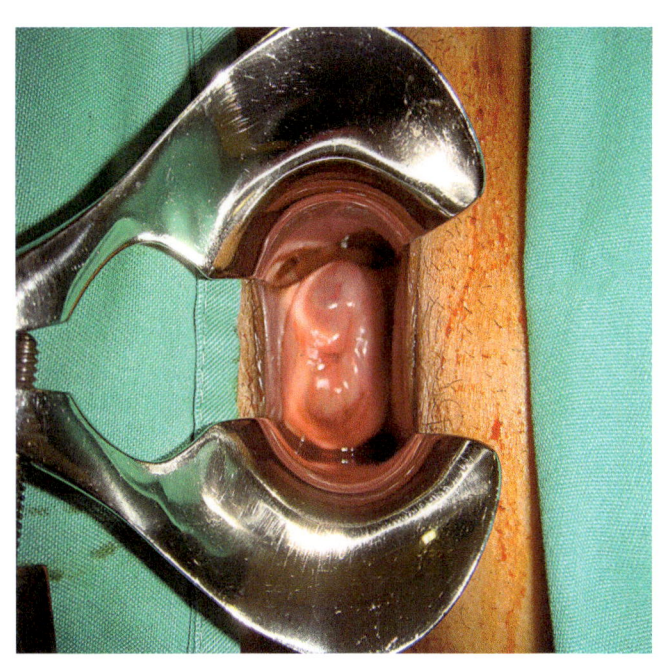

Fig. 6-24. Colo uterino com estenose de canal cervical após exérese de zona de transformação com CAF. (Fonte: Rita Maira Zanine.)

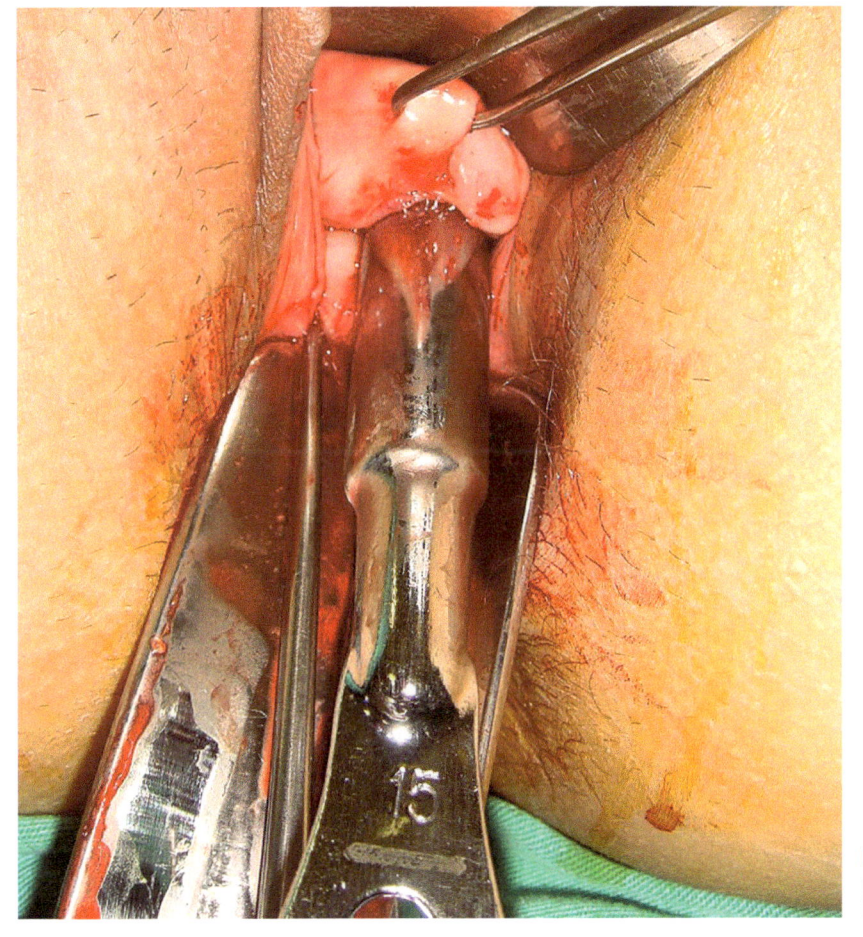

Fig. 6-25. Dilatação cervical até possibilitar passagem de vela de Hegar número 15. (Fonte: Rita Maira Zanine.)

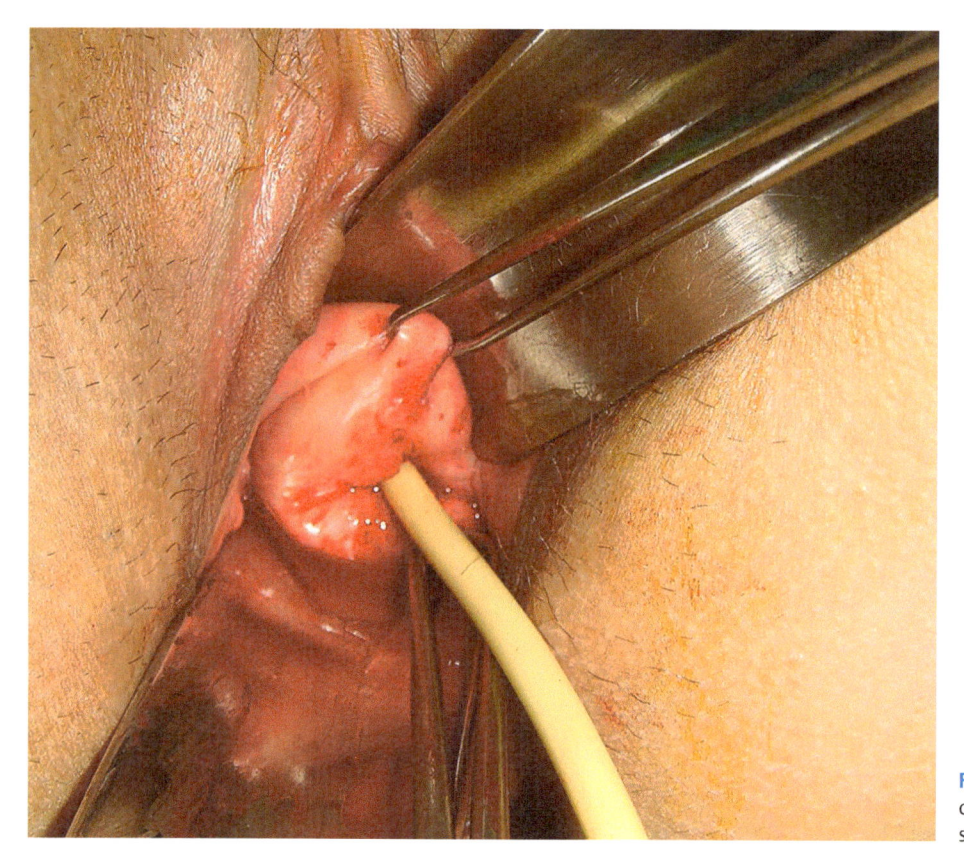

Fig. 6-26. Passagem de sonda de Foley com balonete insuflado com 10 mL de soro fisiológico. (Fonte: Rita Maira Zanine.)

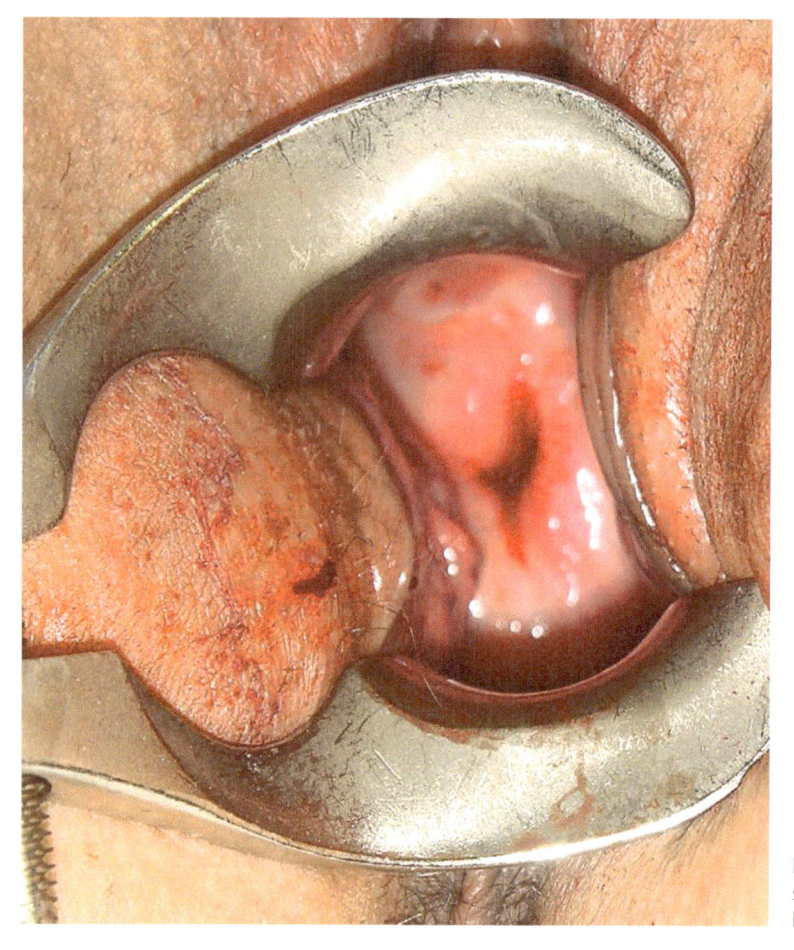

Fig. 6-27. Aspecto do colo após a retirada ambulatorial da sonda duas semanas após o procedimento. (Fonte: Rita Maira Zanine.)

REFERÊNCIAS BIBLIOGRÁFICAS

1. Cartier R, Cartier I. Colposcopia prática. Pólipos. 3. ed. São Paulo: Roca; 1994. p. 294-310.
2. Indraccolo U, Barbieri F. Relationship between adenomyosis and uterine polyps. Eur J Obstet Gynecol Reprod Biol 2011;157(2):185-9.
3. Younis MT, Iram S, Anwar B, Ewies AA. Women with asymptomatic cervical polyps may not need to see a gynaecologist or have them removed: an observational retrospective study of 1126 cases. Eur J Obstet Gynecol Reprod Biol 2010;150(2):190-4.
4. Goldshmid O, Schejter E, Kugler D, Menczer J. Is removal of asymptomatic cervical polyps necessary? Histologic finding in asymptomatic Israeli Jewish women. J Low Genit Tract Dis 2011;15(4):259-62.
5. Laufer M. Benign cervical lesions and congenital anomalies of the cervix. 2018. Acesso em: 29/01/2019. Disponível em: www.uptodate.com/contents/benign-cervical-lesions-and-congenital-anomalies-of-the-cervix
6. Nelson AL, Papa RR, Ritchie JJ. Asymptomatic cervical polyps: can we just let them be? Womens Health (Lond) 2015;11(2):121-6.
7. Esim Buyukbayrak E, Karageyim Karsidag AY, Kars B, Sakin O, Ozyapi Alper AG, Pirimoglu M, et al. Cervical polyps: evaluation of routine removal and need for accompanying. Arch Gynecol Obstet 2011;283(3):581-4.
8. Cartier R, Cartier I. Colposcopia prática. Sequelas da inflamação e da ulceração: as escleroses. 3. ed. São Paulo: Roca; 1994. p 91.
9. Burke L, Mathews BE. Colposcopy in clinical practice. In: Burke L, Mathews BE. Miscellaneous colposcopic findings. Philadelphia: F Davis Company; 1977. p. 75-8.
10. Apgar BS, Brotzman GL, Spitzer M. Colposcopy principles and practice. In: Davey DD. Cytology. Philadelphia: Saunders; 2008. p. 52.
11. Jordan M, Singer, A. The cervix. In: Tay SK, Singer A. The effects of oral contraceptive steroids, menopause and hormone replacement therapy on the cervical epithelium. Oxford: Blackwell; 2006. p. 128.
12. Cartier R, Cartier I. Colposcopia prática: zona de transformação. 3. ed. São Paulo: Roca; 1994. p. 50,79.
13. Brasil. Ministério da Saúde. Instituto Nacional de Câncer [Internet]. Diretrizes Brasileiras para o Rastreamento do Câncer do Colo do Útero. Rio de Janeiro: INCA; 2016. Disponível em: http://www.ans.gov.br/images/stories/Particitacao_da_sociedade/2016_gt_oncologia/gt_oncorede_reuniao7_diretrizes_cancer_colo.pdf
14. Bakker RM, Mens JW, de Groot HE, Tuijnman-Raasveld CC, Braat C, Hompus WC, et al. A nurse-led sexual reabilitation intervention after radiotherapy for gynecological cancer. Support Care Cancer 2017 Mar;25(3):729-37.
15. Jensen PT, Groenvold M, Klee MC, Thranov I, Petersen MA, Machin D. Longitudinal study of sexual function and vaginal changes after radiotherapy for cervical cancer. Int J Radiat Oncol Biol Phys 2003;56(4):937-49.
16. Hofsjö A, Bergmark K, Blomgren B, Jahren H, Bohm-Starke N. Radiotherapy for cervical cancer-impact on the vaginal epithelium and sexual function. Acta Oncol 2018;57(3):338-345.
17. Maffini CF, Zanine RM. A regeneração do colo uterino após tratamentos excisionais das neoplasias intraepiteliais cervicais: repercussões futuras. Femina 2014;42(3):149-152.
18. Houlard S, Perrotin F, Fourquet F, Marret H, Lansac J, Body G. Risk factors for cervical stenosis after laser cone biopsy. Eur J Obstet Gynecol Reprod Biol. 2002;104(2):144-7.
19. Penna C, Fambrini M, Fallani MG, Pieralli A, Scarselli G, Marchionni M. Laser CO2 conization in postmenopausal age: risk of cervical stenosis and unsatisfactory follow-up. Gynecol Oncol 2005;96(3):771-5.
20. Tanaka Y, Ueda Y, Kakuda M, Kubota S, Matsuzaki S, Iwamiya T, et al. Predictors for recurrent/persistent high-grade intraepithelial lesions and cervical stenosis after therapeutic conization: a retrospective analysis of 522 cases. Int J Clin Oncol 2017;22(5):921-6.
21. Martirosian TE, Smith SC, Baras AS, Darracott MM. Depot medroxyprogesterone acetate: a risk factor for cervical stenosis after loop electrosurgical excisional procedure management of cervical intraepithelial neoplasia? J Low Genit Tract Dis 2010;14(1):37-42.
22. Tan Y, Bennett MJ. Urinary catheter stent placement for treatment of cervical stenosis. Aust N Z J Obstet Gynaecol 2007;47(5):406-9.
23. Bacalbasa N, Balescu I, Dragan I, Banceanu G, Suciu I, Suciu N. Endometrial adenocarcinoma presenting as hematometra with underlying thickened endometrial lining in a postmenopausal woman – a case report. Anticancer Res 2016;36(5):2353-7.
24. Li X, LI J, Wu X. Incidence risk factors and treatment of cervical stenosis after radical trachelectomy: a systematic review. Eur J Cancer 2015;51(13):1751-9.
25. Lin YH, Hwang JL, Huang LW, Seow KM, Chen HJ, Tzeng CR. Efficacy of hysteroscopic cervical resection for cervical stenosis. JMIG 2013;20(6):836-41.

INFECÇÕES NO TRATO GENITAL INFERIOR

Rita Maira Zanine
Beatriz dos Santos
Dulcimary Dias Bittencourt
Cibele Feroldi Maffini

7.1 ▪ Cervicites

Beatriz dos Santos

A cervicite é um processo inflamatório do epitélio glandular do colo uterino. Pode ser um marcador de outros processos infecciosos como endometrite, salpingite e também de desfechos obstétricos adversos, como restrição de crescimento intrauterino; portanto, ela deverá receber atenção especial do clínico.[1]

A cervicite pode cursar com dispareunia, sinussiorragia, disúria, leucorreia, secreção mucopurulenta pelo orifício cervical externo e colo friável. É assintomática em 70-80% dos casos.[2]

Ao exame colposcópico, as suas características serão a tríade: edema, hiperemia e muco-pús.

Os agentes etiológicos mais importantes da cervicite são a *Chlamydia trachomatis* e a *Neisseria gonorrhea*.[2] Porém, muitos dos casos têm outros agentes causais. Ressalta-se que existem protocolos bem definidos para o manejo das cervicites causadas por clamídia e gonococo, mas não existem orientações claras para o manejo das demais causas.[1]

Alguns estudos avaliaram o papel de possíveis agentes, como *Trichomonas vaginalis, Ureaplasma urealyticum, Mycoplasma genitalium, Herpes simplex virus e Cytomegalovirus*. Observaram que cerca de 50% das cervicites não são decorrentes da infecção por clamídia ou gonococo. Porém, o papel dos patógenos supracitados ainda não está claro. A determinação de qual é o agente etiológico da cervicite encontra muita dificuldade na prática diária do consultório.[1,3]

A vaginose bacteriana é considerada, por alguns autores, como um fator de risco para doença inflamatória pélvica. Acredita-se que as alterações que ocorrem na flora vaginal em decorrência da *Gardnerella vaginalis* poderiam facilitar a inoculação de patógenos, os quais causariam a doença inflamatória pélvica. Além disso, a vaginose bacteriana esteve associada à cervicite mucopurulenta em 36 a 50% dos casos. As implicações do tratamento simultâneo para vaginose e cervicite mucopurulenta ainda não estão claras. Contudo, parece haver maior resolutividade da cervicite, quando o tratamento cursa com a associação de doxiciclina e metronidazol. Esses dados sugerem uma relação causal entre a flora anormal da vaginose bacteriana e cervicites mucopurulentas.[1]

Destaca-se, ainda, que a presença de cervicite aumenta o número de exames falso-positivos na colposcopia, sendo o carcinoma invasor do colo uterino o seu principal diagnóstico diferencial. O processo infeccioso poderá também influenciar a acurácia do exame colposcópico.[4]

> **PONTOS IMPORTANTES**
>
> 1. Pode ser assintomática em 70 a 80% dos casos.
> 2. As principais características colposcópicas são: edema, hiperemia e muco-pús.
> 3. Os principais agentes etiológicos são a *Chlamydia trachomatis* e a *Neisseria gonorrhea*.
> 4. Existem outros agentes etiológicos em 50% dos casos.
> 5. A vaginose bacteriana está implicada em 35 a 50% dos casos.
> 6. A cervicite poderá ser a causa de exames colposcópicos falso-positivos, sendo o seu principal diagnóstico diferencial o carcinoma invasor de colo uterino.

CHLAMYDIA TRACHOMATIS

A *C. trachomatis* é a causa da IST bacteriana mais comum no mundo. Em 2008, a Organização Mundial da Saúde (OMS) estimou a ocorrência de 106 milhões de novos casos de clamídia urogenital entre adultos.[5]

A transmissão da clamídia ocorre pelo contato sexual (risco de 20% por ato), sendo o período de incubação, no homem, de 14 a 21 dias.[2] Estima-se que dois terços das parceiras estáveis de homens com uretrite não gonocócica hospedem a *C. trachomatis* na endocérvice. Elas poderão reinfectar seu parceiro sexual e desenvolver quadro de DIP se permanecerem sem tratamento.[5]

Caracteriza-se, habitualmente, pela presença de corrimentos mucoides, discretos, com disúria leve e intermitente, colo friável e dor à mobilização da cérvice uterina. Se não tratadas, podem evoluir para: conjuntivite (por autoinoculação), infertilidade e síndrome uretro-conjuntivo-sinovial ou síndrome de Reiter (Fig. 7.1-1).[2]

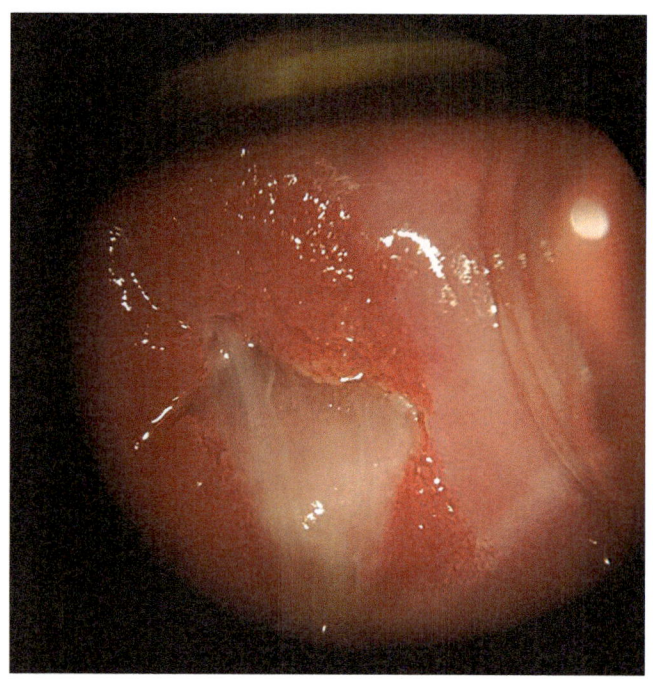

Fig. 7.1-1. Cervicite por *Chlamydia trachomatis*. Notar edema acompanhado de hiperemia de epitélio cilíndrico. Presença de muco turvo. (Fonte: Rita Maira Zanine.)

Diagnóstico

1. Biologia molecular (NAAT): é o método preferencial. Há ensaios para coleta de secreção endocervical, vaginal, uretral e urina. Coloque a amostra no aparato de coleta do fabricante ou use meio líquido para citologia. Armazene e transporte a amostra de acordo com as instruções do manual.[5]
2. NAAT e cultura (Mac Coy) são consideradas padrões-ouro.
3. Cultura é pouco acessível: as regiões anatômicas de amostragem irão variar dependendo da apresentação e história clínica do paciente e da sensibilidade do ensaio. Para a **cultura**, que requer organismos vivos, a amostra deve ser coletada a partir de lugares com células epiteliais colunares ou cuboides, as quais têm maior probabilidade de estar ativamente infectadas. Dessa forma, nas mulheres, devem-se coletar as amostras do orifício endocervical e, nos homens, do epitélio uretral. Esse último, quando necessário, também pode servir como local de coleta de amostras em mulheres. A coleta em ambos os locais, na testagem de mulheres, aumentará a identificação de casos. As amostras endocervicais devem ser obtidas por meio da inserção de 2-3 cm do aparato de coleta no orifício, seguida de um giro de 360°. As amostras endocervicais não devem ser coletadas em meninas pré-púberes; em vez disso, os espécimes devem ser colhidos no vestíbulo da vagina, obtendo-se também uma amostra de urina. As amostras da uretra são coletadas por meio da inserção de 2-3 cm de uma haste na uretra, seguida de giro completo para obter o material celular. A coleta inadequada tem sido descrita como um problema comum, que afeta negativamente a sensibilidade da cultura.[5]
4. Imunofluorescência: limitada.
5. Não utilize a sorologia para o diagnóstico de infecções urogenitais descomplicadas por *C. trachomatis*. Somente use a sorologia como uma possível ajuda para o diagnóstico e/ou triagem de infecções complicadas por *C. trachomatis*, pneumonia neonatal e infecções de LGV, assim como em estudos epidemiológicos.[5]

Tratamento (Tabela 7.1-1)

Tabela 7.1-1. Esquemas de Tratamento para *Chlamydia Trachomatis*

	Condição	Medicamento	Dose
CONITEC, 2015[2]	*Chlamydia* (1ª opção)	Azitromicina	500 mg, 2 cp, VO, dose única
	Em pacientes < 18 anos e gestantes	Azitromicina	500 mg, 2 cp, VO, dose única
	Chlamydia (2ª opção)	Amoxicilina	500 mg, VO, 8/8 horas, por 7 dias
CDC, 2015[6]	*Chlamydia* (1ª opção)	Azitromicina	1 grama, VO, dose única
	Chlamydia (2ª opção)	Doxiciclina	100 mg, VO, 12/12 horas, por 7 dias

PONTOS IMPORTANTES

1. *C. trachomatis* é a IST bacteriana mais comum.
2. A transmissão da clamídia ocorre pelo contato sexual (risco de 20% por ato), sendo o período de incubação, no homem, de 14 a 21 dias.[2]
3. Pode ser assintomática ou cursar com cervicite mucopurulenta.
4. Preferencialmente, realizar diagnóstico por biologia molecular – NAAT.

NEISSERIA GONORRHEA

É causada por um diplococo Gram-negativo intracelular. O risco de transmissão de um parceiro infectado a outro é de 50% por ato sexual. O período de incubação é de 2 a 5 dias.[2]

Em 2008, de acordo com estimativas da Organização Mundial da Saúde (OMS), havia, globalmente, 106 milhões de novos casos entre adultos.[5,7] É de grande preocupação o fato dessa bactéria ter desenvolvido resistência a praticamente todos os antibióticos introduzidos para o seu tratamento, e teme-se que a gonorreia possa se tornar não tratável em certas circunstâncias.[8,9]

A *Neisseria gonorrhea* infecta apenas seres humanos, colonizando superfícies de mucosa, constituindo o agente etiológico das infecções do trato urogenital inferior – uretrite em homens e cervicite em mulheres.[5]

Os sinais e sintomas são determinados pelos locais primários de infecção. Pode ser assintomática, especialmente em mulheres e quando ocorre na faringe e no reto. Quando sintomática, pode cursar com leucorreia amarelada, abundante, sem odor e disúria (Fig. 7.1-2).[2]

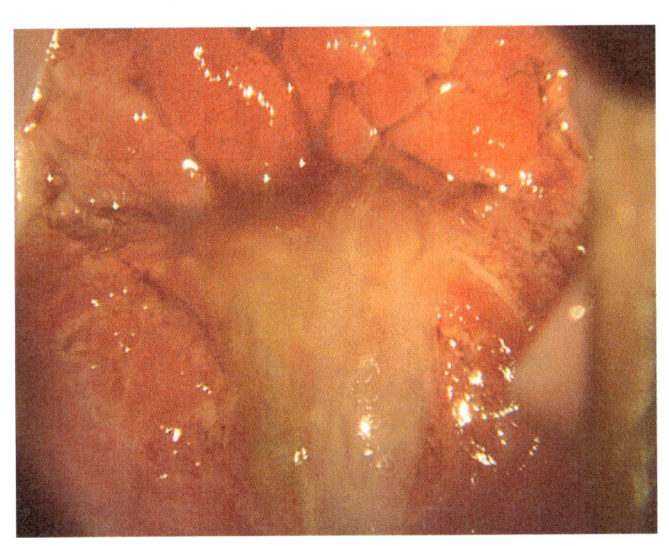

Fig. 7.1-2. Cervicite por gonococo. Nota-se edema severo de epitélio cilíndrico acompanhado de descarga mucopurulenta que se exterioriza através do OCE. (Fonte: Rita Maira Zanine.)

Diagnóstico

1. Bacterioscopia pela coloração de Gram: diplococos Gram-negativos.
2. Biologia molecular: NAAT/captura híbrida (há ensaios com haste para coleta de amostra endocervical, vaginal, uretral e urina. A escolha dependerá, dentre outras, das manifestações clínicas).[5]
3. Cultura: meio Thayer Martin – antibiograma.

Tratamento (Tabela 7.1-2)

Tabela 7.1-2. Esquemas de tratamento - Gonococo

	Condição	Medicamento	Dose
CONITEC, 2015[2]	Gonococo (1ª opção)	Ciprofloxacino	500 mg, VO, DU
	Gonococo (1ª opção)	Ceftriaxone	500 mg, IM, DU
	Em pacientes < 18 anos e gestantes	Ceftriaxona	500 mg, IM, DU
	Gonococo (2ª opção)	Cefotaxima	500 mg, IM, DU
CDC, 2015[6]	Gonococo (1ª opção)	Ceftriaxone	250 mg, IM, dose única
	Gonococo (2ª opção)	Cefixime	400 mg, VO, dose única

PONTOS IMPORTANTES

1. É um diplococo Gram-negativo intracelular. O risco de transmissão de um parceiro infectado a outro é de 50% por ato sexual. Incubação de 2 a 5 dias.[2]
2. É preocupante o fato de essa bactéria estar adquirindo resistência a vários antimicrobianos.
3. O diagnóstico padrão-ouro é por biologia molecular.

REFERÊNCIAS BIBLIOGRÁFICAS

1. Nyirjesy P. Nongonococcal and nonchlamydial cervictis. Curr Infect Dis Rep 2001;6(3):540-5.
2. Brasil. Ministério da Saúde. Comissão Nacional de Incorporação de Tecnologias no SUS - CONITEC. Protocolo Clínico e Diretrizes Terapêuticas. Infecções Sexualmente Transmissíveis. Abr/2015. (acesso em 22 jan 2020). Disponível em: http://conitec.gov.br/images/Consultas/Relatorios/2015/Relatorio_PCDT_IST_CP.pdf.
3. Mattson S, Polk JP, Nyirjesy P. Chronic cervicitis: presenting features and response to therapy. J Low Genit Tract Dis 2016 Jul;20(3):e30-33.
4. Davis-Dao CA, Cremer M, Felix J, Cortessis VK. Effect of cervicitis on visual inspection with acetic acid. J Low Genit Tract Dis 2008;12(4):282-6.
5. Organização Mundial da Saúde. Diagnóstico laboratorial de doenças sexualmente transmissíveis, incluindo o vírus da imunodeficiência humana. 2014. (acesso em 18 fev 2020). Disponível em: https://apps.who.int/iris/bitstream/handle/10665/85343/9789241505840_por.pdf.
6. CDC. Centers for Disease Control and Prevention, US Department of Health & Human Services, 2015. Acessado em 24 de março de 2019. Disponível em: https://www.cdc.gov.
7. World Health Organization. Global incidence and prevalence of selected curable sexually transmitted infections – 2008. Genebra, 2012. Acesso em 2 de abril de 2013. Disponível em: https://apps.who.int/iris/bitstream/handle/10665/75181/9789241503839_eng.pdf.
8. Tapsall JW, Ndowa F, Lewis DA, Unemo M. Meeting the public health challenge of multidrug- and extensively drug-resistant Neisseria gonorrhoeae. Expert Rev Anti Infect Ther. 2009 Sep;7(7):821-34.
9. Ohnishi M, Golparian D, Shimuta K, Saika T, Hoshina S, Iwasaku K, et al. Is Neisseria gonorrhoeae initiating a future era of untreatable gonorrhea? Detailed characterization of the first strain with high-level resistance to ceftriaxone. Antimicrob Agents Chemother 2011 Jul;55(7):3538–45.

7.2 ▪ Corrimentos Genitais

Rita Maira Zanine ▪ *Beatriz dos Santos* ▪ *Dulcimary Dias Bittencourt* ▪ *Cibele Feroldi Maffini*

Os sintomas relacionados com a vaginite, como corrimento, ardência e prurido, são os mais comuns na clínica diária. Eles correspondem a 10 milhões de consultas nos consultórios ginecológicos dos EUA.[1]

Estima-se que cerca de 7 a 72% destas pacientes deixam o local de atendimento sem um diagnóstico definitivo, retornando em um breve intervalo de tempo por causa da recorrência ou persistência do problema.

Cerca de 70% dos casos são causados por *Trichomonas vaginalis*, vaginose bacteriana ou *Candida* spp., mas estes patógenos não são responsáveis por todos os casos e um diagnóstico diferencial se faz necessário, principalmente nas mulheres com recorrências ou persistência dos sintomas.[1]

TRICHOMONAS VAGINALIS

A causa mais comum de vaginite inflamatória é a tricomoníase que está presente em 5 a 20% das mulheres com sintomas vulvovaginais. Ela é causada pelo *Trichomonas vaginalis*, um protozoário anaeróbico flagelado.

A infecção causada por este agente é considerada a IST não viral mais comum no mundo. É reconhecida como importante fonte de morbidade reprodutiva e facilitadora de aquisição e transmissão do HIV.[2]

Mais de 70% das mulheres são assintomáticas. Os sintomas incluem a presença de corrimento com mau odor, prurido, dispareunia, queimação vulvovaginal, disúria e micção frequente. Os principais sinais descritos na literatura incluem eritema, edema, corrimento amarelo-esverdeado, colo com aspecto de framboesa e, no teste de Schiller, apresenta coloração em pele de tigre. Contudo, em 50% dos casos, os sinais clínicos não são suficientes para o diagnóstico.[3,4]

O método de diagnose mais utilizado é o exame a fresco do conteúdo vaginal onde será visualizada a presença dos protozoários móveis associados a um aumento no número dos polimorfonucleares (PMN). Este exame tem uma sensibilidade de 51 a 65%.

O teste de amplificação de ácidos nucleicos detecta 3 a 5 vezes mais infecções por trichomonas que o exame a fresco e tem uma sensibilidade e especificidade de 95 e 100%, com 100% de concordância entre as amostras de urina e vagina.

Deste modo, o teste de amplificação dos ácidos nucleicos é considerado o padrão-ouro para o diagnóstico da tricomoníase.[5,6]

O CDC recomenda a realização de um novo teste com 3 meses nas mulheres que se submeteram ao tratamento, independentemente se o parceiro foi tratado, em razão da presença de uma alta taxa de recorrência em torno de 17%.[7]

O teste de Papanicolaou, quer convencional ou em meio líquido, não é considerado um teste diagnóstico para a infecção por *trichomonas* em consequência dos resultados falso-positivos e falso-negativos.[7]

A cultura em meio de Diamond apresenta uma alta sensibilidade, mas não é utilizada na prática clínica (Figs. 7.2-1 e 7.2-2).

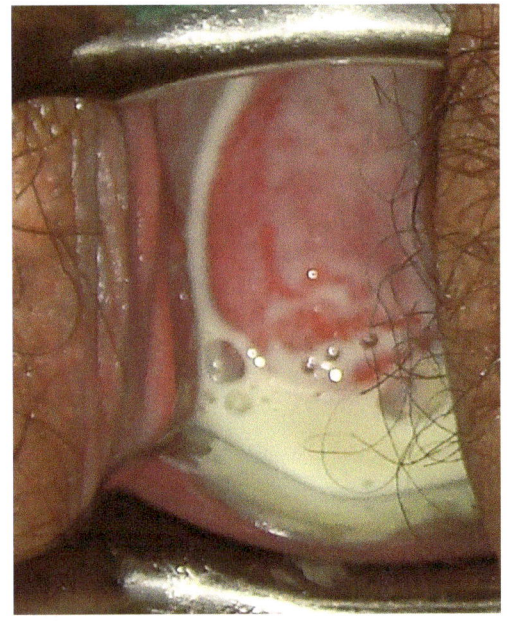

Fig. 7.2-1. Presença de corrimento amarelado, bolhoso, de grande quantidade, em fundo de saco posterior. Acompanha-se de eritema e edema de colo, e paredes vaginais. Ao exame a fresco, presença de *Trichomonas Vaginalis*. (Fonte: Rita M. Zanine.)

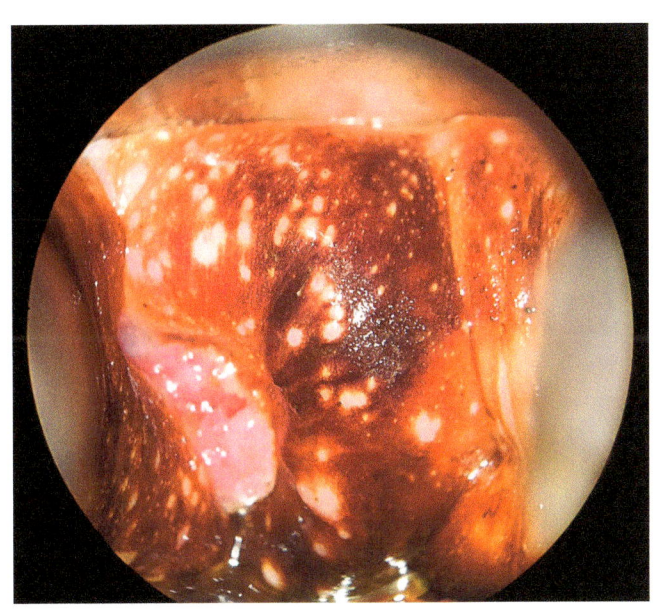

Fig. 7.2-2. Caso da Figura 7.2-1 após a embrocação com a solução de lugol. Presença de aspecto tigroide sugestivo de infecção pelo *Trichomonas vaginalis*. (Fonte: Rita Maira Zanine.)

Tratamento

A terapia de primeira linha recomendada pelo CDC é o uso do metronidazol ou tinidazol oral. Um recente estudo multicêntrico randomizado mostrou que o esquema de 7 dias com o uso do metronidazol é superior ao metronidazol em dose única (11% × 19% de casos positivos após 4 semanas de tratamento). Consequentemente, o esquema terapêutico com 7 dias deverá ser indicado.[8]

O tinidazol é um pouco mais efetivo que o metronidazol, porém é consideravelmente mais caro. As taxas de cura com o tratamento padrão com o tinidazol variam entre 92 a 100%, enquanto o esquema terapêutico com o metronidazol varia entre 84 a 98%.[7]

A maior efetividade do tinidazol se deve a sua meia vida mais longa, o que torna possível maiores concentrações do medicamento nos tecidos do trato genital, já que é sabido que o *Trichomonas vaginalis* foi isolado de múltiplas fontes dentro do aparelho genital, como as glândulas periuretrais, bexiga e glândulas de Bartholin.[1]

O metronidazol gel não alcança níveis de efetividade terapêutica na mucosa vaginal e nas glândulas periuretrais, o que não o faz recomendável para o tratamento.[7]

As pacientes deverão manter abstinência sexual até que o tratamento esteja completo e o seu parceiro seja tratado.[7]

A ocorrência da resistência ao imidazol é rara, mas vem sendo mais relatada nos últimos anos.[9]

A resistência ao tinidazol é de aproximadamente 1%, enquanto, com o metronidazol, está entre 4 a 10%. O teste para a resistência do imidazol na tricomoníase deverá ser realizado quando um esquema não apresentar cura após 2 a 3 cursos terapêuticos.

É importante estar atento para o fato de que muitos casos de recorrência estão ligados a uma reexposição e não a uma infecção persistente.[9]

A gestante sintomática deverá ser tratada com o metronidazol em qualquer período da gestação (classe B) em decorrência da associação desta infecção com rotura das membranas, parto prematuro e baixo peso ao nascer, apesar de não haver diferença significativa na morbidade perinatal (Tabela 7.2-1).[10]

> **PONTOS IMPORTANTES**
>
> 1. É a IST não viral mais comum no mundo.
> 2. Fonte de morbidade reprodutiva e facilitadora de aquisição e transmissão do HIV.
> 3. Mais de 70% das mulheres são assintomáticas.
> 4. O teste de amplificação dos ácidos nucleicos é considerado o padrão-ouro para o diagnóstico da tricomoníase.
> 5. A terapia de primeira linha recomendada pelo CDC é o uso do metronidazol ou tinidazol oral.
> 6. O esquema com o metronidazol oral por 7 dias é o recomendado.
> 7. As taxas de cura com o tratamento padrão com o tinidazol variam entre 92 a 100%, enquanto o esquema terapêutico com o metronidazol varia entre 84 a 98%.
> 8. A gestante sintomática deverá ser tratada com o metronidazol em qualquer período da gestação (classe B).

Tabela 7.2-1. Esquema de Tratamento: *Trichomonas Vaginalis*

Medicamento	Dose
Metronidazol	2 gramas, VO, DU
Tinidazol	2 gramas, VO, DU
Metronidazol	250 mg, 2 cp, 12/12 horas, 7 dias

Fonte: CDC, 2015[7]; Kissenger et al, 2018[8]

VAGINOSE BACTERIANA (VB)

A vaginose bacteriana (VB) é a causa mais comum de corrimento em mulheres na fase reprodutiva. Cerca de 40 a 50% das pessoas com queixas vaginais serão diagnosticadas com VB. Dados dos EUA mostram que 1 em cada 3 mulheres com idade entre 14 a 49 anos terá a doença em algum tempo da vida.[11]

A etiologia e a patogênese da VB não estão totalmente elucidadas. É bem conhecido o papel protetor dos lactobacilos no microbioma vaginal. Várias espécies de lactobacilos, como *Llactobacillus gasseri, L. crispatus, L. iners* e *L. jensenii*, secretam substâncias, como o ácido lático e o peróxido de hidrogênio, que possuem atividade bactericida e tornam o pH vaginal ácido.[12]

A *Gardnerella vaginalis* é a principal bactéria envolvida, porém outros patógenos, como *Prevotella* sp., *Porphyromonas* sp., *Bacteroides* sp., *Peptostreptococcus*, *Mycoplasma hominis*, *Ureaplasma urealyticum*, *Mobiluncus*, *Fusobacterium* sp. e *Atopobium vaginalis*, também podem estar associados.

Foi teorizado que a *Gardnerella vaginalis* atuaria como um elemento-chave na alteração do microbioma vaginal, causando uma redução dos lactobacilos e um aumento das bactérias associadas à VB. As bactérias não patogênicas ou comensais presentes no microbioma ajudariam no desenvolvimento de uma disbiose bem caracterizada: um misto polimicrobiano de anaeróbios facultativos que ajudam na transmissão e persistência da VB.[1]

Foi demonstrado que existe uma heterogeneidade genética nos subtipos de *G. vaginalis* e só algumas estão associadas à vaginose bacteriana, o que pode explicar o achado desta bactéria em 98 a 100% dos casos da disbiose e a presença da mesma em 55% das mulheres sem sintomas.[13]

Estudos mostraram que a diversidade bacteriana, além dos subtipos da *G vaginalis*, também é importante na patogênese da VB.

Mulheres com VB têm, em média, 12,6 espécies de bactérias, enquanto as mulheres sadias apresentam uma média de 3,3 espécies.[1]

A VB também é considerada uma infecção de biofilme. Este consiste de uma matriz complexa de polissacarídeos que adere as células epiteliais do trato genital das mulheres. A *G. vaginalis* é a espécie predominante, enquanto outras espécies aumentam a matriz de biofilme criada pela *G. vaginalis*.[14]

Este biofilme ascendendo para o endométrio pode explicar a existência dos efeitos adversos na gestação e também a doença inflamatória pélvica.[15]

O biofilme bacteriano fornece uma explicação para a resistência ao tratamento e também a recorrência após a terapêutica com antibióticos, pois a mesma é incapaz de romper o biofilme.[1]

Estudos sugerem que somente algumas cepas de *G. vaginalis* são capazes de criar um biofilme, o que explica o porquê de nem todas as mulheres infectadas desenvolverem doença recorrente.

Em suma, a patogênese e a recorrência da VB podem ser explicadas pelos seguintes fatores:

1. Perturbação do meio rico em lactobacilos.
2. Proliferação e diversificação das bactérias anaeróbicas.
3. Desenvolvimento de um biofilme aderente polimicrobiano.

Sintomatologia

Cerca de 50-75% das mulheres são assintomáticas, mas a queixa mais comum é a presença de corrimento vaginal acompanhado de um odor desagradável, que ocorre no pós-coito ou período menstrual, em decorrência da alcalinização do meio vaginal pelo sêmen e pelo sangue, que reagem com substâncias produzidas pelos anaeróbios, liberando as aminas voláteis (trimetilamina, putrescina e cadaverina) com odor de "peixe podre".[16] Prurido e queimação podem ser causados por uma infecção vulvar secundária. Quando irritações vaginal e vulvar estiverem presentes, o clínico deverá suspeitar de infecção mista com *Candida* ou outro processo inflamatório. Ao exame, o corrimento apresenta-se com uma consistência homogênea e coloração variada.

Diagnóstico

Para facilitar o diagnóstico foram propostos alguns critérios, e os mais usados são os de Amsel e Nugent.

Critérios Diagnósticos de Amsel

- Corrimento homogêneo fino.
- Aumento do ph > 4,5.
- Liberação de aminas após a aplicação de hidróxido de potássio.
- Presença de 20% de células-alvo na solução salina na microscopia.

Classicamente, cerca de 3 de 4 componentes dos critérios de Amsel deverão estar presentes. Alguns estudos sugerem que a presença de 2 dos 4 componentes tem a mesma *performance* que 3 de 4.[17]

A VB não é um processo inflamatório e a presença de PMN na microscopia salina aumenta a suspeita de outra etiologia ou de uma infecção mista.

Critérios de Nugent (Tabela 7.2-2)

Os critérios descritos por Nugent utilizam um sistema de escore morfológico padrão que varia entre 0 a 10, com 7 sendo considerado diagnóstico de VB na coloração pelo Gram. Estes critérios são considerados padrão-ouro nos *sites* de pesquisa, mas não são utilizados na rotina clínica.

Tabela 7.2-2. Critérios de Nugent

Escore	*Lactobacillus* sp.	Gardnerella Bacteroides	Bacilos curvos *Mobilluncus*
0	++++	Neg	Neg
1	+++	+	+ / ++
2	+	++	+++ / +++
3	+	+++	
4	Neg	++++	

Neg: ausente.
+: < que 1 por campo; ++: 1-4; +++: 5-30; ++++: >30.
Escore: > 7= Vaginose bacteriana; 4-6 = intermediário; 0-3 = normal.

Os testes moleculares podem melhorar a acurácia do diagnóstico da VB e da tricomoníase e pode ser útil nos casos que não responderam ao tratamento ou em lugares onde não temos disponibilidade do uso do microscópio.[18]

Os testes moleculares podem ser divididos em duas provas diretas de DNA: BV/*vaginitis panel* e o Affirm VPIII; e quatro testes de amplificação do DNA: *Nu Swab, Sure Swab, BD Max* e o *BV Panel*).

Estes testes são bem mais caros que a microscopia salina e o American College of Obstetricians and Gynecologists (ACOG) e o CDC não emitiram recomendação oficial sobre o uso destes testes.[13]

A cultura vaginal para bactéria não é recomendada e deve ser desencorajada. A citologia também não tem papel na diagnose. Se um exame de Papanicolaou for sugestivo da presença de VB e a paciente for sintomática, ela deverá ser investigada e tratada se for apropriado.

Tratamento

O tratamento de primeira linha para a VB é o metronidazol oral ou a clindamicina vaginal, ou 5 dias de metronidazol gel vaginal.[19]

Em 2018, o secnidazol foi aprovado para o tratamento da VB incidente. O secnidazol tem uma vida média mais longa que o metronidazol e o seu uso em dose única provou ser tão eficiente quanto o metronidazol oral em 7 dias.[20]

As mulheres em tratamento devem ser orientadas a fazerem abstinência sexual ou usarem o preservativo corretamente.[19]

Mais de 50% de mulheres tratadas com metronidazol oral em um período de 7 dias terão recorrência da doença em 1 ano.[21]

Uma sugestão feita pelo CDC para o tratamento da doença recorrente inclui o uso do metronidazol 0,75% vaginal por 10 dias seguido do uso de 2 vezes na semana durante 4 a 6 meses.[19]

Quando existe falha no desaparecimento dos sintomas, teremos de pensar em infecção mista, e uma avaliação mais detalhada deverá ser feita.

Com o conhecimento da implicação do biofilme na recorrência ou persistência da VB, a rotura do biofilme bacteriano tornou-se o alvo de estudos *in vitro*. O uso do ácido bórico associado ao imidazol tem sido empregado para romper o biofilme da VB e da *Candida*.[22]

Um estudo-piloto avaliou a efetividade do ácido bórico associado ao nitroimidazol como terapia supressiva nos casos de VB recorrente e mostrou taxas baixas de avanço de infecções (12% × 25%) quando utilizado na supressão e taxas menores de recorrências tardias (45% em 32 semanas × 66% em 28 semanas) em comparação a estudos prévios que utilizaram um agente imidazólico sozinho.[23]

Apesar de estes estudos serem promissores, estudos prospectivos maiores com amostras maiores precisam ser feitos.

Em decorrência da associação da VB com efeitos nefastos sobre a gestação, todas as mulheres sintomáticas deverão ser tratadas com regimes de metronidazol oral ou tópico, pois os mesmos não mostraram efeitos teratogênicos ou mutagênicos para o feto e o RN.[19] O mesmo conceito é valido para o uso da clindamicina.

O metronidazol é secretado pelo leite materno. A presença do metronidazol foi detectada em infantes que estavam sendo amamentados por mulheres submetidas ao tratamento com esta droga, mas em concentrações menores as que são utilizadas na terapêutica para as infecções pediátricas. Os níveis do medicamento presentes no recém-nato também foram mais baixos do que os encontrados na mãe. Apesar de não serem relatadas evidências de efeitos colaterais associados ao uso do metronidazol em crianças, foi sugerida a interrupção do aleitamento durante 12 a 24 h após a administração do metronidazol oral em dose única de 2 gramas.[19] Doses baixas produzem baixas concentrações no leite materno e são consideradas compatíveis com o aleitamento.[19] Alguns autores preferem utilizar a via tópica para diminuir as chances de efeitos colaterais no recém-nato.[5]

O papel dos probióticos ainda está sendo estudado. Quanto ao uso desta categoria de agentes, uma metanálise feita em 2017 não demonstrou diferença significativa na eficácia do metronidazol combinado com o uso de probióticos em comparação com o uso do metronidazol sozinho no tratamento da VB.[15,24,25]

O CDC não recomenda o uso de probióticos por falta de evidência científica.[19]

O papel do parceiro masculino é controverso na VB, pois há falta de estudos robustos e bem desenhados. Nenhum estudo avaliou o tratamento da parceira mulher. Então, o tratamento dos parceiros masculinos e femininos não são recomendados.[26]

Apesar de ter sido demonstrado que o microbioma do pênis no homem não circuncidado mostra-se mais favorável aos microrganismos do tipo da VB, foi questionado o papel do uso dos preservativos. Um estudo sugeriu que a utilização do mesmo se mostrou protetora na aquisição da VB incidente. Isto sugere que o seu uso pode reduzir a incidência da VB recorrente, mas é difícil de chegar a uma conclusão prática a respeito tendo em vista a falha na avaliação da estratégia e no tempo de uso do preservativo (Tabela 7.2-3).[27]

Tabela 7.2-3. Esquemas de Tratamento: Vaginose Bacteriana

Medicamento	Dose
Metronidazol	250 mg, 2 cp, VO, 12/12horas, 7dias
Tinidazol	500 mg, 2 g, VO, 1×/dia, 2 dias
Tinidazol	500 mg, 1 g, VO, 1×/dia, 5 dias
Clindamicina	300 mg, VO, 12/12horas, 7 dias
Metronidazol gel 0,75%	1 aplicador (5 gramas),VV, 1×/dia, por 5 dias
Tinidazol creme 2%	1 aplicador (5 gramas), VV, 1×/noite, por 7 dias

Fonte: Sobel, 2018[5]; CDC 2015.[19]

PONTOS IMPORTANTES

1. A vaginose bacteriana (VB) é a causa mais comum de corrimento em mulheres na fase reprodutiva.
2. A etiologia e a patogênese da VB não estão totalmente elucidadas.
3. A *Gardnerella vaginalis* é a principal bactéria envolvida, porém outros patógenos também podem estar associados
4. A VB também é considerada uma infecção de biofilme, o que fornece uma explicação para a resistência ao tratamento e também a recorrência após a terapêutica com antibióticos.
5. O tratamento de primeira linha para a VB é o metronidazol oral, ou a clindamicina vaginal ou o metronidazol gel vaginal.
6. O secnidazol foi aprovado para o tratamento da VB incidente. O secnidazol tem uma vida média mais longa que o metronidazol e o seu uso em dose única foi provado ser tão eficiente quanto o metronidazol oral em 7 dias.
7. Em decorrência da associação da VB com efeitos deletérios sobre a gestação, todas as mulheres sintomáticas deverão ser tratadas com regimes de metronidazol oral ou tópico, pois os mesmos não mostraram efeitos teratogênicos ou mutagênicos para o feto e o RN. O mesmo conceito é válido em relação ao uso da clindamicina.
8. Durante a amamentação é preferível utilizar via tópica para diminuir chances de efeitos colaterais no recém-nato ou suspender o aleitamento durante 12 a 24 h após o uso do metronidazol em dose única de 2 gramas.
9. O CDC não recomenda o uso de probióticos por falta de evidências científicas.
10. O papel do parceiro masculino na VB é controverso. Nenhum estudo avaliou o tratamento da parceira mulher. Então, o tratamento dos parceiros masculinos e femininos não é recomendado.
11. A utilização do preservativo pode reduzir a incidência da VB recorrente, porém não existe ainda uma conclusão prática robusta quanto a indicação para o seu uso.

CANDIDÍASE VAGINAL

A candidíase vaginal é uma infecção fúngica que acomete aproximadamente 70% das mulheres em algum momento da vida. Ela representa, hoje, a segunda causa mais frequente de vulvovaginite nos consultórios ginecológicos.[28]

O agente etiológico mais comum é a *Candida albicans*, sendo a mesma responsável por 85 a 95% das candidíases; no entanto, outras espécies de *Candida* podem estar presentes, como a *Candida glabrata, tropicalis, krusei e parapsilosis*.[29] A vaginite causada pelas *Candidas* não *albicans* são em sua maioria clinicamente indistinguíveis das causadas pela *C. albicans*, entretanto aquelas são mais resistentes às terapias tradicionalmente utilizadas.[30]

Acredita-se que o início do quadro esteja associado a uma variedade de fatores predisponentes que incluem uso de antibióticos, aumento de níveis estrogênicos (por exemplo, terapia hormonal, anticoncepcionais hormonais e gestação), diabetes *mellitus* não controlada, atividade sexual e roupas apertadas.[29]

Estudos mais recentes mostraram a capacidade das *Candida* spp. na formação de biofilmes. Estes são caracterizados pelas colônias de bactérias altamente organizadas que diminuem a suscetibilidade aos agentes antimicrobianos ao mesmo tempo que aumentam a resistência do hospedeiro aos antibióticos, promovendo, então, um campo para outras infecções oportunísticas. O conhecimento dos mecanismos envolvidos na formação dessas estruturas pode levar a uma nova estratégia farmacológica de prevenção e tratamento da candidíase complicada. Entretanto, não existe, ainda, nenhuma medicação específica para o tratamento de biofilmes.[31]

Com base na apresentação clínica, microbiologia, aspectos do hospedeiro e resposta terapêutica, a candidíase é classificada em complicada e não complicada.[28]

Candidíase Não Complicada

A maioria (aproximadamente 90%) dos casos de candidíase vulvovaginal é classificada em não complicada.[32]

O diagnóstico desta entidade é sugerido clinicamente pela presença de prurido, ardor, queimação, dor, disúria e dispareunia. Na inspeção vulvar, poderemos observar presença de edema, hiperemia e fissuras vulvares. No exame especular, é característico o achado de corrimento homogêneo que varia de aquoso até muito espesso, com aspecto de leite coalhado.[29]

Havendo a suspeita clínica de candidíase vaginal, o diagnóstico deve ser preferencialmente confirmado pela visualização de hifas e pseudo-hifas no exame a fresco do conteúdo vaginal. Para sua realização, prepara-se uma lâmina com o conteúdo vaginal em solução salina e KOH a 10%. O uso de KOH a 10% nas preparações a fresco melhora a visualização por degradar o material celular que pode obscurecer a visualização das hifas. Trata-se de um exame rápido, barato e de fácil execução. Nas pacientes com *Candida*, o pH vaginal geralmente é normal (< 4,5). As pacientes sintomáticas cujo exame a fresco seja compatível com a presença de hifas ou pseudo-hifas devem ser tratadas.[33]

Na presença de sintomas sugestivos de candidíase e exame a fresco normal, a cultura para fungos pode auxiliar na classificação diagnóstica, visto que algumas subespécies de *Candida* não exibem facilmente hifas e pseudo-hifas e são difíceis de reconhecer à microscopia (especialmente a *C. Glabrata*). A cultura não deve ser utilizada em pacientes assintomáticas, já que 10 a 20% de mulheres normais possuem *Candida* sp. na mucosa genital e não requerem tratamento. A cultura para fungos está indicada nas mulheres sintomáticas nas quais o exame a fresco não tenha identificado os elementos necessários para estabelecer o diagnóstico de candidíase vaginal e nos casos de recidivas.[34]

O protocolo da Infectious Diseases Society of America (IDSA) recomenda o tratamento com agentes antifúngicos azólicos, que podem ser vaginais ou sistêmicos, em dose única ou não. Os agentes antifúngicos azólicos disponíveis no Brasil, bem como sua posologia, estão resumidos na Tabela 7.2-4. Um grande número de agentes antifúngicos tópicos é efetivo para o tratamento da candidíase não complicada e nenhum deles demonstra superioridade aos demais. As taxas de sucesso terapêutico são altas (> 90%), indiferentemente se em dose única ou quando usados por um curto período de tempo. Os resultados das terapias orais e tópicas também se mostram igualmente efetivos.[35] Por este motivo, em decorrência da grande variedade de opções terapêuticas efetivas e seguras disponíveis no mercado para o tratamento das candidíases vulvovaginais não complicadas, a preferência da paciente pode

Tabela 7-2.4. Esquemas de Tratamento para Candidíase

Medicamento	Posologia
Fluconazol 150 mg	1 cp VO em dose única
Itraconazol 100 mg	2 cp (200 mg) de 12 em 12 horas por 1 dia Ou 2 cp (200 mg) dia por 3 dias
Cetoconazol	200 a 400 mg ao dia por 5 dias.
Miconazol 2% (associado ou não ao tinidazol)	Uma aplicação vaginal ao dia durante 7 a 14 dias.
Clotrimazol 100 mg/5 g	Uma aplicação (5 g) ao dia por 3 dias
Clotrimazol 10 mg/g	Uma aplicação (5 g) ao dia por 6 dias
Clotrimazol comp vaginal	Dose única
Fenticonazol 600 mg óvulo	Dose única
Fenticonazol 2%	Uma aplicação ao dia por 7 dias
Botuconazol 20 mg/g	Dose única
Isoconazol 10 mg/g	Uma aplicação ao dia durante 7 dias
Isoconazol 600 mg óvulo	Dose única
Tioconazol (associado ao tinidazol)	Uma aplicação ao dia durante 7 dias
Tioconazol pomada 6,5%	Dose única
Tioconazol óvulo 300 mg	Dose única
Terconazol creme 8 mg/g	Uma aplicação ao dia por 5 dias
Nistatina creme (100.000 UI/5 g)	Uma aplicação (5 g) à noite por 14 noites
Anfotericina B	Uma aplicação à noite por 7 a 10 noites

Fonte: Do Val & Almeida Filho, 2001.[30]

ser considerada (p. ex., oral *vs.* tópica) na tomada de decisões. Por comodidade posológica e custo-efetividade, preferimos, em nosso serviço, o uso de Fluconazol 150 mg em dose única via oral; no entanto, outras drogas são usadas quando a paciente opta pela terapia tópica.

> **Esquema Utilizado no setor de TGI e Colposcopia do HC/UFPR para Tratamento da Candidíase Não Complicada**
>
> - Fluconazol 150 mg 1 comprimido VO em dose única.
> - Terconazol creme 0,8% 1 aplicador (5 gramas) antes de deitar durante 5 noites.
> - Nistatina creme 100.000 UI/5 gramas 1 aplicador (5 gramas) antes de deitar durante 14 noites.

Os antimicóticos poliênicos são outra categoria de fármacos disponíveis para o tratamento da candidíase não complicada e sua posologia está resumida na Tabela 7.2-5.

O parceiro sexual não deve ser tratado, exceto quando apresenta sintomas de eritema e prurido peniano. Muitos homens apresentam queixas, como ardência pós-coital, e estes casos ocorrem por conta de uma reação de hipersensibilidade

Tabela 7-2.5. Esquemas de Tratamento nas Candidíases Resistentes aos Antifúngicos Azólicos

Medicamento	Posologia
Ácido bórico 600 mg óvulos vaginais	1 óvulo à noite por 10 a 14 noites
Nistatina creme vaginal	1 aplicação (100.000 unidades) à noite por 2 a 3 semanas
5- Flucitosina creme 17%	1 aplicação à noite por 2 semanas*
Anfotericina B 3%	1 aplicação de (50 mg de Anfotericina B) por 2 semanas
Violeta de genciana 1%	5 a 10 ml embebidos em um absorvente vaginal, aplicar duas vezes ao dia, deixando agir por 4 horas por duas semanas

*5 Flucitosina não é comercializada no Brasil.

aguda a *Candida* spp. ou seus antígenos presentes na vagina da parceira, mesmo quando ela está assintomática. A abordagem deste quadro deverá ser feita por meio do tratamento para erradicar a candidíase da mulher, e a prescrição de medicação tópica não trará benefício para o parceiro masculino. Importante salientar que a formulação de alguns cremes vaginais pode interferir na resistência do látex dos *condoms* e a paciente que utilizar esta via de administração deve ser alertada.

Candidíase Complicada

A candidíase complicada é caracterizada pela presença de um quadro clínico severo, de repetição, causada por subespécie não *albicans* e em pacientes com condições clínicas agravantes como diabetes, HIV, doentes crônicos e gestantes.

Quadro Clínico Severo

Pacientes com quadros clínicos mais intensos apresentam, com maior frequência, baixa resposta clínica ao fazer uso de terapia em dose única, necessitando, assim, de um regime terapêutico mais prolongado, que pode ser tópico e com 7 a 14 dias de duração, ou duas a três doses de Fluconazol 150 mg separadas por 72 horas de intervalo.[29]

Espécies de Candida Não Albicans

A *C. glabrata* é, sem dúvida, a espécie não *albicans* mais comum da causa de vulvovaginite crônica e aguda. Possui a particularidade de não exibir hifas e pseudo-hifas ao exame a fresco. Raramente causa sintomas, mesmo quando está presente nas culturas. Esta espécie exibe uma falha de até 50% na terapia com os azóis. Um diagnóstico diferencial com outras causas de vaginite deverá ser feito antes de se efetuar o tratamento. Os fatores de risco mais importantes para a ocorrência da *C. glabrata* são diabetes *mellitus* com controle ruim e pacientes HIV-positivos, principalmente nos expostos a terapia com fluconazol.

A terapia com o ácido bórico mostrou-se efetiva em 70% dos casos, e a dose preconizada é de óvulos de 600 mg/dia durante 14 dias. Esquemas que utilizam a flucitosina e a anfoterecina B na forma de creme mostram-se promissores. A nistatina não apresenta um bom resultado, mas, se for a opção terapêutica escolhida, ela deverá ser prescrita na forma de creme vaginal, 100.000 UI/dia, durante 14 dias.[36]

A *C. krusei* mostra-se frequentemente resistente ao fluconazol, mas é muito sensível a terapêutica com os cremes e óvulos dos azóis, como o clotrimazol, miconazol e terconazol. O tratamento deverá ser realizado por meio de aplicações vaginais entre 7 a 14 dias. Esta espécie de *Candida* também responde a terapia oral com o itraconazol e o cetoconazol, porém, em decorrência da hepatotoxidade destas drogas, a opção de primeira linha é a via vaginal.

Os regimes recomendados são: itraconazol 200 mg 2 vezes ao dia durante 7 a 14 dias. O cetoconazol deverá ser utilizado em dose de 400 mg ao dia durante 7 a 14 dias.

Outras espécies de *Candida* não *albicans* associadas a vulvovaginites são: *C. parapsilosis, C. tropicalis, C. dubliniensis, C. africana, C. duobushaemulonii e C. auris*.[37]

Esquema Utilizado no Setor de TGI e Colposcopia do HC/UFPR para Candidíase Complicada

- Fluconazol 150 mg 3 doses VO com 72 h de intervalo para quadros severos.
- Ácido bórico 600 mg (óvulo) 1 óvulo antes de deitar durante 14 dias para *C. glabrata*.
- Nistatina creme 100.000 UI/5 gramas 1 aplicador (5 gramas) antes de deitar durante 14 noites para *C. glabrata*, droga alternativa.
- Clotrimazol creme 100 mg/5 g 1 aplicador (5 gramas) antes de deitar durante 7 a 14 noites para *C. krusei*.
- Miconazol creme a 2% 1 aplicador (5 gramas) antes de deitar durante 7 a 14 noites para *C. krusei*.
- Terconazol creme 0.8% 1 aplicador (5 gramas) antes de deitar durante 5 noites *C krusei*.
- Itraconazol 200 mg 1 comprimido VO 12/12 h durante 7 a 14 dias para *C. krusei*, segunda linha.
- Cetoconazol 400 mg 2 comprimidos por dia durante 7 a 14 dias para *C. krusei*, segunda linha.

Candidíase Recorrente

Estima-se que a candidíase de repetição afete de 8 a 10% das mulheres, e ela tem por definição o relato de 4 ou mais episódios por ano comprovados laboratorialmente.[29]

Os mecanismos envolvidos na candidíase de repetição ainda não foram completamente elucidados. Os fatores de risco para o desencadeamento da crise são a antibioticoterapia, a diabetes *mellitus* não controlada e a imunossupressão. Muitas vezes, a recidiva ocorre na ausência de fatores predisponentes, sendo então denominada de candidíase de repetição idiopática. A sua patogênese é consequência da predisposição genética do hospedeiro que reflete uma suscetibilidade imunológica localizada e expressa na mucosa vaginal.[38] Por este motivo, diferentemente dos quadros esporádicos, na candidíase de repetição, os regimes de manutenção com antifúngicos são utilizados por longos períodos para evitar a recorrência.

A recorrência está associada a um reservatório de fungos patológicos que emergem para causar esta recorrência, ou por meio de uma reinfecção por uma cepa idêntica.

As crises diminuem com a queda do nível dos estrogênios na pós-menopausa. Mulheres que fazem TH continuam alvo das crises, sugerindo uma forte participação hormonal nas recorrências. Muitos casos causados pela *C. albicans* são sensíveis ao fluconazol.[29]

A candidíase recidivante é difícil de ser tratada. Pela comodidade posológica, recomendamos o tratamento do quadro agudo com fluconazol 150 mg de 1 a 3 cápsulas com intervalo de 72 horas entre elas, dependendo da severidade do caso. Itraconazol ou cetoconazol também são opções. Após o controle do quadro agudo, inicia-se a terapia de manutenção com fluconazol 150 mg semanal por 6 meses. Esta abordagem traz alívio permanente em mais de 80% dos casos.[29,39]

Estudos mostram que 50% das pacientes recorrem dentro dos 6 meses da terapia de manutenção, e esta taxa tende a crescer de acordo com o passar do tempo. A experiência clínica mostra que o regime de manutenção é raramente curativo, mas pode controlar bem os episódios enquanto a terapia for mantida.[39,40]

Pouco se sabe sobre o prognóstico da *Candida* recorrente, e a cura desta doença é influenciada pelos fatores causais, apesar da base genética que está presente em todos os casos de pacientes suscetíveis. Fatores desencadeantes, como antibioticoterapia, diabetes *mellitus* e líquen escleroso, são importantes de ser avaliados.[41]

Enquanto não houver melhor elucidação do papel dos patógenos ou os antifúngicos mais potentes estiverem disponíveis, a profilaxia de novas crises continuará sendo feita com o mesmo esquema supressivo.

Relatos de resistência ao fluconazol são raros, mas tem um grande significado clínico. Estes casos são desafiadores por causa das poucas opções terapêuticas com agentes não azólicos.

Quando, durante um curso de manutenção de fluconazol, ocorrer novo episódio de infecção sintomática, um teste de resistência *in vitro* deverá ser realizado. Foi determinada, em um estudo, a presença de concentração inibitória mínima maior de 2 ud/mL em 6,8% das pacientes.[42]

Aproximadamente metade das cepas isoladas de *C. glabrata* apresenta resistência a antifúngicos azólicos disponíveis. Apesar de rara, a própria *C. albicans* também pode desenvolver mecanismos de resistência aos antifúngicos azólicos. Como opções terapêuticas, nos casos de resistência, pode-se utilizar ácido bórico (600 mg via vaginal diariamente) que deve ser mantido por 10 a 14 dias. Outras opções terapêuticas frente à resistência aos antifúngicos azólicos são a nistatina, anfotericina B e flucitosina creme a 17% (Tabela 7-2.6).[29]

Em consequência da frequente dificuldade em encontrar a anfotericina B nas farmácias e da não existência de flucitosina no Brasil, havendo falha terapêutica com nistatina e/ou ácido bórico em candidíases resistentes aos antifúngicos azólicos, utilizamos, em nosso serviço, a violeta de genciana.

Tabela 7-2.6. Esquemas de Tratamento: Vaginose Citolítica

Medicamento	Dose
Óvulos de bicarbonato de sódio	150 mg, 2 a 3 vezes/semana, VV, por 2 semanas
Banhos de assento com bicarbonato de sódio	Diluir uma colher de sopa em 600 mL de água (5 a 10 minutos) duas vezes ao dia, durante 3 a 5 dias

A solução a 1% é embrocada na vagina 1 vez por semana durante 2 a 4 semanas. Uma outra forma de uso consiste em orientar a paciente a embeber um absorvente vaginal em aproximadamente 5 a 10 mL da violeta de genciana 1% e introduzir na vagina duas vezes ao dia, mantendo o tampão por 4 horas. O procedimento deve ser repetido por duas semanas.

Pacientes portadoras de fatores de risco, como diabéticas não compensadas, imunossuprimidas e gestantes, comumente apresentam quadros de candidíase vulvovaginal de mais difícil controle. Nesta população, mais frequentemente se encontra a presença da *C. glabrata*, e sua inerente resistência aos antifúngicos azólicos deve ser lembrada.

Como conclusão, mulheres portadoras de *Candida* recorrente idiopática continuam como pacientes de risco para novos episódios durante os anos de vida reprodutiva, e, apesar da terapia supressiva contribuir para que estas mulheres fiquem livres de sintomas e também tenham culturas negativas para fungos, a cura da doença não se mostra frequente, indicando que fatores subjacentes presentes no hospedeiro continuem ativos.

Gestação

A incidência da candidíase vulvovaginal na gestação é elevada, correspondendo dentre 13 a 20% dos casos.[43]

A colonização com a *Candida* spp. ocorre com maior frequência nas mulheres gestantes (31,4%) em comparação com as não gestantes (19,9%), e, na maioria dos casos, a sua presença não causa sintomas. As alterações gestacionais do sistema imune contribuem para uma maior suscetibilidade para a colonização por estes patógenos.[44]

O tratamento da candidíase na gestação tem por objetivo o alívio dos sintomas, pois a ocorrência de corioamnionite é rara (0,3 a 0,5%).[43] Não existem antifúngicos orais considerados seguros. Eles estão implicados no aumento do risco de abortamento e seu papel na malformação fetal ainda não está determinada. Por este motivo, a terapia vaginal torna-se a única via disponível.

Dentre as opções vaginais disponíveis, os cremes antifúngicos azólicos (clotrimazol e miconazol) devem ser preferencialmente utilizados por 7 dias. A nistatina também é uma opção na gestação, porém sua eficácia é inferior e o tempo de duração do tratamento é maior, entre 10 a 14 dias, o que torna a posologia pouco cômoda e a falha de tratamento mais frequente.[45]

Esquema de Tratamento Utilizado no Setor de TGI e Colposcopia do HC/UFPR para Candidíase na Gestação

- Clotrimazol creme 100 mg/5g, 1 aplicador (5 gramas) antes de deitar durante 7 noites.
- Miconazol creme a 2%, 1 aplicador (5 gramas) antes de deitar durante 7 noites.
- Nistatina creme 100.000 UI/5 gramas, 1 aplicador (5 gramas) antes de deitar durante 14 noites.

Probióticos são microrganismos vivos que, ao serem administrados ao hospedeiro em quantidades adequadas, conferem benefícios à saúde. Estudos têm demonstrado que alguns lactobacilos podem inibir o crescimento da *Candida* e ou sua adesão à mucosa vaginal. Probióticos, em particular *Lactobacillus acidophilus, L. rhamnosus GR-1 e L. fermentum RC-14,* têm sido considerados como potenciais agentes de prevenção em mulheres portadoras de candidíase de repetição. Sua eficácia, entretanto, é inconclusiva, visto que alguns estudos não conseguiram demonstrar o benefício destes probióticos em prevenir a candidíase de repetição. Deve-se observar que a maioria dos estudos foi realizada em *C. albicans,* enquanto os efeitos do uso de probióticos em *Candida* não *albicans* ainda não possui dados clínicos.[34] Em razão da falta da falta de evidência científica e alto custo, a terapia com lactobacilos para a prevenção de candidíase de repetição não é utilizada em nosso serviço rotineiramente.

> **PONTOS IMPORTANTES**
>
> - Frente a suspeita clínica de candidíase vulvovaginal, realizar sempre que possível confirmação diagnóstica com exame a fresco, KOH e pH vaginal.
> - Diferenciar entre candidíase complicada e não complicada.
> - A candidíase não complicada pode ser tratada via oral ou vaginal em dose única ou até 7 dias. Em nosso serviço, preferimos fluconazol 150 mg em dose única.
> - A candidíase complicada é definida como a de repetição, não *albicans*, severa e em população de risco (p. ex., gestação).
> - Na candidíase de repetição, é definida por mais de 3 episódios de candidíase ao ano. Nestes casos, deve-se realizar sempre a cultura com subespécie. Confirmada a presença de *C. albicans*, deve-se indicar o tratamento de manutenção com fluconazol 150 mg semanal por 6 meses.
> - Frequentemente as *Candidas* não *albicans*, e raramente a *C. albicans*, desenvolvem resistência ao azólicos. A cultura para fungos com subespécie e o antifungigrama são ferramentas importantes para o diagnóstico diferencial. Nos casos de resistência, as opções terapêuticas são o ácido bórico, nistatina, anfotericina B ou flucitosina. Havendo falha no tratamento, ou indisponibilidade da droga, a violeta de genciana via vaginal pode ser utilizada.
> - Na gestação, o tratamento de escolha são os derivados imidazólicos (p. ex., miconazol, clotrimazol) via vaginal por 7 dias.
> - O uso de probióticos não apresenta evidência cientifica sólida de sua eficácia para indicação de rotina.

VAGINOSE CITOLÍTICA

A vaginose citolítica (VC) é uma afecção não infecciosa causada pelo aumento do número de *Lactobacillus* sp. no trato genital inferior, deixando o pH mais ácido. Os *Lactobacilli* convertem o glicogênio vaginal, contido no citoplasma das células escamosas superficiais e intermediárias, em ácido lático. O pH baixo provoca destruição celular (citólise) das células do epitélio escamoso não queratinizado que recobre o trato genital inferior. O aumento do número de lactobacilos impede a proliferação excessiva de outros agentes bacterianos e fúngicos, tendo em vista a competição por nutrientes e pela produção de peróxido de hidrogênio pelos lactobacilos, e, assim, impedem a adesão destes organismos ao epitélio vaginal.

Os sintomas, como prurido vulvovaginal, dispareunia, disúria e ardor vulvar, costumam ser mais pronunciados durante a fase lútea do ciclo menstrual, pela maior quantidade de glicogênio livre na vagina, propiciando um aumento do número de lactobacilos.

Diagnóstico

Ao exame físico, a vulva e a vagina podem apresentar-se com aspecto normal ou com leve hiperemia e edema discreto.[46]

Os critérios diagnósticos desta afecção foram sugeridos por Cibley em 1991, ou seja: ausência de *Trichomonas vaginalis*, *clue cell* e espécies de *Candida*, aumento de número de lactobacilos, raros leucócitos, citólise, corrimento e pH entre 3,4 e 4,5.[47] A cultura do conteúdo vaginal revela flora normal sem o crescimento de *Candida* sp.

O diagnóstico diferencial é feito com candidíase e vaginose por lactobacilos; esta se caracteriza por apresentar, à microscopia, bacilos finos e longos chamados *Leptotrix*, onde o tratamento se faz com metronidazol oral ou creme na mesma posologia para anaeróbios, ou doxiciclina 100 mg 12/12 h por 7 dias, ou amoxicilina/clavulanato 500 mg 12/12 h por 7 dias.[48]

Tratamento

O tratamento tem como objetivo a correção do pH (Tabela 7.2-7).

> **PONTOS IMPORTANTES**
>
> - A vaginose citolítica (VC) é uma afecção não infecciosa causada pelo aumento do número de *Lactobacillus* sp. no trato genital inferior.
> - Sintomas, como prurido vulvovaginal, dispareunia, disúria e ardor vulvar, costumam ser mais pronunciados durante a fase lútea do ciclo menstrual.
> - Exame físico da vulva e da vagina pode apresentar-se com aspecto normal ou com leve hiperemia e edema discreto.
> - Critérios diagnósticos foram sugeridos por Cibley em 1991.
> - O tratamento tem como objetivo a correção do pH com bicarbonato de sódio (óvulo ou banho de assento).

VAGINITE INFLAMATÓRIA DESCAMATIVA (VID)

A vaginite inflamatória descamativa (VID) é uma entidade nosológica crônica pouco entendida, caracterizada pela presença de um corrimento amarelado, irritação vaginal e dispareunia.

A incidência é estimada em 0,8 a 4,3% dos casos referenciados de vaginite.

Esta síndrome corresponde a 8% das pacientes com queixa de vaginite crônica.

Ela é mais comum na perimenopausa.

O diagnóstico é feito entre 15 a 51 meses após o início dos sintomas.

Aproximadamente 27% das mulheres terão petéquias no colo uterino chamadas de colpite macular, e cerca de 30% a 70% delas terão petéquias na vagina.[49]

Tabela 7-2.7. Esquemas de Tratamento: Vaginose Citolítica

Medicamento	Dose
Óvulos de bicarbonato de sódio	150 mg, 2 a 3 vezes/semana, VV, por 2 semanas
Banhos de assento com bicarbonato de sódio	Diluir uma colher de sopa em 600 ml de água (5 a 10 minutos) duas vezes ao dia, durante 3 a 5 dias

Etiologia

É desconhecida, porém várias hipóteses foram estabelecidas desde que a entidade foi descrita.

A) **Deficiência de estrogênio**: os sintomas e sinais de VID e da vaginite atrófica são muito parecidos, os quais incluem corrimento, eritema de colo e paredes vaginais, aumento do pH e presença de células parabasais acompanhadas de diminuição dos lactobacilos nos esfregaços. O diagnóstico diferencial entre estas duas entidades é difícil, principalmente nas mulheres de meia-idade e nas mulheres mais idosas. Cerca de 50% dos casos ocorrem na pós-menopausa e, pela maior prevalência nesta idade. foi sugerido que a deficiência de estrogênio poderia ter um papel na gênese da VID. Não existe resposta à administração de estrogênio nestas pacientes, sendo esta ocorrência utilizada para diferenciar o diagnóstico com a vaginite atrófica.[23]

B) *Trichomonas vaginalis*: muitas mulheres são diagnosticadas erroneamente com tricomoníase, e isto ocorre pela presença de sufusões hemorrágicas nas paredes vaginais e um conteúdo vaginal inflamatório que remete a uma vaginite macular, fazendo lembrar a tricomoníase. Como a VID não responde ao tratamento com metronidazol, este fato pode servir de guia para reconsiderar outra etiologia. Para um diagnóstico de certeza, a PCR deve ser feita, dada a baixa sensibilidade do exame a fresco para o *Trichomonas vaginalis*.[23]

C) **Infecção bacteriana**: como existe uma flora vaginal anormal com presença de *Streptococcus B* e *E. coli* associada à ausência de lactobacilos com morfotipos normais, foi aventada a hipótese de uma etiologia bacteriana para a VID. A resposta favorável ao uso do creme vaginal de clindamicina a 2% reforçou esta possibilidade, porém a ausência de resposta ao tratamento com o metronidazol que tem o mesmo espectro de ação da clindamicina gerou dúvidas quanto a etiologia bacteriana da doença, que foi reforçada pela resposta positiva ao uso do creme de corticoide.[50]

De acordo com as observações feitas por Gardner quando foi descrita a doença, não há relação entre a bactéria isolada e o desenvolvimento das lesões. A ausência dos lactobacilos indica que a bactéria predominante foi estabelecida como um microrganismo oportunístico que faria parte da modificação do microbioma vaginal. Isto revela que a microbiota presente na VID representa somente um fenômeno secundário. Apesar desta entidade não ser infecciosa, é aconselhável o envio de material para cultura na busca de *Streptococcus A* como forma de excluir outras formas de vaginite. Apesar da raridade, este patógeno causa vaginite purulenta. Um estudo levantou a hipótese que a VID se assemelha a uma reação de choque tóxico vaginal possivelmente iniciada por toxinas produzidas pelo *Staphylococcus aureus* ou outros microrganismos semelhantes.[50]

D) **Etiologia autoimine**: o fato de os sinais e sintomas da VID serem semelhantes aos apresentados por outras doenças, como o líquen plano erosivo e o pênfigo, juntamente com uma resposta favorável a terapêutica com anti-inflamatórios, sugere a existência de um componente autoimune na sua etiologia. A presença de citocinas pró-inflamatórias foi descrita por Donders, apesar de não ter sido encontrado um papel para elas.[51]

E) **Papel da *kallikrein* peptidase**: as *kallikreins* (KLK) são uma família de proteases que consistem em 15 serino-proteases que estão intimamente relacionadas. Estas são enzimas que clivam as proteínas também conhecidas como enzimas proteolíticas. As *kallikreins* são responsáveis por coordenar várias funções fisiológicas, incluindo a pressão arterial, a liquefação do sêmen e a descamação da pele. O nível de KLK está elevado em doenças como a psoríase e a dermatite atópica. Quantidades relativamente altas de KLK se encontram no fluido cervicovaginal humano e no sobrenadante de cultura de células epiteliais da vagina. O papel fisiológico destas enzimas na vagina ainda não está bem determinado.

Num trabalho realizado por Shaw *et al.* foi aventada a hipótese das KLK terem um papel na descamação do epitélio vaginal similar ao que ocorre com os corneócitos da pele. Foi sugerido que, na VID e na vaginite atrófica, os níveis de KLK estão elevados, contribuindo desta maneira para uma maior descamação. A causa desta elevação da KLK na VID não é conhecida.[52]

Apesar de não ter sido estabelecido ainda um agente etiológico específico, tudo faz crer ser a VID um estágio final de um processo inflamatório crônico vaginal causado por múltiplos mecanismos patogênicos.

Apresentação Clínica

É uma doença crônica, estando presente por muitos meses até o seu diagnóstico ser finalmente estabelecido. A maioria das pacientes tem queixa de um corrimento purulento, profuso, acompanhado de irritação e dispareunia importante. Os sinais de inflamação deverão estar presentes, como petéquias e eritema vaginal difuso. Estes sinais podem estar presentes também no colo uterino. O eritema vestibular também pode estar presente. A presença de sinéquias acompanhada de aderências e estenose vaginais aponta para o diagnóstico de líquen plano erosivo (Fig. 7.2-3).[53]

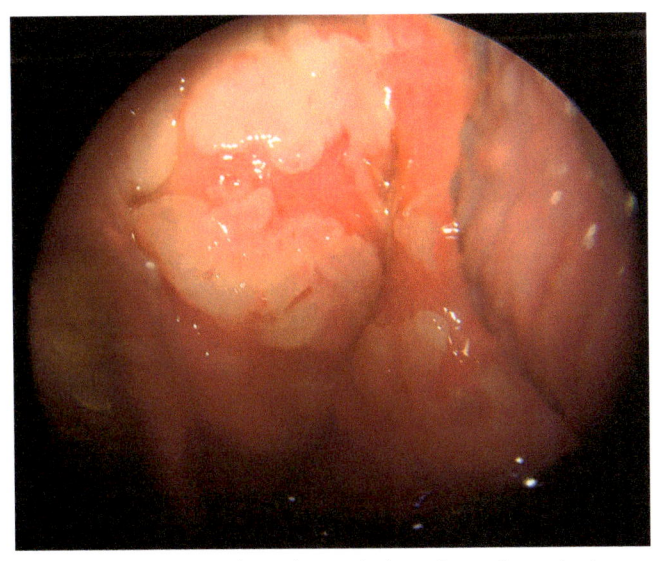

Fig. 7.2-3. Exame especular evidenciando áreas de erosão recobertas de fibrina em paredes vaginais e colo uterino. Achado compatível com quadro de vaginite inflamatória descamativa. (Fonte: Rita Maira Zanine.)

Diagnóstico

A clínica da VID não é específica e o seu diagnóstico é fundamentado na exclusão de outras patologias que cursam com um corrimento purulento.

O exame a fresco é muito importante no manejo adequado dos sintomas e sinais desta síndrome. Pode ser observado um aumento das células inflamatórias com uma razão maior ou igual a 1:1 com as células epiteliais. A flora vaginal apresenta-se alterada com a perda dos lactobacilos e observa-se o aumento do pH acima de 4,5.[53]

Uma resposta positiva ao uso de clindamicina ou a corticoesteroides tópicos ajudam na suspeita de DIV. Já uma boa resposta ao estrogênio ou ao uso de outros antibióticos que não a clindamicina exclui o diagnóstico de DIV.[23]

A cultura vaginal pode ser positiva para *Streptococcus B* e *E. coli*, mas negativa para outros patógenos infectantes. O uso da reação em cadeia da polimerase está indicado.

O diagnóstico diferencial deverá ser feito conforme o esquema a seguir:

- Doenças Infecciosas
  - *Trichomonas vaginalis*.
  - *Streptococcus* do grupo A.
  - Cervicites.
- Doenças Imunes/Autoimunes
  - Líquen plano erosivo.
- Fatores Hormonais
  - Vaginite atrófica.
- Miscelânea
  - Alergia ao látex.
  - Trauma.
  - Corpo estranho.

Tratamento

As drogas de eleição são o creme vaginal de clindamicina a 2% e o creme de corticosteroide, pois ambos têm ação antinflamatória. A clindamicina pertence a uma classe de antibióticos que inibe a síntese proteica. A ação antinflamatória desta droga vem da propriedade de prevenir a síntese das citocinas pró-inflamatórias, incluindo a interleucina 1 (IL1), a IL6 e a IL8, juntamente com o fator de necrose tumoral (TNF). Existe um mecanismo imunomodulador semelhante para a clindamicina e a cortisona.

O principal efeito colateral do uso da clindamicina ou corticosteroide é a infecção por fungos que poderá ocorrer em 25% dos casos. A paciente deve ser orientada quanto ao uso adicional de fluconazol oral.

Um ponto importante é a utilização de estrogênio tópico nas mulheres menopausadas de 1 a 2 vezes por semana (Tabela 7.2-8).[15,53]

Tabela 7-2.8. Esquemas de Tratamento Recomendados para a VID

Princípio ativo	Posologia	
Clindamicina	Clindamicina 2%, 5 g	1 × noite, 3 semanas Manutenção 2 × semana, 2 meses
Corticosteroides	Hidrocortisona 300/500 mg - óvulos ou hidrocortisona creme a 10%	1 × noite, 3 semanas Manutenção 2 × semana, 2 meses
Terapia adicional	Fluconazol 150 mg Estrogênio conjugado 0,625 mg/g ou estriol	1 × semana 2 meses, supressão 2 × semana durante 2 meses

PONTOS IMPORTANTES

1. A VID é uma condição rara e de etiologia desconhecida.
2. Ao exame especular, notar eritema, petéquias, erosões superficiais, conteúdo vaginal purulento.
3. O diagnóstico diferencial deve ser feito com tricomoníase, vaginite aeróbica, líquen plano erosivo e vaginite atrófica.
4. Notar aumento dos leucócitos polimorfonucleares e de células parabasais nos esfregaços.
5. O tratamento baseia-se no creme de clindamicina e no uso tópico dos corticosteroides.

VAGINITE AERÓBICA

O termo vaginite aeróbica foi utilizado pela primeira vez em 2002 para designar uma condição infecciosa vaginal, que é caracterizada por uma microflora disfuncional que contém bactérias entéricas aeróbicas acompanhadas de alterações inflamatórias em vários graus, e de um déficit de maturação epitelial.[54]

Os principais sintomas referidos pela paciente são corrimento purulento, irritação e dispareunia. No exame especular, existe um eritema de paredes vaginais e também na região do introito. Nas apresentações severas, pontos de equimose acompanhados de áreas de ulceração podem ser visualizados.

Um quadro severo de vaginite aeróbica é indistinguível de uma vaginite inflamatória descamativa. Muitas pacientes relatam presença de sintomas durante um ano ou mais.[55]

Existe uma predominância de flora aeróbica como *Escherichia coli*, *Streptococcus* do grupo B e *Staphylococcus aureus*.

Diagnóstico

Deve ser feito por meio da história clínica com ênfase nos sintomas e na duração destes.

No exame especular, atentar para a consistência e a coloração do conteúdo, bem como o odor e a presença de atrofia da mucosa. O pH deverá ser avaliado.

O principal método diagnóstico é o exame a fresco do conteúdo vaginal. O microscópio de contraste de fase é o mais indicado para a identificação correta do grau dos lactobacilos, e ele tem uma acurácia maior que o microscópio comum.

- Tipo I: microflora normal, predominância de lactobacilos com ausência ou presença de poucas bactérias cocoides.
- Tipo II: número diminuído de lactobacilos, misturados com outros tipos de bactérias. É subdividido em IIa: levemente alterada, quase normal, e IIb: moderadamente alterada, mas anormal de acordo com a predominância dos lactobacilos ou outras bactérias.
- Tipo III: severamente alterada, consiste de numerosas outras bactérias sem a presença de lactobacilos.

Um escore deve ser feito levando em conta o número de leucócitos comparados com as células epiteliais, a proporção de leucócitos tóxicos, a presença de cocos e bacilos coliformes e a proporção de células parabasais do epitélio. O escore pode variar de 0 a 2 para cada uma das 5 variáveis descritas anteriormente, para então formar um escore composto (Tabela 7.2-9).

Nos casos mais complicados, a cultura ou os testes da reação em cadeia da polimerase poderão ser utilizados, principalmente para a detecção do *Streptococos* do grupo A ou do *Trichomonas vaginalis*.

A prevalência da VA nas mulheres não gestantes varia entre 5 a 10%.[56]

A vaginite aeróbica é caracterizada pela inflamação do epitélio vaginal que poderá chegar a um processo final de ulceração, levando a um aumento do risco de aquisição do HIV e outras doenças de transmissão sexual.

O diagnóstico de VA pode ser feito baseado no escore da seguinte maneira:

- 0 a 2 = ausência de vaginite aeróbica.
- 3 a 4 = vaginite aeróbica leve.
- 5 a 6 = vaginite aeróbica moderada.
- 7 a 10 = vaginite aeróbica severa.

Tratamento

Antes de definir o tratamento, alguns pontos devem ser analisados.

1. Excluir a presença de *Trichomonas vaginalis* e *Candida* sp.
2. A presença de atrofia pode ser em decorrência do uso de progesterona por longo período ou ser o reflexo do *status* menopausal.
3. Excluir o líquen plano.
4. Excluir infecção pelo *Streptococcus* do grupo A.

O tratamento desta entidade pode incluir o uso de antimicrobianos, hormônios, anti-inflamatórios não esteroides e probióticos.

Tabela 7-2.9. Escore para o Diagnóstico de Vaginite Aeróbica

	Escore
Flora	
Normal	0
Coliformes pequenos	1
Cocos	2
Quantidade de lactobacilos	
Predominância lactobacilos	0
Lactobacilos reduzidos	1
Ausência lactobacilos	2
Número leucócitos	
< 10 campo grande aumento	0
< 10 / célula epitelial	1
> 10 / célula epitelial	2
Proporção leucócitos tóxicos	
Ausência ou esporádico	0
< 50% leucócitos	1
> 50% leucócitos	2
Proporção células parabasais	
Ausente	0
< 10% células epiteliais	1
> 10% células epiteliais	2
Escore composto	
0 – 2 Normal	
3 – 4 leve	
5 – 6 moderado	
7 – 10 severo	

O uso da clindamicina está justificado pelo amplo espectro de ação, que é efetivo na abordagem de vários cocos aeróbicos Gram-positivos, e também pelo seu efeito anti-inflamatório. Outra droga utilizada é a moxifloxacina 400 mg via oral durante 6 dias. A presença de achados atróficos demanda o uso de estrogênio tópico.

No Setor de TGI e Colposcopia do CHC/UFPR, damos preferência para o uso de creme vaginal de clindamicina a 2%, durante 7 dias, como primeira linha de tratamento (exceto para gestantes, pois, para gestantes, a clindamicina deve ser prescrita por via oral – 300 mg, VO, 12/12 horas, por 7 dias). No caso de atrofia, utilizamos creme de estrogênio conjugado 0,625 com aplicação vaginal profunda, 2 × por semana, durante 30 dias ou mais, se necessário. Quando os sintomas de inflamação são severos, os corticoesteroides tópicos estão indicados, como creme de hidrocortisona 10 % durante 14 dias. Os antibióticos orais estão reservados para a abordagem de microrganismos isolados, como *Streptococcus pyogenes* ou *Staphylococcus aureus* (Tabela 7.2-10).

Tabela 7-2.10. Esquema de Tratamento da Vaginite Aeróbica

Princípio ativo	
Clindamicina a 2% creme vaginal durante 7 dias	Primeira linha
Hidrocortisona 10% creme vaginal durante 14 noites	Nos sinais inflamatórios severos
Estrogênios conjugados 0,625/g 2 × semana durante 30 dias	Nos sinais de atrofia

A vaginite aeróbica está associada aos efeitos nefastos na gestação, como parto prematuro e infecção com rotura das membranas ovulares. A droga de eleição é a clindamicina.

> **PONTOS IMPORTANTES**
>
> - A vaginite aeróbica caracteriza-se pela presença de um corrimento purulento acompanhado de dispareunia.
> - Há predominância de flora aeróbica, como *E. coli*, *Streptococcus* grupo B e *Staphylococcus aureus*.
> - É importante o uso de um escore para melhor caracterizar a flora bacilar.
> - Existem poucos estudos controlados para o tratamento desta entidade.
> - A terapêutica baseia-se no uso de antibióticos, estrogênio e corticoesteroides.

VAGINITE ATRÓFICA

A vaginite atrófica é causada pela queda no nível dos estrogênios, fato que marca o início da menopausa e reflete-se diretamente no afinamento das mucosas, na perda de elasticidade e na sensação de ressecamento do trato genital inferior. Esta condição é crônica e tende a piorar com o passar do tempo.[57]

O quadro da vaginite atrófica é preponderante na pós-menopausa, onde aproximadamente 47 a 90% das mulheres relatam as queixas de dispareunia, secura e sintomas urinários, porém esta clínica pode ocorrer em 3% das mulheres que se encontram no período reprodutivo.[1,57]

As causas da atrofia urogenital na menacme são o puerpério, a falência ovariana precoce, o uso de medicação antiestrogênica, anticoncepcionais hormonais, a ooforectomia e outras situações que provoquem a queda do nível de estrogênio.

Sinais e Sintomas

O epitélio atrófico apresenta um padrão achatado com perda do pregueamento de superfície. Existe uma predominância das células parabasais em relação às intermediárias e às superficiais com consequente redução nos estoques de glicogênio. Este fato ocasiona uma diminuição no número de lactobacilos resultando em uma elevação do pH.[58]

A diminuição na taxa de lactobacilos e um aumento relativo no número de bactérias anaeróbicas irão proporcionar uma vaginite atrófica sintomática.

O afinamento do epitélio aumenta a suscetibilidade ao trauma e é responsável pelo aparecimento das petéquias, sangramento e ulceração das paredes vaginais induzidas pela atividade sexual ou pelo exame ginecológico. Este afinamento expõe o tecido conjuntivo que se torna mais vulnerável as infecções e processos inflamatórios.

Os principais sinais clínicos são o ressecamento, eritema, petéquias, perda de elasticidade, ulceração, corrimento e estenose vaginal.

Os sintomas mais comuns são a secura de vagina (78%) e a dispareunia (76%) que estão associadas à queixa de prurido, queimação e corrimento.[59]

A vaginite atrófica apresenta uma sintomatologia comum a outras vaginites inflamatórias, porém, se for levado em conta a idade da paciente, os achados clínicos de exame e a ausência de células parabasais na microscopia, estes achados auxiliarão no diagnóstico desta entidade.[57]

Tratamento

O tratamento da vaginite atrófica pode ser diagnóstico e também terapêutico. As preparações de uso tópico têm preferência sendo compostas por cremes e anéis vaginais, daí a escolha da paciente ser de suma importância para a adesão ao regime de tratamento preconizado. Em decorrência da natureza crônica da atrofia, o tratamento será longo e existe a possibilidade do retorno dos sintomas quando ele for cessado.[60]

Informações a respeito da segurança do estrogênio tópico deverão ser enfatizadas para a paciente. Estudo com um seguimento de cerca de 4.000 mulheres durante 7,2 anos mostrou ser a hormonoterapia tópica bem segura.[61] Como a resposta ao tratamento diminui com a idade, ele deverá ser iniciado o mais precocemente possível. Pacientes com idade mais avançada não têm contraindicação para o uso do estrogênio tópico.[60]

O estrogênio de uso local deverá ser prescrito na menor dose efetiva, e o uso da progesterona não se faz necessário para a proteção endometrial. Nas mulheres com história de câncer de mama, o uso de estrogênio tanto sistêmico quanto tópico está contraindicado, apesar de que o American College of Obstetricians and Gynecologists (ACOG) mostrou que doses de estrogênios locais não aumentaram a concentração plasmática de estrogênio acima dos níveis apresentados na pós-menopausa, apontando para uma ausência de evidência de um risco aumentado de recorrência de câncer com esta dosagem terapêutica no tratamento da atrofia em mulheres com história de câncer estrogênio-dependente.[62]

No setor de TGI e Colposcopia do HC/UFPR, preconizamos o uso dos estrogênios conjugados como primeira linha e do estriol como segunda linha. Não utilizamos o promestrieno por falta de evidência científica sobre o seu uso na vaginite atrófica.

> **Esquema de Tratamento da Vaginite Atrófica no setor de TGI e Colposcopia do HC/UFPR**
>
> - Estrogenização
>   - Estrogênio conjugado 0,625 mg
>   - 0,5 gramas
>   - 21 dias, pausa 7 dia por 3 meses
>   - 2 × semana (3ª /6ª-feiras) por 3 meses
>   - Estriol
>   - 1 grama
>   - 21 dias, pausa 7 dias por 3 meses
>   - 2 × semana (3ª /6ª-feiras) por 3 meses

REFERÊNCIAS BIBLIOGRÁFICAS

1. Neal CM, Kus LH, Eckert LO, Peipert JF. Noncandidal vaginits: a comprehensive aproach to diagnosis and management. Am J Obstet Gynecol 2020 Feb;222(2):114-22.
2. Kissinger P. Epidemiology and treatment of trichomoniasis. Curr Infect Dis Rep 2015 Jun;17(6):484.
3. Divakaruni AK, Mahabir B, Orrett A, Rao AS, Srikanth A, Chattu VK, et al. Prevalence, clinical features, and diagnosis of

Trichomonas vaginalis among female STI clinic attendees in Trinidad. J Family Med Prim Care 2018 Sep-Oct;7(5):1054-7.
4. Cartier R, Cartier I. Lesões inflamatórias e parasitarias. In: Cartier R, Cartier I. Colposcopia prática. 3. ed. São Paulo: Ed. Roca; 1994. p. 64-7.
5. Sobel JD. Bacterial vaginosis. UpToDate, 2018. Acesso em 19/01/2019. Disponível em: http://www.uptodate.com/contents/bacterial-vaginosis-treatment.
6. Edwards T, Burke P, Smalley H, Hobbs G. Trichomonas vaginalis: Clinical relevance, pathogenicity and diagnosis. Crit Rev Microbiol 2016 May;42(3):406-17.
7. Center for Disease Control and Prevention (CDC). 2015 sexually transmitted disease treatment guidelines. Trichomoniasis. Acessado em 10 Fev/2019. Disponível em: https://www.cdc.gov/std/tg2015/trichomoniasis.htm.
8. Kissinger P, Muzny CA, Mena LA, Lillis RA, Schwebke JR, Beauchamps L, et al. Single-dose versus 7-day-dose metronidazole for the treatment of trichomoniasis in women: an open-label, randomised controlled trial. Lancet Infect Dis 2018 Nov;18(11):1251-9.
9. Kirkcaldy RD, Augostini P, Asbel LE, Bernstein KT, Kerani RP, Mettenbrink CJ, et al. Trichomonas vaginalis antimicrobial drug resistance in 6 US cities, STD Surveillance Network, 2009-2010. Emerg Infect Dis 2012 Jun;18(6):939-43.
10. Cotch MF, Pastorek JG 2nd, Nugent RP, Hillier SL, Gibbs RS, Martin DH, et al. Trichomonas vaginalis associated with low birth weight and preterm delivery. The Vaginal Infections and Prematurity Study Group. Sex Transm Dis 1997;24(6):353-60.
11. Allsworth JE, Peipert JF. Prevalence of bacterial vaginosis : 2001-2004 National Health and Nutrition Examination Survey data. Obstet Gynecol 2007;109(1):114-20.
12. Ravel J, Gajer P, Abdo Z, Schneider GM, Koenig SS, McCulle SL, et al. Vaginal microbiome of reproductive-age women. Proc Natl Acad Sci USA 2011;108(1):4680-7.
13. Coleman JS, Gaydos CA. Molecular diagnosis of bacterial vaginosis: an update. J Clin Microbiol 2018 Aug 27;56(9):1-9.
14. Machado A, Jefferson KK, Cerca N. Interactions between Lactobacillus crispatus and bacterial vaginosis (BV) -associated bacterial species in initial attachment and biofilm formation. Int J Nat Sci 2013;14(6):12004-12.
15. Paavonen J, Brunham R. Bacterial vaginosis and desquamative inflammatory vaginitis. The New England Journal of Medicine 2018 Dec;379(23):2246-54.
16. Gonçalves AK, Giraldo PC, Eleuterio J, el al. Vaginose bacteriana. Rev Bras Patol Trato Gen Inf 2012 Jan/Dez;2(4):174.
17. Gutman RE, Peipert JF, Weitzen S, Blume J. Evaluation of clinical methods for diagnosing bacterial vaginosis. Obstet Gynecol 2005;105(3):551-6.
18. Hilbert DW, Smith WL, Paulish-Miller TE, Chadwick SG, Toner G, Mordechai E, et al. Utilization of molecular methods to identify prognostic markers for recurrent bacterial vaginosis. Diagn Microbiol Infect Dis 2016;86(2):231-42.
19. Center for Disease Control and Prevention (CDC). Sexually Transmitted Diseases Treatment Guidelines, 2015. MMWR Recomm Rep 2015 Jun 5;64(3).
20. Bohbot JM, Vicaut E, Fagnen D, Brauman M. Treatment of bacterial vaginosis: a multicenter, double-blind, double-dummy, randomized phase II study comparing secnidazole and metronidazole. Infect Dis Obstet Gynecol 2010;2010. pii:705692.
21. Sobel JD, Schmitt C, Meriwether C. Long term follow-up of patients with bacterial vaginosis treated with oral metronidazole and topical clindamicyn. J Infect Dis 1993;167(3):783-4.
22. Muzny SC, Schwebke JR. Pathogenesis of bacterial vaginosis: discussion of current hypothesis. J Inf Dis 2016;214 Suppl 1:S1-5.
23. Reichman O, Sobel J. Desquamative inflammatory vaginitis. Best Pract Res Clin Obstet Gynaecol 2014;28(7):1042-50.
24. Tan H, Fu Y, Yang C, Ma J. Effects of metronidazole combined probiotics over metronidazole alone for the treatment of bacterial vaginosis: A meta-analisys of metronidazol clinical trials. Ach Gynecol Obstet 2017;295(6):1331-9.
25. Hakimi S, Farhan F, Farshbaf-Khalili A, Dehghan P, Javadzadeh Y, Abbasalizadeh S, et al. The effect of prebiotic vaginal gel with adjuvant oral metronidazole tablets on treatment and recurrence of bacterial vaginosis: a triple-blind randomized controlled study. Arch Gynecol Obstet 2018;297(1):109-16.
26. Mehta SD. Systematic review of randomized trials of treatment of male sexual partner for improved bacterial vaginosis outcomes in women. Sex Transm Dis 2012;39(10):822-30.
27. Hutchinson KB, Kip KE, Ness RB. Comdom use and its association with bacterial vaginosis and bacterial vaginosis-associated vaginal microflora. Epidemiology 2007;18(6):702-8.
28. Sobel JD, Faro S, Force RW, Foxman B, Ledger WJ, Nyirjesy PR, et al. Vulvovaginal candidiasis: epidemiologic, diagnostic, and therapeutic considerations. Am J Obstet Gynecol 1998 Feb;178(2):203-11.
29. Sobel JD. Recurrent vulvovaginal candidiasis. Am J Obstet Gynecol 2016;214(1):15-21.
30. Do Val ICC, Almeida Filho GL. Abordagem atual da candidíase vulvovaginal. J Bras Doenças Sex Transm 2001;13(4):3–5.
31. Rodriguez-Cerdera C, Gregorio MC, Molares-Vila A, López-Barcenas A, Fabbrocini G, Bardhi B, et al. Biofilms and vulvovaginal candidiasis. Colloids Surf B Biointerfaces 2019;174(1):110-25.
32. Sobel JD. Genital candidiasis. Medicine 2005;33(10):62-5.
33. USA. Centers for Disease Control and Prevention. Sexually transmitted diseases treatment guideline. Vulvovaginal Candidiasis. 2015. Disponível em: https://www.cdc.gov/std/tg2015/candidiasis.htm.
34. Dovnik A, Golle A, Novak D, Arko D, Takač I. Treatment of vulvovaginal candidiasis: a review of the literature. Acta Dermatovenerol Alp Pannonica Adriat 2015;24(1):5-7.
35. Pappas PG, Kauffman CA, Andes DR, Clancy CJ, Marr KA, Ostrosky-Zeichner L, et al. Clinical practice guideline for the management of candidiasis: 2016 up date by the Infectious Diseases Society of America. Clin Infect Dis 2016;62(4):1-50.
36. Sobel JD, Chaim W, Nagappan V, Leaman D. Treatment of vaginitis caused by candida glabrata:use of topical acid and flucytosine. Am J Obstet Gynecol 2003;189(5):1297-300.
37. Makanjuola O, Bongomin F, Fayemiwo SA. An update on the roles of non-albicans candida species in vulvovaginitis. J Fungi (Basel) 2018;4(4):pii:E121.
38. Jaeger M, Carvalho A, Cunha C, Plantinga TS, van de Veerdonk F, Puccetti M, et al. Association of a variable number tandem repeat in the NLRP3 gene in women with susceptibility to RVVC. Eur J Clin Microbiol Infect Dis 2016;35(5):797-01.
39. Collins LM, Moore R, Sobel JD. Prognosis and long-term outcome of women with idiopathic recurrent vulvovaginal candidiasis caused by Candida albicans. J Low Gen Tract Dis 2020;24(1):48-52.
40. Sobel JD, Wiesen HC, Martens M. Maintenance fluconazole therapy for recurrent vulvovaginal candidiasis. N Engl J Med 2004;351(9):876-83.
41. Crouss T, Sobel JD, Smith K, Nyirjesy P. Long-term outcomes of women with recurrent vulvovaginal candidiasis after a course of maintenance antifungal therapy. J Low Genit Tract Dis 2018 Oct;22(4):382-6.
42. Sobel JD, Sobel R. Current treatment options for vulvovaginal candidiasis caused by azole-resistant candida species. Expert Opin Pharmacother 2018;19(9):971-7.
43. Maki Y, Fujisaki M, Sato Y, Sameshima H. Candida chorioamnionitis leads to preterm birth and adverse

fetal-neonatal outcome. Inf Dis Obstet Gynecol 2017 Oct;17(1):1-11.
44. Holzer I, Farr A, Kiss H, Hagmann M, Petricevic L. The colonization with candida species is more harmful in the second trimester of pregnancy. Arch Gynecol Obstet 2017;295(4):891-5.
45. Young G, Jewell D. Topical treatment for vaginal candidiasis (thrush) in pregnancy (Review). Cochrane Database Syst Rev 2001;(4):CD000225.
46. Cerikcioglu N, Beksac MS. Cytolytic vaginosis misdiagnosed as candidal vaginitis. Inf Dis Obstet Gynecol 2004;12(1):13-16.
47. Hu Z, Zhou W, Mu L, Kuang L, Su M, Jiang Y. Identification of cytolytic vaginosis versus vulvovaginal candidiasis. J Low Genit Tract Dis 2015;19(2):152-5.
48. Aguiar L Vaginose citolítica. Rev Bras Patol Trato Gen Inf 2012;2(4):182.
49. Mitchell L, King M, Brilhart H, Goldstein A. Cervical ectropion may be a cause of desquamative inflammatoty vaginitis. Sex Med 2017;5(3):e212-e214.
50. Pereira N, Edlind T, Schilivert P, Nyirjesy P. Vaginal toxic shock reaction triggering desquamative inflammatory vaginitis. J Low Gen Tract Dis 2013;17(1):88-91.
51. Donders GG, Vereecken A, Bosmans E, Dekeersmaecker A, Salembier G, Spitz B. Definition of a type of abnormal vaginal flora that is distinct from bacterial vaginosis: aerobic vaginitis. BJOG 2002;109(1):34-43.
52. Shaw JLV, Diamandis E. A potential role for tissue kallikrain-related peptidases in human cervico-vaginal physiology. Biol Chem 2008;389(6):681-8.
53. Sobel JD, Reichman O, Misra D, Yoo W. Prognosis and treatment of desquamative inflammatory vaginitis. Obstet Gynecol 2011 Apr;117(4):850-5.
54. Donders GG, Bellen G, Grinceviciene S, Ruban K, Vieira-Baptista P. Aerobic vaginitis: No longer a stranger. Res Microbiol 2017 Nov-Dec;168(9-10):845-58.
55. Mason MJ, Winter AJ. How to diagnose and treat aerobic and desquamative inflammatory vaginitis. Sex Transm Infect 2017;93(1):8-10.
56. Tansarli GS, Kostaras EK, Athanasiou S, Falagas ME. Prevalence and treatment of aerobic vaginitis among non-pregnant women: evaluation of the incidence for an understimated clinical entity. Eur J Clin Microbiol Infect Dis 2013;32(8):977-84.
57. Alvisi S, Gava G, Orsili I, Giacomelli G, Baldassarre M, Seracchioli R, et al. Vaginal health in menopausal women. Medicina (Kaunas) 2019;55(10):615.
58. Miller EA, Beasley DE, Dumm RR, Archie EA. Lactobacilli dominance and vaginal pH: Why is the human vaginal microbiome unique? Front Microbiol 2016;7(1):1936.
59. Nappi RE, Palacios S, Panay N, Particco M, Krychman ML. Vulvar and vaginal atrophy in four European countries: evidence from the European Revive Survey. Climateric 2016;19(2):188-97.
60. Palacios S, Nappi R, Shapiro M, de Melo NR, Wender MCO, Fernandes CE, et al. An individualized approach to the management of vaginal atrophy in Latin America. Menopause 2019;26(8):919-28.
61. Crandall CJ, Hovey KM, Andrews CA, Chlebowski RT, Stefanick ML, Lane DS, et al. Breast cancer, endometrial cancer, and cardiovascular events in participants who used vaginal estrogen in the Woman's Health Initiative Observacional Study. Menopause 2018;25(1):1-26.
62. American College of Obstetricians and Gynecologists. Comitte Opinion. The use of vaginal estrogen in women with a history of estrogen-dependent breast cancer. Obstet Gynecol 2016;127(3):e93-6.

7.3 ▪ Herpes Genital

Beatriz dos Santos

O herpes genital é uma infecção viral crônica, sexualmente transmissível. É a doença com presença de úlcera genital mais comum.[1,2] Após a infecção primária, o vírus do herpes *simplex* (HSV) entra nas terminações dos nervos sensoriais e submete-se ao transporte axonal retrógrado para as raízes dos gânglios dorsais, onde desenvolve latência por toda a vida.[2-4] Os quadros infecciosos, exposição à radiação ultravioleta, traumatismos locais, menstruação, estresse físico ou emocional, antibioticoterapia prolongada e/ou imunodeficiência estão relacionados com episódios de recorrência.[5]

Dois tipos de HSV podem causar herpes genital: HSV-1 (causa frequente de lesões orais) e HSV-2. A maioria dos casos de recorrência de herpes genital são causados pelo HSV-2 (cerca de 90% reativam nos primeiros 12 meses) e, aproximadamente, 50 milhões de pessoas, nos Estados Unidos da América (EUA), são infectadas por este tipo de herpes.[4-8] Entretanto, a infecção anogenital por HSV-1 está aumentando, especialmente em mulheres, presumivelmente em decorrência do aumento da atividade sexual oral-genital.[3,9]

As manifestações da infecção pelo HSV podem ser divididas em primoinfecção e surtos recidivantes. Estima-se, que a proporção de infecções sintomáticas, em pacientes imunocompetentes, está em torno de 13 a 37%. Ressalta-se que muitas pessoas, as quais adquirem infecção por HSV, nunca desenvolverão sinais clínicos.[5] Logo, muitas infecções por herpes genital são transmitidas por indivíduos assintomáticos que desconhecem ser portadores do vírus.[1,10] Por isso, o CDC (2015) destacou que o manejo do HSV genital deve abordar a natureza crônica da doença, em vez de se concentrar, unicamente, no tratamento de episódios agudos de lesões genitais.

A primoinfecção herpética pode ocorrer de 2 a 7 dias após a exposição. Em geral, é uma manifestação mais severa, e, com frequência, exibe: febre, mal-estar e dor de cabeça associados a outros sintomas constitucionais. Pode cursar com retenção urinária se houver linfadenopatia regional, bilateral, acompanhada de dor.[3,5]

As lesões herpéticas têm três fases: (1) **vesícula** com ou sem formação de pústula, com duração de uma semana; (2) **ulceração** e (3) **crosta**. O vírus é disseminado durante as duas primeiras fases do surto infeccioso.[4,10]

É a carga viral que contribui para o número, o tamanho e a distribuição das lesões. Os mecanismos normais de defesa do hospedeiro inibem o crescimento viral, e a cicatrização tem início dentro de 1 a 2 dias.

O tratamento inicial com medicamento antiviral reduz a carga viral. Nas adultas imunocompetentes, essa doença é, na maioria dos casos, autolimitada. Entretanto, uma pequena porcentagem dessas pacientes, com infecção primária por HSV, exibe quadros de pneumonites, hepatites ou encefalites.[4,10]

Pode ocorrer o acometimento de vagina, bexiga, reto e colo uterino. Nas infecções herpéticas em cérvice e vagina, é comum a mulher apresentar hidrorreia abundante e dor pélvica. A colposcopia, nesses casos, é dolorosa. O herpes parece causar lesões diferentes, de acordo com o local infectado, como, por exemplo: lesões vesiculares na vulva, lesões ulceronecróticas sobre o colo e vagina.[5,10,11]

Os quadros recorrentes são menos intensos. As lesões são menos dolorosas, mais localizadas e, menos frequentemente, associadas à febre, artralgia e dor de cabeça. Costumam ser precedidas por sintomas prodrômicos característicos, que duram cerca de 2 dias, como: prurido leve, parestesia, "queimação" e dor. Esses episódios são definidos por vesículas agrupadas sobre base eritematosa, que evoluem para pequenas úlceras arredondadas e bem demarcadas.[3-5]

Nas pacientes imunodeprimidas, poderão ocorrer achados atípicos, tais como: lesões ulceradas ou hipertróficas e com involução mais lenta, mesmo na vigência de tratamento sistêmico (Figs. 7.3-1 e 7.3-2).[5]

DIAGNÓSTICO

Costuma ser clínico, mas a confirmação laboratorial é importante, pois outras causas de ulceração genital podem ter uma apresentação clínica semelhante, principalmente se forem notadas apenas as ulcerações.[12] Destaca-se que todos os pacientes com doença herpética devem ser rastreados para infecção por HIV.[1,3,4,10]

Os testes sorológicos (cultura de células e PCR) são os preferidos. A falha para detectar o HSV por cultura ou por PCR, especialmente na ausência de lesões ativas, não indica uma ausência de infecção por HSV.[3,13-15]

Opções para diagnóstico:[1,3,4,10]

1) A cultura tem especificidade alta, mas sensibilidade baixa (especialmente para lesões recorrentes e declina rapidamente quando as lesões começam a cicatrizar).
2) Métodos de amplificação de ácidos nucleicos, incluindo ensaios de PCR para HSV DNA, são 1,5 a 4 vezes mais sensíveis que a cultura e estão cada vez mais disponíveis.

Para fazer a coleta, basta coletar a secreção da vesícula e colocar no frasco de citologia em meio líquido ou fazer o raspado da lesão e colocar esse material no frasco da citologia líquida.

3) Biópsia de pele raspada de borda da lesão (erosão ou vesícula intacta) é muito sensível, mas não diferencia HSV de varicela.
4) Testes sorológicos tipo-específicos para glicoproteína G estão disponíveis para detectar anticorpos HSV-1 e HSV-2 com especificidade ≥ 96%. A sensibilidade do teste para anticorpo HSV-2 varia de 80-98%.

Dentre os diagnósticos diferenciais, citam-se: cancroide, sífilis, linfogranuloma venéreo (LVG), donovanose, ulcerações traumáticas, foliculite irritante ou estafilocócica, candidíase, VZV e eritema bolhoso multiforme.[3,5]

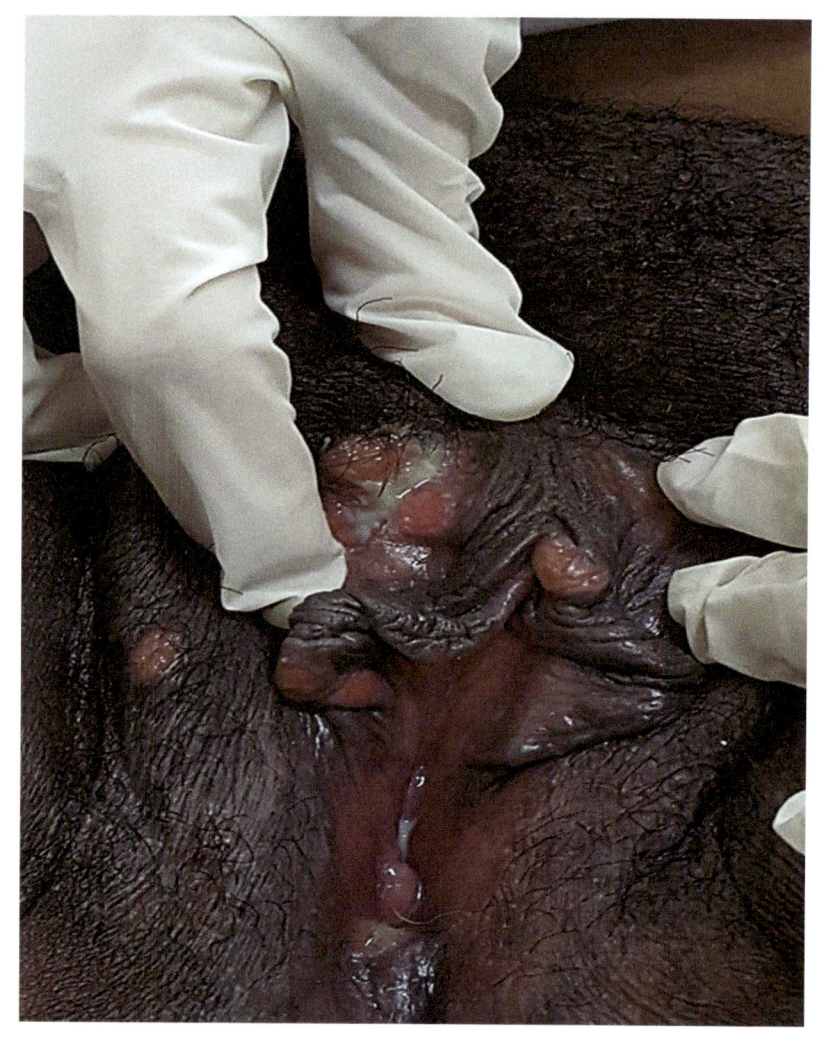

Fig. 7.3-1. Presença de múltiplas lesões ulceradas em pequenos e grandes lábios de vulva em paciente portadora do vírus do HIV. (Fonte: Rita Maira Zanine.)

TRATAMENTO[3,10]

O controle clínico é realizado com terapia antiviral.

Analgesia com fármacos anti-inflamatórios não hormonais (AINH) ou com narcóticos, como acetaminofeno com codeína, podem ser prescritos.

Prevenir infecção bacteriana secundária. No ambulatório de TGI do CHC/UFPR, realizamos banhos de assento com PVPI (três colheres de sopa para um litro de água).

Orientar a paciente com relação à natureza infecciosa e crônica da doença, suas consequências obstétricas e sua transmissão sexual (evitar intercurso sexual com parceiros não infectados, quando na fase dos sintomas prodromais ou com lesões aparentes). A paciente deve estar ciente que pode transmitir o vírus, mesmo quando não há evidências de infecção ativa. O uso do preservativo de látex confere proteção modesta contra a infecção.[1,3,10]

Ensaios clínicos randomizados indicaram que três medicamentos antivirais fornecem benefício clínico para o herpes genital: aciclovir, valaciclovir e famciclovir.[14,16-21] Esses agentes, quando usados precocemente, podem acelerar a cicatrização e diminuir os sintomas, mas a terapia não erradica o vírus latente nem afeta a história futura de infecções recorrentes.[5,10]

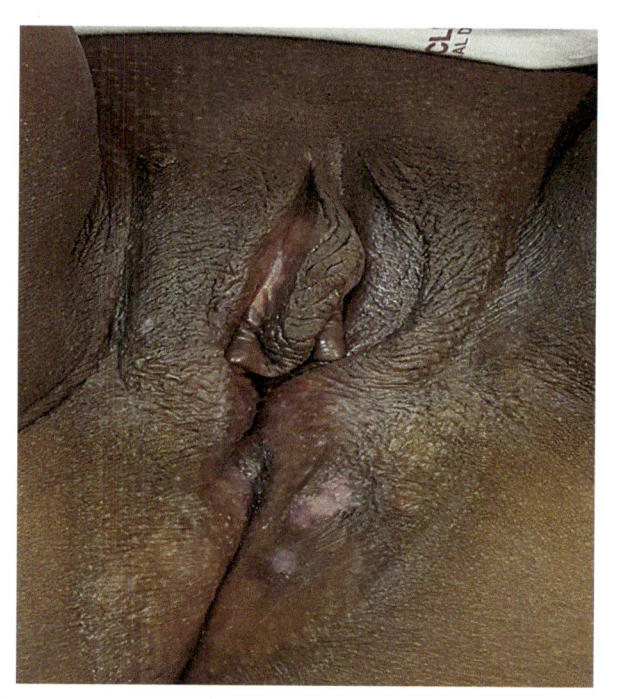

Fig. 7.3-2. Mesmo caso da Figura 7.3-1 3 semanas após o término do tratamento para infecção herpética. (Fonte: Rita Maira Zanine.)

A terapia diária supressiva está indicada nas situações em que os episódios recorrem em intervalos de 2 a 3 meses (≥ 6 episódios ao ano).[1,5,10]

O aciclovir intravenoso é ocasionalmente necessário, se a doença for grave, especialmente se a paciente for imunossuprimida ou se houver má absorção gastrointestinal.[3]

Resistência do HSV às medicações orais atualmente disponíveis ocorre ocasionalmente, e sempre em pacientes imunodeprimidas. Seguem as alternativas para esses casos:[1]

1) Foscarnet 40-80 mg/kg por via EV a cada 8 horas até a resolução clínica ser alcançada; Cidofovir EV de 5 mg/kg uma vez por semana;
2) Imiquimod é uma alternativa tópica, assim como o gel de cidofovir tópico de 1% (as preparações tópicas devem ser aplicadas às lesões uma vez por dia durante 5 dias consecutivos).

Para as **gestantes infectadas** com HSV:[1]

Tratamento supressivo no final da gravidez (após 36 semanas) para reduzir a frequência de cesarianas entre essas mulheres e para diminuir as recorrências neste período. No entanto, essa terapia não assegura proteção contra a transmissão em todos os casos.

A droga mais estudada para o ciclo gravídico-puerperal é o aciclovir. Este medicamento pode ser usado com segurança, tanto via oral quanto intravenosa, para tratar as mulheres em todas as fases da gravidez e amamentação (Tabela 7.3-1).

As apresentações orais de valaciclovir e famciclovir têm eficácia semelhante ao aciclovir comprimido, porém o aciclovir é a opção terapêutica disponível na Rename (2013).

Tabela 7-3.1. Esquema de Tratamento para o HSV

Fonte		Tratamento	Comentários
DDAHV/SVS/MS			
	Primeiro episódio	Aciclovir 200 mg, 2 cp, VO, 3×/dia, por 7 dias ou Aciclovir 200 mg, 1 cp, VO, 5×/dia, por 7 dias	Iniciar o tratamento o mais precoce possível
	Recidiva	Aciclovir 200 mg, 2 cp, VO, 3×/dia, por 5 dias ou Aciclovir 200 mg, 1 cp, VO, 5×/dia, por 5 dias	O tratamento deve ser iniciado, preferencialmente, no período prodrômico
	Supressão (≥ 6 episódios/ano)	Aciclovir 200 mg, 2 cp, VO, 2×/dia, por até 6 meses, podendo ser prolongado por até dois anos	Indicada avaliação de função renal e hepática
	HSV em imunossuprimidos	Aciclovir EV, 5-10 mk/kg de peso, 8/8 horas, por 5-7 dias ou até resolução clínica	Em casos de lesões extensas em pacientes imunossuprimidos
	Gestação	Tratar o primeiro episódio em qualquer trimestre da gestação, conforme o tratamento para o primeiro episódio	
CDC, 2015	**Tratamento do primeiro episódio**		
	Aciclovir 400 mg, VO, 3×/dia por 7-10 dias Ou Aciclovir 200 mg, VO, 5×/dia, por 7-10 dias Ou Valaciclovir 1 g, VO, 2×/dia, por 7-10 dias Ou Famciclovir 250 mg, VO, 3×/dia, por 7-10 dias		
	Terapia supressiva oral		
	Aciclovir 400 mg, VO, 2×/dia Ou Famciclovir 250 mg, VO, 2×/dia Ou Valaciclovir 500 mg, VO, 1×/dia Ou Valaciclovir 1g, VO, 1×/dia		

(Continua.)

Tabela 7-3.1. *(Cont.)* Esquema de Tratamento para o HSV

Fonte		
CDC, 2015	**Terapia episódica para doença recorrente**	
	Aciclovir 400 mg, VO, 3×/dia, por 5 dias Ou Aciclovir 800 mg, 2×/dia, durante 5 dias Ou Aciclovir 800mg, 3×/dia, VO, por 2 dias Famciclovir 1 g, VO, 2×/dia, por 1 dia Ou Famciclovir 125 mg, 2×/dia, por 5 dias Ou Valaciclovir 500 mg, 2×/dia, VO, por 3 dias Ou Valaciclovir 1 g, 1×/dia, por 5 dias	
	Terapia supressiva no paciente HIV	
	Aciclovir 400-800 mg, 2-3×/dia Ou Valaciclovir 500 mg, VO, 2×/dia Ou Famciclovir 500 mg, VO, 2×/dia	
	Terapia episódica para infecção recorrente no HIV	
	Aciclovir 400 mg, VO, 3×/dia, por 5-10 dias Ou Valaciclovir 1 g, VO, 2×/dia, por 5-10 dias Ou Famciclovir 500 mg, VO, 2×/dia, por 5-10 dias	
	Terapia supressiva para gestantes com herpes recorrente	
	Aciclovir 400 mg, VO, 3×/dia Ou Valaciclovir 500 mg, VO, 2×/dia	

PONTOS IMPORTANTES

1. O herpes genital é uma infecção viral crônica, sexualmente transmissível.
2. É a doença com presença de úlcera genital mais comum.
3. Pode ser causado pelo HSV tipo 1 e HSV tipo 2.
4. Divide-se em **primoinfecção** e **surtos recidivantes**.
5. As lesões herpéticas têm três fases: (1) **vesícula**, (2) **ulceração** e (3) **crosta**. O vírus é espalhado durante as duas primeiras fases do surto infeccioso.
6. O diagnóstico pode ser clínico, mas o padrão-ouro é por PCR HSV DNA.
7. Tratamento do primeiro episódio: Aciclovir 200 mg, 2 cp, VO, 3×/dia, por 7 dias.
8. Tratamento da recidiva: Aciclovir 200 mg, 2 cp, VO, 3×/dia, por 5 dias.
9. A terapia diária supressiva está indicada nas situações em que os episódios recorrem em intervalos de 2 a 3 meses (≥ 6 episódios ao ano): Aciclovir 200 mg, 2 cp, VO, 2×/dia, por até 6 meses, podendo ser prolongado por até dois anos.
10. As gestantes podem ser tratadas com aciclovir VO ou EV. Devem receber tratamento supressivo no final da gravidez (após 36 semanas) para reduzir a frequência de cesarianas e as recorrências neste período.

REFERÊNCIAS BIBLIOGRÁFICAS

1. CDC. Evidence papers for the CDC sexually transmitted diseases treatment guidelines. Clin Infect Dis 2015 Dec;61:suppl 8.
2. Cunningham AL, Diefenbach RJ, Miranda-Saksena M, Bosnjak L, Kim M, Jones C, et al. The cycle of human herpes simplex virus infection: virus transport and immune control. J Infect Dis 2006 Sep 15;194 Suppl 1:S11-8.
3. Edwards L. Doenças erosivas vesicubolhosas. In: Edwards L, Lynch PJ. Atlas de dermatologia genital. 2. ed. Rio de Janeiro: Revinter; 2011. p. 121-57.
4. Sweet RL, Gibbs RS. Infections diseases of the female genital tract: herpes simplex virus infection. 5th ed. Philadelphia: Lippincott Williams & Wilkins; 2009.
5. Brasil. Ministério da Saúde. Comissão Nacional de Incorporação de Tecnologias no SUS- CONITEC. Protocolo Clínico e Diretrizes Terapêuticas. Infecções Sexualmente Transmissíveis. (acesso em 11 fev 2020). Disponível em: http://conitec.gov.br/images/Consultas/Relatorios/2015/Relatorio_PCT_IST_CP.pdf.
6. Bernstein DI, Bellamy AR, Hook EW 3rd, Levin MJ, Wald A, Ewell MG, et al. Epidemiology, clinical presentation, and antibody response to primary infection with herpes simplex virus type 1 and type 2 in young women. Clin Infect Dis 2013 Feb;56(3):344-51.
7. Ryder N, Jin F, McNulty AM, Grulich AE, Donovan B. Increasing role of herpes simplex virus type 1 in first-episode anogenital

herpes in heterosexual women and younger men who have sex with men, 1992-2006. Sex Transm Infect 2009 Oct;85(6):416-9.
8. Roberts CM, Pfister JR, Spear SJ. Increasing proportion of herpes simplex virus type 1 as a cause of genital herpes infection in college students. Sex Transm Dis 2003 Oct;30(10):797-800.
9. Bradley H, Markowitz LE, Gibson T, McQuillan GM. Seroprevalence of herpes simplex virus types 1 and 2--United States, 1999-2010. J Infect Dis 2014 Feb 1;209(3):325-33.
10. Schorge JO, Schaffer JI, Halvorson LM, Hoffman BL, Bradshaw KD, Cunningham FG. Ginecologia de Williams: infecção ginecológica. São Paulo: Artmed; 2011.
11. Cartier R, Cartier I. Lesões inflamatórias infecciosas e parasitárias. In: Cartier R, Cartier I. Colposcopia prática. 3. ed. São Paulo: Roca; 1994. p. 61-8.
12. Organização Mundial da Saúde. Diagnóstico laboratorial de doenças sexualmente transmissíveis, incluindo o vírus da imunodeficiência humana. 2014. (acesso em 14 fev 2020). Disponível em: http://apps.who.int/iris/bitstream/handle/10665/85343/9789241505840_por.pdf;jsessionid=196F24C4BE7D969AE812E3288C9478E2?sequence=7.
13. Scoular A, Gillespie G, Carman WF. Polymerase chain reaction for diagnosis of genital herpes in a genitourinary medicine clinic. Sex Transm Infect 2002 Feb;78(1):21-5.
14. Wald A, Carrell D, Remington M, Kexel E, Zeh J, Corey L. Two-day regimen of acyclovir for treatment of recurrent genital herpes simplex virus type 2 infection. Clin Infect Dis 2002 Apr 1;34(7):944-8.
15. Van Der Pol B, Warren T, Taylor SN, Martens M, Jerome KR, Mena L, et al. Type-specific identification of anogenital herpes simplex virus infections by use of a commercially available nucleic acid amplification test. J Clin Microbiol 2012 Nov;50(11):3466-71.
16. Leone PA, Trottier S, Miller JM. Valacyclovir for episodic treatment of genital herpes: shorter 3-day treatment course compared with 5-day treatment. Clin Infect Dis 2002 Apr 1;34(7):958-62.
17. Aoki FY, Tyring S, Diaz-Mitoma F, Gross G, Gao J, Hamed K. Single-day, patient-initiated famciclovir therapy for recurrent genital herpes: a randomized, double-blind, placebo-controlled trial. Clin Infect Dis 2006 Jan 1;42(1):8-13.
18. Chosidow O, Drouault Y, Leconte-Veyriac F, Aymard M, Ortonne JP, Pouget F, et al. Famciclovir vs. aciclovir in immunocompetent patients with recurrent genital herpes infections: a parallel-groups, randomized, double-blind clinical trial. Br J Dermatol 2001 Apr;144(4):818-24.
19. Bodsworth NJ, Crooks RJ, Borelli S, Vejlsgaard G, Paavonen J, Worm AM, et al. Valaciclovir versus aciclovir in patient initiated treatment of recurrent genital herpes: a randomised, double blind clinical trial. International Valaciclovir HSV Study Group. Genitourin Med 1997 Apr;73(2):110-6.
20. Mertz GJ, Loveless MO, Levin MJ, Kraus SJ, Fowler SL, Goade D, et al. Oral famciclovir for suppression of recurrent genital herpes simplex virus infection in women. A multicenter, double-blind, placebo-controlled trial. Collaborative Famciclovir Genital Herpes Research Group. Arch Intern Med 1997 Feb 10;157(3):343-9.
21. Reitano M, Tyring S, Lang W, Thoming C, Worm AM, Borelli S, et al. Valaciclovir for the suppression of recurrent genital herpes simplex virus infection: a large-scale dose range-finding study. International Valaciclovir HSV Study Group. J Infect Dis 1998 Sep;178(3):603-10.

7.4 ▪ Condilomatose no Trato Genital Inferior

Rita Maira Zanine

Uma das principais manifestações clínicas da infecção pelo HPV são as verrugas vulvares e vaginais. Cerca de 90% delas são causadas pelos tipos 6 e 11. A doença está associada a um grande desconforto físico e psíquico, e cerca de 30% dos casos tratados terão recorrência, o que torna esta enfermidade ainda mais angustiante para a paciente.

Um aspecto muito importante é explicar para a mulher sobre o diagnóstico, a história clínica, como é feita a transmissão da doença e também sobre as opções de tratamento (Fig. 7.4-1).

A presença das verrugas, por si só, estigmatiza a mulher. Então é de capital importância o detalhamento de como é feita a transmissão do vírus. O HPV é transmitido pelo contato físico durante a atividade sexual. A pessoa pode ter adquirido a doença anos antes do diagnóstico, em decorrência do período de incubação ser de alguns meses até anos antes do aparecimento da primeira lesão, o que pode representar uma reativação da doença e não a primeira infecção. Isto não quer dizer que o aparecimento das verrugas seja um reflexo de uma atividade sexual com terceiros. A infecção é comum, mas a forma adquirida por um tipo de vírus não protegerá contra a adquirida por outros tipos de HPV, e, desta maneira, uma reinfecção poderá ocorrer. O uso de preservativos oferece uma proteção parcial contra a infecção, pois é um acontecimento universal do trato genital inferior.

DIAGNÓSTICO

O diagnóstico é feito pela clínica por meio da inspeção sob uma fonte de luz adequada. As verrugas poderão ser confundidas com outras doenças, e deve-se ter em conta o seu diagnóstico diferencial.

Cisto Epidermoide

São estruturas redondas de coloração amarelada que se localizam nas partes pilosas, principalmente nos grandes lábios. Aparecem como papilas ou nódulos de consistência firme. Geralmente, são assintomáticos, mas podem cursar com prurido, em consequência da grande distensão da pele (Figs. 7.4-2 e 7.4-3).

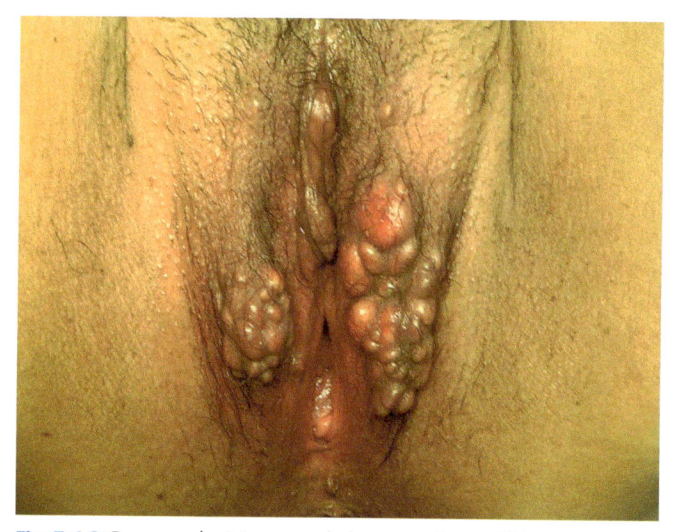

Fig. 7.4-2. Presença de cistos amarelados em ambos os lábios D e E em mulher com 32 anos de idade. Relato de surgimento rápido acompanhado de prurido intenso. Optou-se por exérese cirúrgica. Relato histopatológico confirmou cisto de inclusão epidérmico. (Fonte: Rita Maira Zanine.)

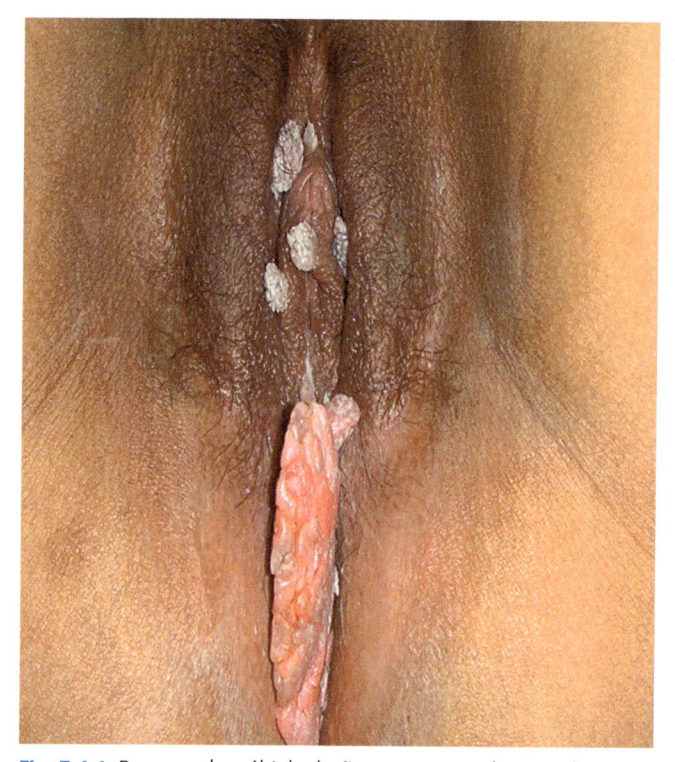

Fig. 7.4-1. Presença de múltiplas lesões verrucosas, abrangendo pequenos e grandes lábios da vulva, acompanhadas de verruga extensa em região perianal. Paciente com 23 anos tendo como queixa principal prurido e sangramento na defecação. (Fonte: Rita Maira Zanine.)

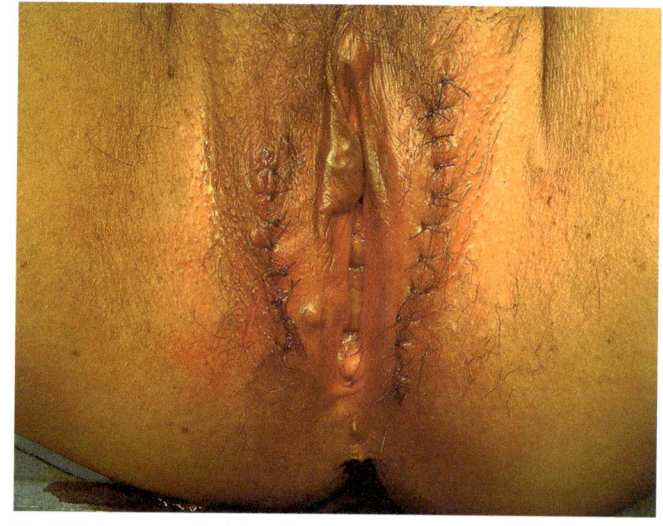

Fig. 7.4-3. Aspecto final da vulva após a retirada das áreas com lesão. Fechamento com pontos separados de *mononylon* 4.0. (Fonte: Rita Maira Zanine.)

Carcinoma de Células Escamosas Verrucoso
Ele é um tipo raro de carcinoma, tem um crescimento lento e com um bom prognóstico em sua maioria. Muitas vezes ele se apresenta como uma verruga grande e faz-se necessária a realização de uma biópsia para avaliar o grau de malignidade (Fig. 7.4-4).

Ceratose Seborreica
Esta entidade se apresenta como pápulas bem definidas com bordas elevadas, hiperpigmentadas, de coloração que varia do marrom-escuro ao preto. A superfície contém escamas visíveis e é geralmente rugosa, e, muitas vezes, poderá apresentar-se lisa e oleosa.

A presença de escamas é muito útil para distinguir as ceratoses seborreicas dos nevos, lentigos e melanomas (Fig. 7.4-5).

Papilomatose Fisiológica
Esta entidade se traduz clinicamente pela presença de papilas ou micropapilas onde a base de implantação é exclusiva para cada estrutura papilar, e, nas pacientes jovens, o acometimento geralmente é difuso. (Fig. 7.4-6)

Linfangectasia
São dilatações dos vasos linfáticos da derme. É uma entidade rara principalmente quando acomete a vulva. Ela pode ser congênita ou adquirida. Pode, também, associar-se a hiperceratose, o que torna o diagnóstico diferencial com o condiloma acuminado difícil. O seu tratamento poderá ser realizado com termocauterização, nitrogênio líquido, *laser* ou excisão cirúrgica. (Fig. 7.4-7)

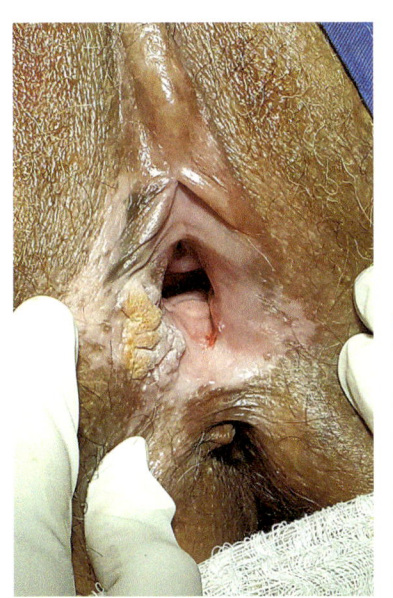

Fig. 7.4-4. Nota-se placa verrucosa com superfície irregular em face interna do lábio maior direito. Optou-se por biópsia excisional com retirada de margem de tecido sadio. Laudo histopatológico compatível com carcinoma verrucoso diferenciado de vulva. (Fonte: Rita Maira Zanine.)

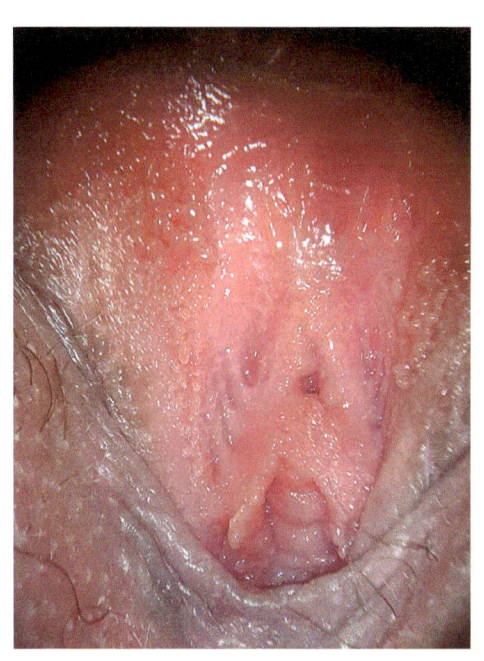

Fig. 7.4-6. Nota-se presença de micropapilas em parede interna de pequenos lábios D e E. Cada uma tem uma base única. Paciente com 17 anos de idade. Quadro compatível com papilomatose fisiológica. (Fonte: Rita Maira Zanine.)

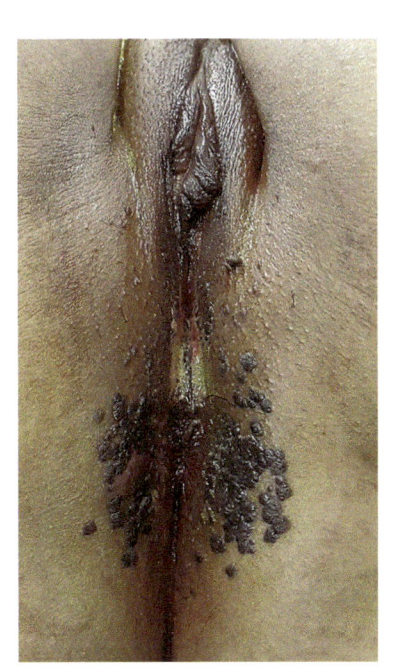

Fig. 7.4-5. Presença de pápulas com bordas elevadas, escuras. A superfície contém escamas visíveis e geralmente rugosas. Lesões compatíveis com ceratose seborreica na histopatologia de peça de biópisia. Optou-se por termocauterização das placas. (Fonte: Rita Maira Zanine.)

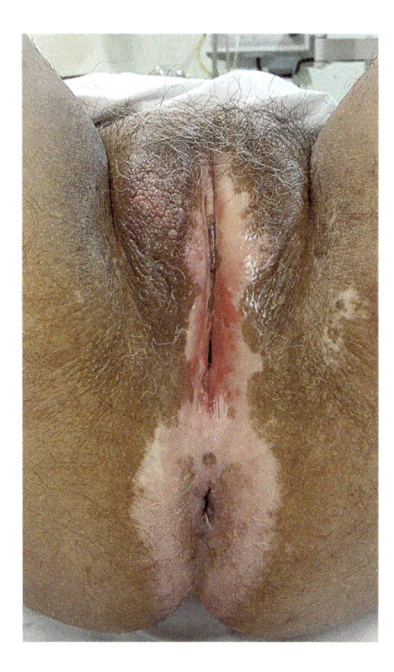

Fig. 7.4-7. Nota-se presença de lesão em bloco no grande lábio direito com superfície bastante irregular. Queixa principal: desconforto, prurido leve e alteração na cosmética vulvar. Optou-se pela retirada cirúrgica da lesão. Laudo de biópsia excisional compatível com lifangiectasia. (Fonte: Rita Maira Zanine.)

CONSIDERAÇÕES GERAIS SOBRE O TRATAMENTO

O tratamento deverá ser feito com foco nos sintomas físicos e psíquicos. É importante saber que o processo infeccioso está intimamente ligado com a imunidade, e que alguns trabalhos mostram uma regressão espontânea de até 40% dos casos. Não há indicação terapêutica nas verrugas que correspondam a achados ocasionais de exame e que sejam assintomáticas. Deverá ser orientado sobre a presença delas para a paciente. Nestes casos, o tratamento não deverá ser feito pensando na proteção do parceiro, pois não existe evidência que a eliminação das verrugas irá eliminar a infectividade do vírus.[1] A paciente deve ser informada sobre a duração do tratamento. Qualquer modalidade terapêutica implica num clareamento da infecção que varia entre 35 a 100%, entre 3 a 16 semanas, mas não necessariamente erradica a infecção, pois ela existe em forma latente ao redor das lesões exofíticas que poderão permanecer e infectar o parceiro ou então recorrer.[2]

A taxa de recidiva depende de vários fatores, como o *status* imune, a extensão da doença e de como foi realizado o tratamento. Cerca de 20 a 30% recorre em poucos meses. A maioria dos casos tem uma solução num período de 2 anos.[3]

- As verrugas estão intimamente ligadas ao *status* imune da paciente e 40% delas têm remissão espontânea.
- Não há indicação de tratamento nas verrugas assintomáticas que se apresentam como achados ocasionais em exames.
- Não existe evidência que a eliminação das lesões acabe com a infectividade do vírus.
- Cerca de 20 a 30% irão recorrer em poucos meses após o tratamento.
- Não existe evidência de qual seja a melhor abordagem terapêutica.

As modalidades de tratamento poderão ser clínicas ou cirúrgicas, e não existe um grau de evidência alto de qual seja a melhor opção terapêutica.

A escolha do tratamento deve ser baseada no tamanho, localização, número das lesões, características das pacientes, na disponibilidade de recursos e na experiência do clínico, e, também, na escolha da paciente. Geralmente os tratamentos de primeira linha são os clínicos, mas, no caso de não haver resposta nas primeiras 3 semanas ou não haver remissão completa em até 16 semanas, outra opção terapêutica deverá ser tentada. Geralmente a cirurgia está reservada para as grandes lesões e para aquelas que não responderam a outras terapias. Ela resulta em altas taxas de remissão iniciais, porém com a mesma taxa de recorrência que outras opções terapêuticas.[2] Os efeitos colaterais estão associados a desconforto local, como prurido, dor e ardor. Complicações, como hipopigmentação e formação de escara, são mais frequentes nos procedimentos cirúrgicos que destroem o tecido subdérmico.

- Os tratamentos de primeira linha são os clínicos, mas, no caso de não haver resposta nas primeiras 3 semanas ou não haver remissão completa em até 16 semanas, outra opção terapêutica deverá ser tentada.
- Geralmente a cirurgia está reservada para as grandes lesões e para aquelas que não responderam a outras terapias.
- Orientar a paciente para a possível ocorrência de hipopigmentação muito frequente nos procedimentos cirúrgicos.

Na avaliação antes do tratamento, alguns tópicos são importantes, como:

1. Não há necessidade de tipificar o HPV.
2. O rastreio para outras DSTs não é obrigatório, mas ele deverá ser solicitado nas mulheres com novos parceiros, nas não monogâmicas e nas jovens com menos de 25 anos.

A biópsia é necessária quando:

1. O diagnóstico é incerto.
2. Lesão suspeita pela presença de fixação, pigmentação irregular, ulceração, crescimento rápido e sangramento.
3. Paciente imunocomprometida ou na pós-menopausa.
4. Lesão refratária à terapia.

OPÇÕES TERAPÊUTICAS

Terapia Clínica

- Citodestrutiva
- Imunomediadora

Terapia Citodestrutiva

É aquela que destrói o tecido verrucoso diretamente.

Podofilina

Aplicar a solução a 25% diretamente na verruga com um cotonete. Uma quantidade de 0,5 mL deverá ser utilizada, e as lesões extensas, com mais de 10 cm² de área, deverão ser tratadas em várias sessões semanais por causa da intensa reação inflamatória que o produto provoca. O local deverá estar seco antes de a paciente vestir-se. Outra opção é o uso da podofilina a 25% em vaselina sólida. Existe absorção sistêmica da droga e ela não deverá ser aplicada em regiões ulceradas. A mulher deverá ser orientada a lavar a região tratada após 4 horas da aplicação e aplicar pomada de óxido de zinco na região tratada. O tratamento será semanal durante 4 a 6 semanas ou até a remissão completa das verrugas. A podofilina está contraindicada na gestação.

No setor de TGI e colposcopia do CHC/UFPR usamos a seguinte formulação:

> **PODOFILINA EM BASE SÓLIDA**
>
> - Podofilina a 25% em vaselina sólida 20 gramas.
>   - Usar 1 × por semana.
>   - Lavar após 6 horas de uso e aplicar pomada de óxido de zinco no lugar tratado.
>   - Usar durante 4 semanas.
> - A podofilina não deve ser aplicada em áreas com ulcerações.
> - Está contraindicada na gestação e durante o aleitamento (Figs. 7.4-8 e 7.4-9).

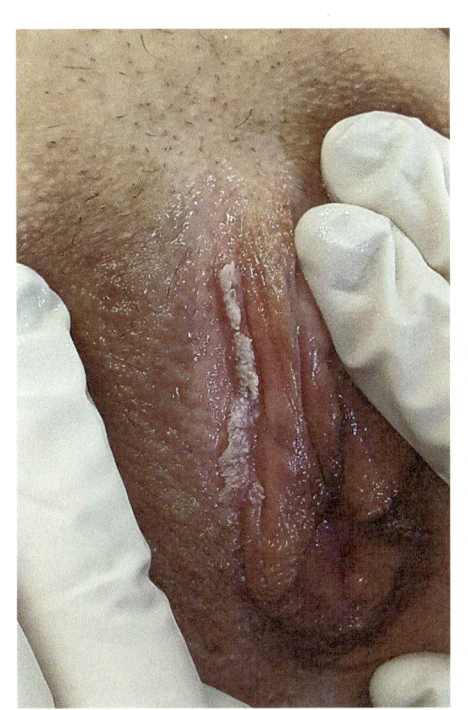

Fig. 7.4-8. Presença de lesão condilomatosa em desfiladeiro no sulco interlabial. Nota-se aspecto branco da área acometida. Paciente foi tratada em 2 visitas ambulatoriais com solução de podofilina a 25%. (Fonte: Rita Maira Zanine.)

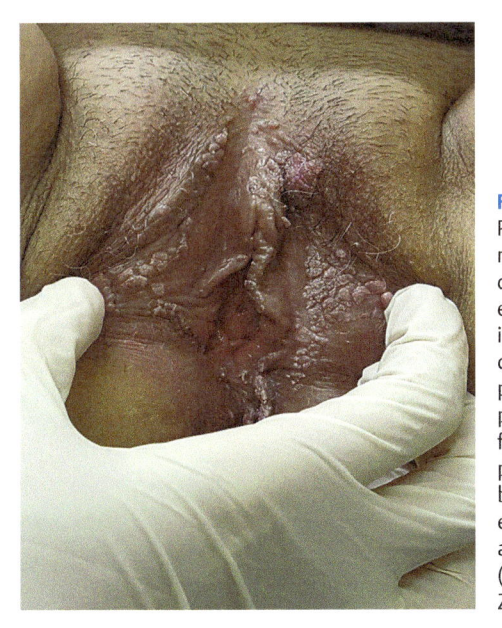

Fig. 7.4-9. Presença de múltiplas lesões condilomatosas em sulco interlabial D e E com extensão para a região perianal. Paciente foi tratada com podofilina em base sólida em regime autoadministrado. (Fonte: Rita Maira Zanine.)

Ácido Tricloroacético (ATA)

Pode ser usado nas lesões vulvares e também na vagina, e, como não tem absorção sistêmica, seu uso está liberado na gestação. Aplicar com uma haste flexível solução a 80% ou 90% até a região ficar branca; geralmente, este efeito será obtido em 1 minuto. É aconselhado aplicar vaselina ao redor da área a ser tratada para a proteção do tecido sadio. A aplicação do produto poderá causar queimaduras. Os efeitos colaterais poderão ser diminuídos com o uso de bicarbonato de sódio. A paciente deverá ser orientada a vestir-se após a área estar seca. As aplicações deverão ser semanais durante 4 a 6 semanas ou até a remissão completa das lesões. A taxa de remissão relatada é de aproximadamente 70%. Lembrar que as lesões queratinizadas e grandes não respondem ao ATA em razão da dificuldade de penetração no tecido verrucoso nestas situações.

> - O ATA é a droga mais utilizada na gestação.
> - Alcança uma remissão em 70% dos casos.
> - Verrugas muito queratinizadas não têm uma boa resposta por dificuldade da penetração da droga (Fig. 7.4-10).

Fluorouracil (5-FU)

O seu uso não está aprovado na FDA para o tratamento de verrugas, e também não está liberado na gestação. Esta droga produz uma reação inflamatória intensa e o seu uso está ligado à terapia primária das lesões. As aplicações deverão ser feitas 1 vez por semana durante 6 semanas. A taxa de remissão

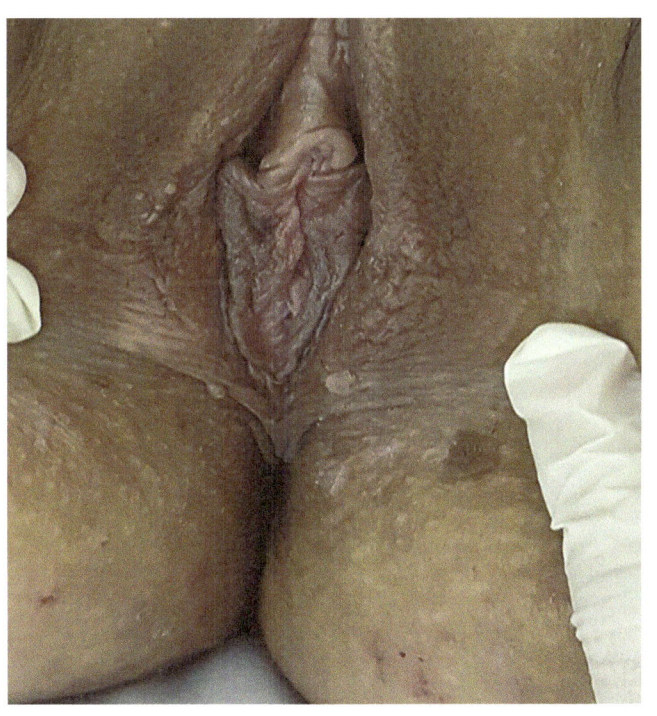

Fig. 7.4-10. Presença de lesões em espelho localizadas nos grandes lábios D e E. Nota-se pequenas lesões na porção interna do grande lábio direito. As verrugas não apresentam queratinização, o que favoreceu a indicação para o tratamento ambulatorial com o ATA. A localização pontual das verrugas também facilita este tipo de tratamento. (Fonte: Rita Maira Zanine.)

está em 65%, mas cerca de 40% recorrem em 90 dias. Deverá ser prescrita pomada de óxido de zinco para melhorar a cicatrização dos locais tratados.

- Uso contraindicado na gestação.
- Causa intensa reação inflamatória no local da aplicação.

Terapia Imunomediadora
Esta modalidade terapêutica age através do sistema imune. As terapias clínicas são mais eficazes quando as lesões são de pequenas dimensões.

Imiquimode
É um modificador da resposta imune e estimula a produção local de citocinas. Há um aumento na produção do interferon e uma redução na carga viral do HPV. O seu uso não está recomendado na vagina e também durante a gestação. A forma que deverá ser utilizada é em creme a 5%. A aplicação deverá ser realizada diretamente na lesão com fricção circular sobre a mesma até o desaparecimento do creme. Orientar a paciente para lavar a região após 6 horas da aplicação. Importante informar que o produto poderá afetar a qualidade do preservativo e também do diafragma. A aplicação deverá ser feita 3 vezes na semana durante 16 semanas. Poderá ocorrer uma reação inflamatória em decorrência do uso do produto, quando, então, a sua aplicação deverá ser interrompida. A taxa de remissão está entre 40 a 50%, e a recorrência poderá ocorrer em 30% dos casos em 12 semanas.

- O uso do imiquimode está contraindicado na gestação.
- Existe a possibilidade da ocorrência de reação inflamatória quando, então, o produto deverá ser suspenso.

Ainda no aspecto das terapias clínicas, deverá ser lembrado que a vacina contra a infecção pelo HPV age na prevenção primária da infecção, e o seu uso na terapêutica das verrugas e na prevenção das recorrências está em investigação (Figs. 7.4-11 e 7.4-12).

Terapia Cirúrgica
As opções cirúrgicas de tratamento poderão ser ablativas ou excisionais.

Em pacientes com lesões extensas ou multifocais, ambas as modalidades poderão ser utilizadas concomitantemente. A escolha dependerá da disponibilidade dos equipamentos, da experiência do profissional e da preferência da paciente. A profundidade das lesões deverá ser sempre considerada, principalmente quando estiverem localizadas na vagina, para que não sejam formadas fístulas como sequelas do tratamento.

A vantagem das modalidades cirúrgicas são que o tratamento poderá ser realizado em uma só visita, mas a desvantagem é o surgimento da hipopigmentação nos ablativos e da formação de cicatrizes nos excisionais. Devemos levar em conta também que, algumas vezes, a paciente terá de ser atendida no centro cirúrgico. Tanto as opções ablativas quanto as excisionais poderão ser utilizadas nas gestantes e também quando as lesões forem localizadas na vagina.

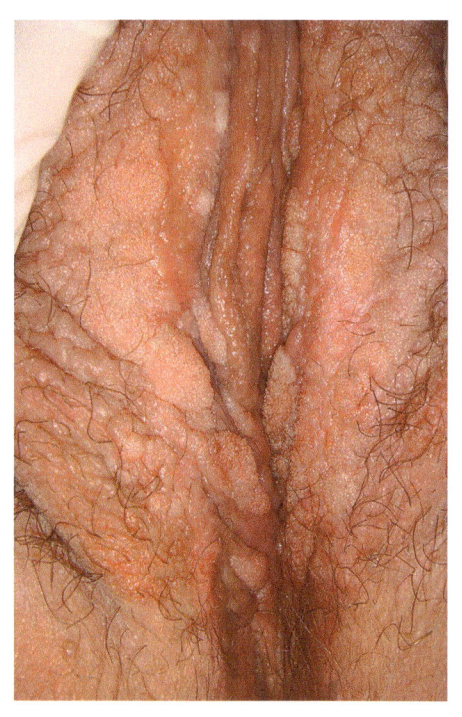

Fig. 7.4-11. Placa verrucosa extensa recobrindo pequenos e grandes lábios D e E em paciente de 20 anos de idade. Foi prescrito o uso do imiquimode a 5% 3 × por semana durante 8 semanas. (Fonte: Rita Maira Zanine.)

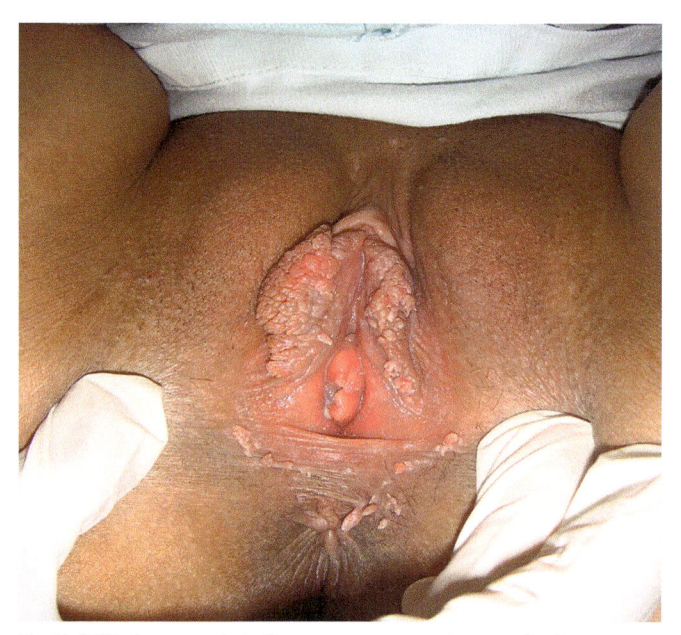

Fig. 7.4-12. Presença de lesão verrucosa com relevo papilar bem pronunciado e ausência de queratinização. Optou-se por tratamento com imiquimode 5% por 3 × por semana durante 16 semanas, em decorrência da paciente ter 18 anos de idade. Lembrar que a despigmentação é um fenômeno raro nas usuárias desta modalidade terapêutica o que se traduz por um resultado cosmético mais satisfatório. (Fonte: Rita Maira Zanine.)

Métodos Ablativos
São aqueles cuja função principal está na destruição da lesão. Eles não fornecem peça para estudo histopatológico, então, nas lesões suspeitas e principalmente nas refratárias ao tratamento, uma biópsia deverá ser feita anteriormente.

Crioterapia

Deverá ser feita com a utilização do nitrogênio líquido ou o óxido nitroso, e poderá ser realizada em ambulatório, mas causa dor e reação inflamatória no local. No caso de lesões extensas, a paciente deverá ser orientada para o uso do creme de lidocaína + prilocaína que deverá ser aplicado na região cerca de 40 minutos anteriormente a infiltração anestésica e poderá ser feita com lidocaína 1%, possibilitando, assim, um maior número de botões anestésicos no local sem causar desconforto para a paciente. O criodo deverá ser aplicado sobre a verruga durante 30 a 60 segundos até a formação de uma bola de gelo que engloba a lesão e cerca de 1 a 2 cm de tecido circundante. O procedimento deverá ser repetido semanalmente até o desaparecimento da lesão. Esta modalidade não deverá ser utilizada na vagina por causa da possibilidade de formação de fístulas. Os efeitos colaterais poderão ser irritação, edema, ulceração e hipopigmentação.[2]

> **Uso Contraindicado nas Verrugas Vaginais pela Possibilidade de Formação de Fístulas**
>
> - Creme de lidocaína + prilocaína
>   - Lidocaína 25 mg/g + prilocaína 25 mg/g – 5 gramas.
>   - Aplicar no local cerca de 60 minutos antes do procedimento.

Laser

O *laser* de CO_2 é o meio preferido nas lesões extensas e multifocais quando não se deseja retirar grandes áreas de pele vulvar, e também está indicado nas verrugas cervicais e vaginais. A grande vantagem do *laser* é que ele mantém a arquitetura da vulva. Aproximadamente 28% dos casos apresentam cicatrizes pós-operatórias. Tem como efeito colateral a dor e a hipopigmentação.[4] A paciente deverá ser orientada quanto aos riscos antes do procedimento.[5]

As verrugas são superficiais e a profundidade da vaporização deverá ser até a derme superficial ou papilar. Cicatriz poderá ser formada se o *laser* penetrar mais profundamente. Para a melhor identificação dos planos teciduais, a colposcopia poderá guiar o procedimento.[6]

Para as mulheres com doença refratária ou multifocal poderá ser utilizada uma combinação de técnicas, como as excisionais, para diminuir o tamanho da verruga, seguida da cauterização da base da mesma. Máscaras deverão ser utilizadas em consequência da presença do DNA viral na fumaça gerada pelo procedimento.[7]

> O procedimento deverá ser feito sob a mira colposcópica para o controle da profundidade da vaporização e consequentemente da possibilidade da formação de retrações cicatriciais.

Termocauterização

O termocautério poderá também ser utilizado como um método ablativo para o tratamento das verrugas genitais, tanto as localizadas na vulva como na vagina. Este método tem a vantagem de o procedimento poder ser feito em uma só visita, com um baixo custo operacional. A desvantagem é que necessita de anestesia, e, na maioria das vezes, o procedimento deverá ser realizado no centro cirúrgico.

Nas lesões menores e quando as mesmas não ultrapassam o número de seis unidades, o procedimento poderá ser realizado no ambulatório. A paciente será orientada a passar creme de lidocaína + prilocaína no local cerca de 30 a 60 minutos antes do procedimento, e botões anestésicos serão feitos com a introdução de lidocaína a 1% em um carpule, pois o mesmo terá uma agulha de menor calibre garantindo maior conforto à paciente. A ponta do cautério deverá ser o eletrodo bola de 3 mm que será colocado sobre a verruga com uma leve pressão, até o desaparecimento da mesma.

Nas lesões grandes ou muito extensas, o procedimento deverá ser realizado no centro cirúrgico, sob raquianestesia. Um eletrodo bola será colocado sobre a área da lesão, sendo realizada uma pressão suave sobre a mesma. O eletrodo então será posicionado tangencialmente na base da verruga fazendo com que ela se desprenda da pele da paciente.

> - Nas lesões pequenas, o procedimento poderá ser feito ambulatorialmente.
> - Prescrever o uso do creme de lidocaína + prilocaína 30 a 60 minutos antes da termocauterização.
> - Lesões extensas deverão ser realizadas em centro cirúrgico sob raquianestesia.
> - Orientar a paciente para a possibilidade da ocorrência de hipopigmentação (Figs. 7.4-13 e 7.4-14).

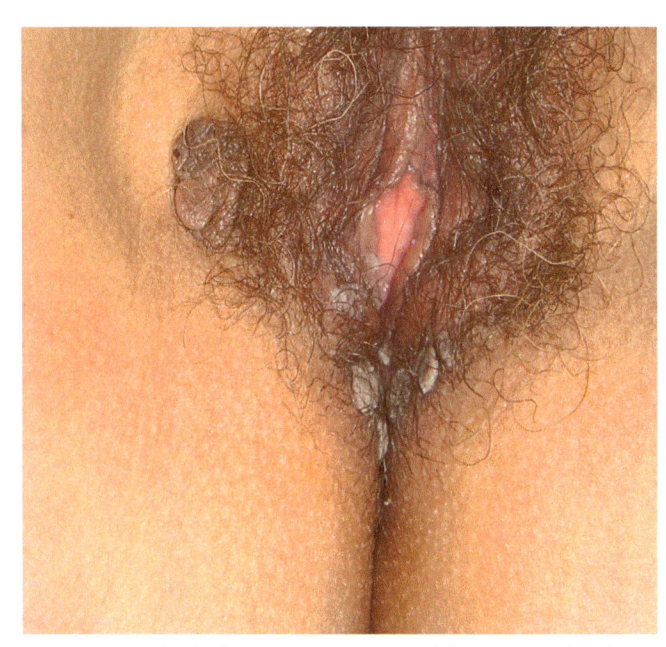

Fig. 7.4-13. Múltiplas lesões presentes ao nível da comissura labial posterior e região perianal. Nota-se presença de verruga em lábio maior direito. A coloração cinza das verrugas denota processo de queratinização avançado, o que contraindica medicação tópica pelo bloqueio à penetração dos fármacos. Indicada termocoagulação em centro cirúrgico com narcose. (Fonte: Rita Maira Zanine.)

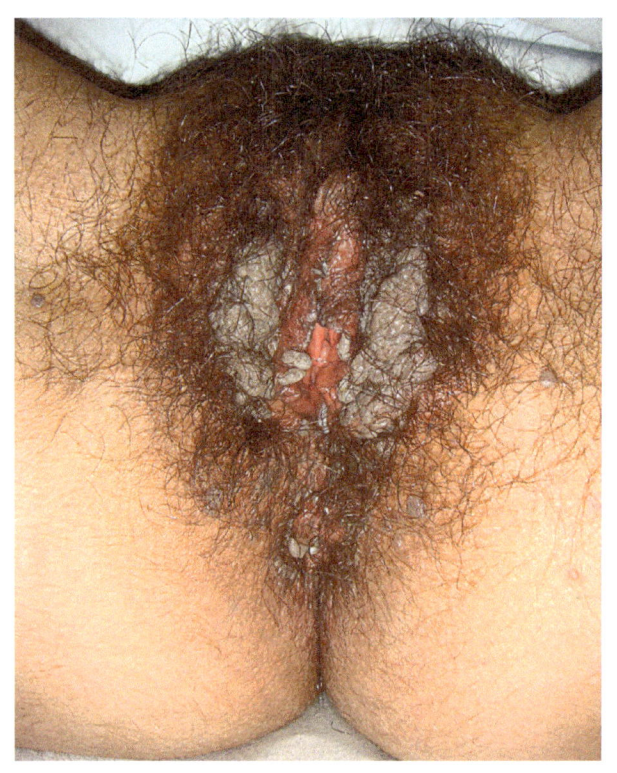

Fig. 7.4-14. Placa verrucosa recobrindo grandes lábios D e E com intenso processo de queratinização. Nota-se lesões pontuais em periano e períneo. Optou-se por termocauterização realizada em ambiente cirúrgico. (Fonte: Rita Maira Zanine.)

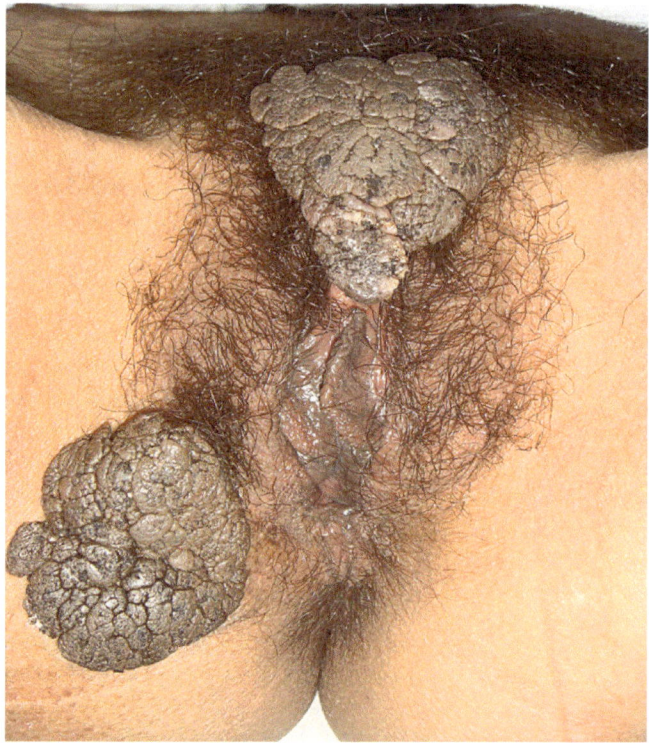

Fig. 7.4-15. Presença de duas lesões condilomatosas pedunculadas. Optou-se por exérese por meio de incisão dos pedículos com bisturi, seguida de cauterização da base sangrante. Procedimento realizado em centro cirúrgico. (Fonte: Rita M. Zanine.)

Cuidados Pós-Operatórios

É recomendável a prescrição de antiflamatório oral, como diclofenaco potássico 50 mg, VO, 8/8 h e paracetamol 750 mg, VO, 8/8 h. Banho de assento: para 3 litros de água, dissolver 10 colheres de sopa de povidine; o banho deverá ser realizado 4 vezes ao dia. Não há necessidade do uso de antibióticos e também de cremes ou pomadas cicatrizantes.

Métodos Excisionais

Têm a vantagem de oferecerem peça para o exame histopatológico. São indicados principalmente nos condilomas volumosos e também naqueles refratários aos tratamentos.

A excisão poderá ser feita com o bisturi comum ou o elétrico nos condilomas gigantes, ou também com a tesoura nos de menor tamanho. Basicamente as verrugas são excisadas, e a base das mesmas poderá ser cauterizada.[8]

A peça deverá ser encaminhada para exame anatomopatológico.

Os principais efeitos colaterais são: dor, formação de cicatriz e infecção (Fig. 7.4-15).

ESCOLHA DA MODALIDADE TERAPÊUTICA CONFORME A APRESENTAÇÃO CLÍNICA

Mulheres Imunocompetentes

Se não houver resposta ao tratamento em 3 semanas ou se a remissão completa não ocorreu entre 6 a 12 semanas, será apropriado mudar o modo de terapia.[9] Levar em conta a preferência da paciente (Fig. 7.4-16).

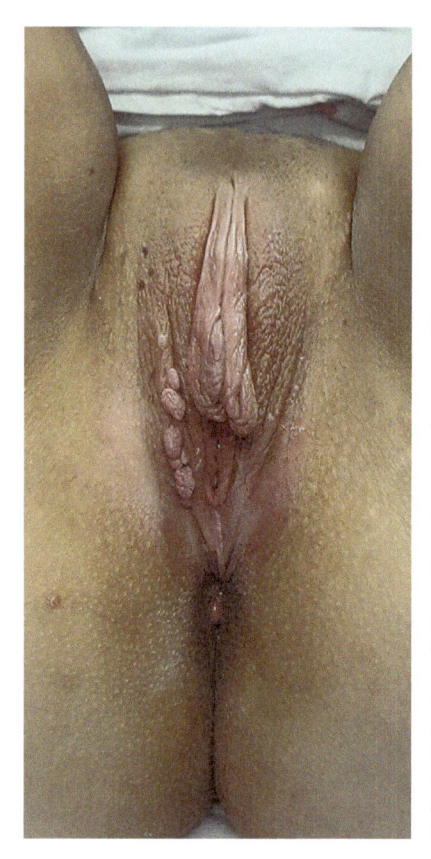

Fig. 7.4-16. Presença de lesões verrucosas em fila indiana em grande lábio direito. Optou-se por tratamento excisional realizado com tesoura em ambiente ambulatorial. A vantagem desta modalidade terapêutica se traduz pela necessidade de uma só visita. Foi orientado a paciente o uso de pomada de lidocaína + prilocaína cerca de 30 minutos antes da infiltração anestésica local, a qual foi realizada com um carpule. (Fonte: Rita Maira Zanine.)

Quando Escolher o Tratamento Autoadministrado

O imiquimode pode ser utilizado para as lesões externas pequenas. A principal vantagem do método está na resposta imune, e a desvantagem está representada pelo alto custo da medicação (Fig. 7.4-17).

A sinecatecina tem um alto custo e ainda está restrita aos estudos.

Se a medicação autoadministrada não tiver resultado em 3 semanas de uso ou não houver uma remissão total da doença em 6 a 12 semanas, uma nova modalidade de tratamento estará indicada.

Terapia Ambulatorial

Neste grupo encontram-se o ácido tricloroacético (ATA) e o termocautério.[2] A autoadministração do ATA pela paciente está totalmente contraindicada (Figs. 7.4-18 e 7.4-19).

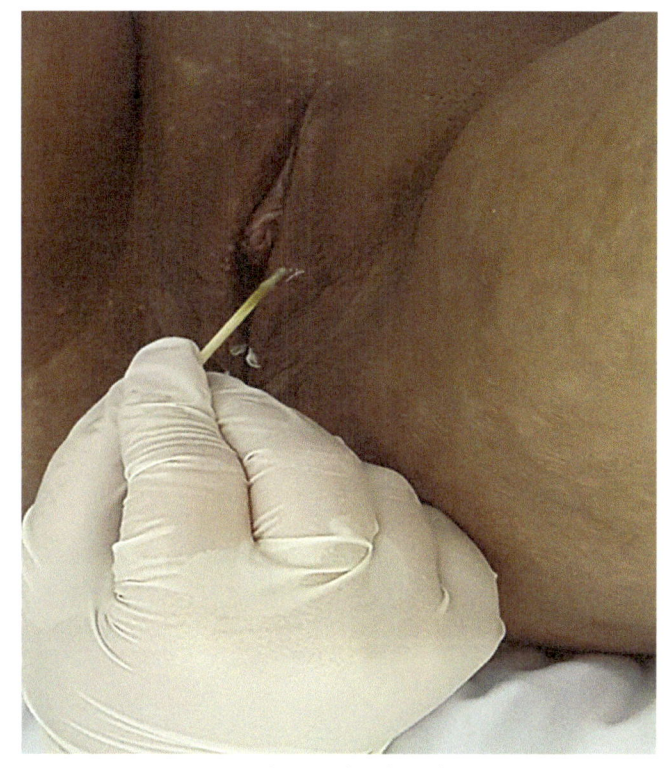

Fig. 7.4-18. ATA a 80% sendo aplicado sobre a lesão com uma haste flexível. Uma pequena pressão é feita sobre a área até o branqueamento da superfície. (Fonte: Rita Maira Zanine.)

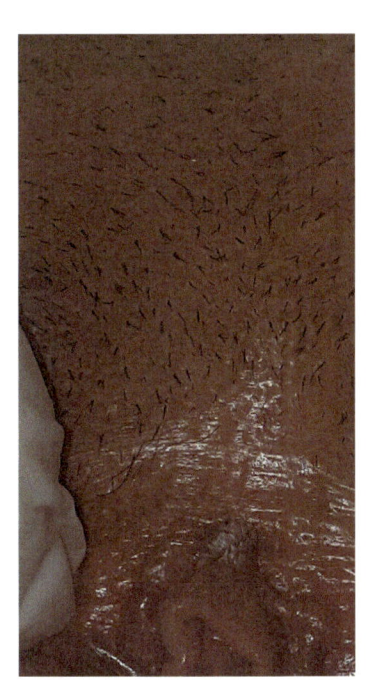

Fig. 7.4-17. Lesão verrucosa com superfície espiculada em capuz de clitóris. Prescrito imiquimode 5% 3 × por semana durante 4 semanas. (Fonte: Rita Maira Zanine.)

A administração do ATA pela própria paciente é inaceitável.

Lesões Localizadas na Vagina

O ATA a 80% poderá ser utilizado nas pequenas áreas da vagina em mulheres com até 5 verrugas. A ablação com o *laser* poderá ser feita com um controle da profundidade do tratamento. Outra opção de tratamento é o uso do termocautério, tendo o cuidado de não aprofundá-lo na parede vaginal. É recomendado o uso do eletrodo bola de 3 mm, que deverá ser aplicado suavemente na superfície da lesão, preferencialmente sob a visão do colposcópio. É importante levar em conta a possibilidade da formação de aderências nas paredes vaginais desnudas, e recomenda-se a utilização de creme de estrogênio durante 40 dias de pós-operatório.

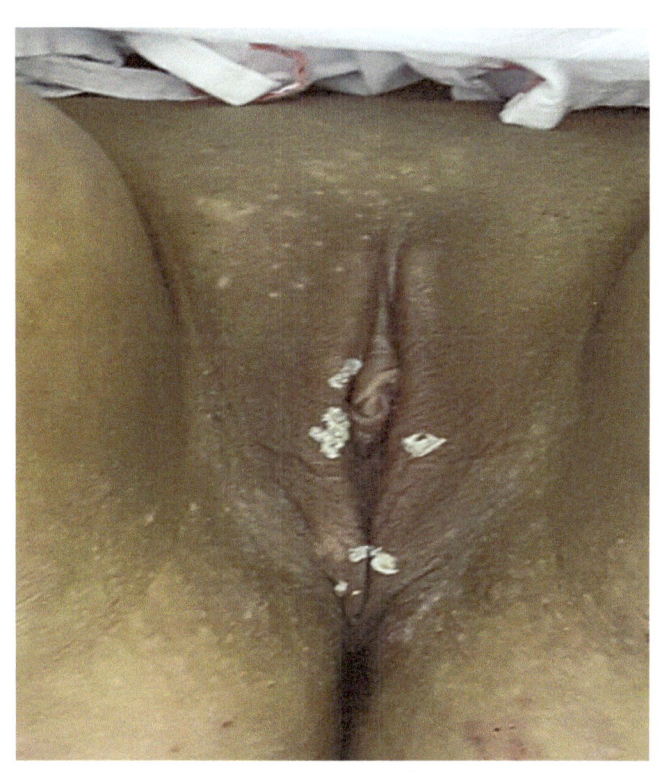

Fig. 7.4-19. Branqueamento da pele após aplicação do ATA. (Fonte: Rita Maira Zanine.)

> Os tratamentos com o *laser* e com o termocautério deverão ser realizados sob a orientação do colposcópio (Fig. 7.4-20).

Abordagem Nas Lesões Extensas

Nas áreas maiores que 20 cm², a melhor opção é a cirúrgica, pois a terapia clínica levará um longo tempo para se obter a resolução das lesões (Figs. 7.4-21 e 7.4-22).

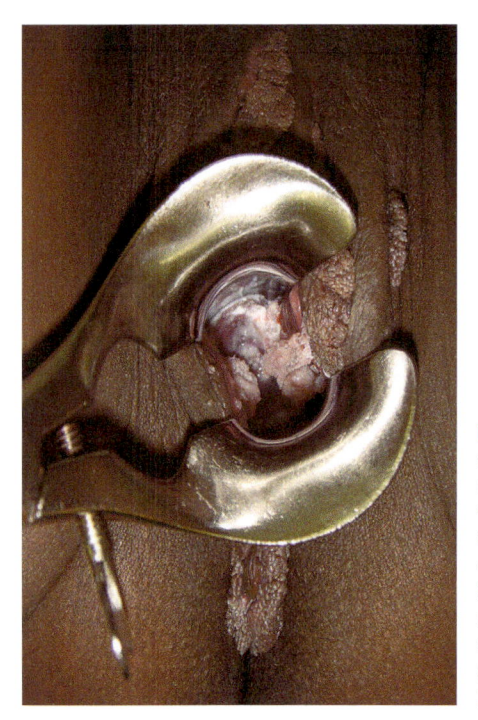

Fig. 7.4-20. Lesões exofíticas extensas em paredes vaginais D e E. Optou-se pelo uso do termocautério. Procedimento realizado em ambiente cirúrgico. (Fonte: Rita Maira Zanine.)

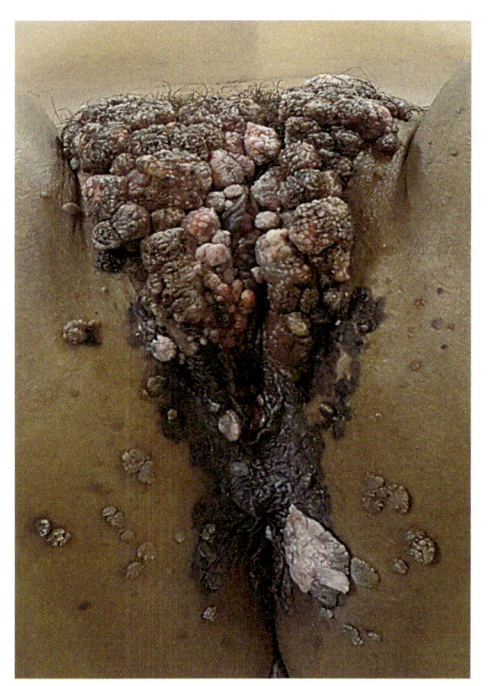

Fig. 7.4-21. Extensa lesão condilomatosa, ocupando toda a área vulvar, estendendo-se ao periano. Realizado tratamento excisional com bisturi elétrico (microagulha). Laudo do exame histopatológico mostrou condiloma acuminado. (Fonte: Rita Maira Zanine.)

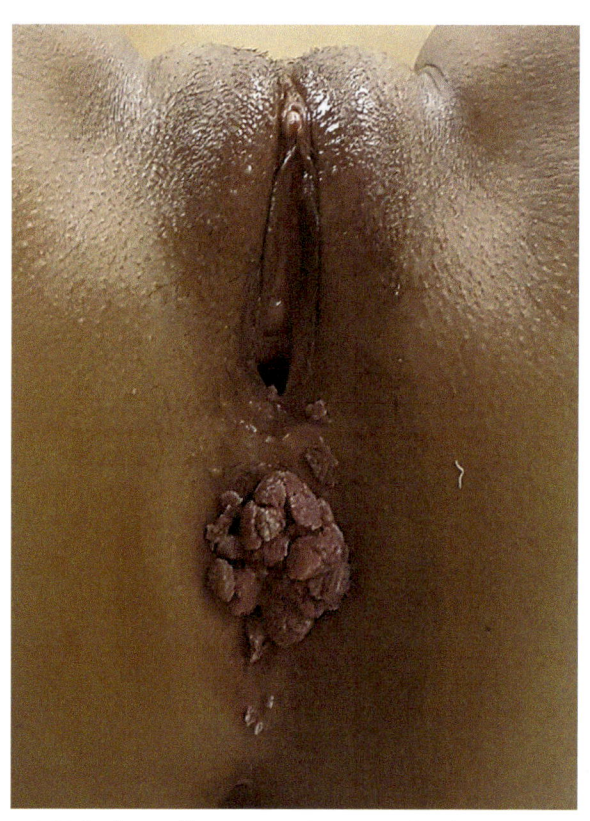

Fig. 7.4-22. Lesão condilomatosa, volumosa, perianal, com sintomatologia importante como prurido intenso acompanhado de sangramento e dificuldade para a defecação. Realizada termocauterização em centro cirúrgico. (Fonte: Rita Maira Zanine.)

Doença Recorrente e Doença Refratária

O mesmo tratamento que foi usado inicialmente deverá ser utilizado de novo. Na doença refratária, a melhor terapia é a cirúrgica ou a combinada. Uma biópsia excisional deverá ser feita para excluir a neoplasia. Alguns estudos foram realizados para verificar a combinação de terapias, como citodestrutivas, imunomediadas e cirúrgicas, tendo como foco a melhora das recorrências e melhoras nas taxas de cura. Teoricamente, as imunoterapias melhoram a carga viral, reduzindo o número de cópias do vírus, enquanto a citodestrutiva e a cirúrgica podem reduzir e erradicar a verruga. Os resultados destes estudos foram conflitantes.[10,11]

> Uma biópsia deverá ser feita para excluir neoplasia em caso de persistência da lesão após várias tentativas de tratamento.

Verrugas nas Mulheres na Menopausa

As lesões deverão ser biopsiadas antes do tratamento em razão da maior chance de terem um componente maligno.

Gestação

Existem aspectos importantes a ser considerados em relação à condilomatose durante a gestação.

Piora do Quadro Clínico na Gestação

O período gestacional está associado a um decréscimo na imunidade celular, fato este que poderá piorar a infecção viral.

A Possibilidade de um Tratamento Efetivo é Grande

As indicações para o tratamento são as mesmas que para as mulheres não gestantes. Lesões que obstruem a vagina deverão ser tratadas para a profilaxia de hemorragias e distocias durante a passagem do feto no canal do parto, porém a terapia não elimina o risco de transmissão vertical.

Drogas, como a podofilina, interferon e 5-FU, estão contraindicadas. Tendo em vista a escassez de estudos na literatura, o imiquimode deverá ser evitado. O ATA não é absorvido sistemicamente, possui uma alta taxa de clareamento das verrugas e as recorrências são menos frequentes quando usado na segunda metade da gestação.[12,13]

> O ATA é a droga de eleição durante o período gestacional, pois não tem absorção sistêmica.

Potencial Transmissão Vertical para o Feto e Recém-Nato

A manifestação da infecção pelo HPV nas crianças localiza-se principalmente na laringe e na conjuntiva. A papilomatose laríngea esteve presente em 50% das crianças cujas mães eram portadoras de verrugas genitais.[14] O risco de uma potencial transmissão permanece mesmo após ter sido feito o tratamento por provável presença do HPV, principalmente na cúpula vaginal e no endocolo. Existem estudos que demonstraram infecção neonatal em mulheres que foram submetidas à CST com bolsa íntegra.[15] O DNA viral foi detectado na placenta e no cordão umbilical, apontando para uma transmissão anteparto.[16]

A CST está indicada na presença de lesões volumosas que obstruem o canal do parto porque poderão causar hemorragia, distocias e dificuldades na reparação das lacerações do parto. Naquelas apresentações que além de volumosas são extensas e o diagnóstico for realizado a partir de 32 semanas, tem de se levar em conta o longo período pós-operatório, que é bastante desconfortável, e também a dificuldade técnica durante o procedimento cirúrgico, com a possibilidade de sangramentos de grandes proporções. Nesta situação valerá discutir a terapêutica com a paciente e tomar a decisão caso a caso.

As modalidades de tratamento na gestação deverão se basear no tamanho, na localização, na distribuição e no número de lesões. Muitas modalidades de terapia requerem múltiplas sessões e um seguimento frequente. Não existe superioridade de um tratamento em relação ao outro, apesar dos tratamentos cirúrgicos serem os mais indicados. A paciente deverá ser orientada quanto as taxas de sucesso e quanto ao risco e as complicações inerentes a cada modalidade de tratamento.[17]

> - O ATA é a droga de eleição durante o período gestacional, pois não tem absorção sistêmica.
> - O risco de uma potencial transmissão para o feto permanece mesmo após ter sido feito o tratamento, em decorrência da provável presença do HPV, principalmente, na cúpula vaginal e no endocolo.

> - Nas apresentações volumosas ou extensas com o diagnóstico realizado a partir de 32 semanas, tem de se levar em conta o longo período pós-operatório e também a dificuldade técnica durante o procedimento cirúrgico, com a possibilidade de sangramentos de grandes proporções.
> - Não existe superioridade de um tratamento em relação ao outro.

Um dos métodos mais utilizados é a vaporização com o *laser* que tem por finalidade destruir a lesão, porém ele possui efeitos secundários indesejáveis, como dor, reação inflamatória secundária e cicatrização com queloide. O período de cicatrização é muito longo e a recorrência fica em torno de 5 a 50%. Em 2013, Huo *et al.* utilizaram uma fonte de calor proveniente de uma lâmpada de tungstênio/halogênio. Usaram 44 graus uma vez por dia durante 3 dias consecutivos, e cada sessão durou 30 minutos.[18]

Uma semana depois, a paciente recebeu dois tratamentos consecutivos a mais.

Fizeram um seguimento semanal até 4 semanas, onde foi constatado uma diminuição no tamanho das lesões, com resolução completa na quinta semana. Houve sensação de queimação e reação inflamatória durante o tratamento.

A vantagem da hipertermia é a grande tolerabilidade por parte das pacientes. Não há necessidade de anestesia. A desvantagem é a sensação de queimação e a dor no local que são temporárias. A tolerância depende do local onde estão as lesões.

O mecanismo de como a hipertermia funciona não está bem elucidado.

O calor local poderia provocar a migração das células de Langerhans maduras, estimular os efeitos citotóxicos e apoptóticos, e induzir a produção de interferon endógeno nas verrugas genitais.

A hipertermia tem um papel indireto, facilitando a resposta imune específica contra a infecção pelo HPV (Figs. 7.4-23 a 7.4-30).

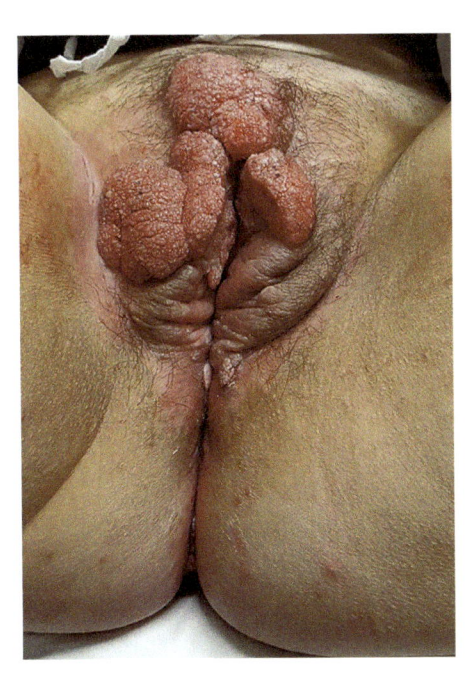

Fig. 7.4-23. Tumor com margens irregulares extendendo-se do monte pubiano até a prega interglútea e periano, com presença de infecção secundária, dor, sangramento e focos de necrose. Paciente na 26ª semana de gestação. (Fonte: Rita Maira Zanine.)

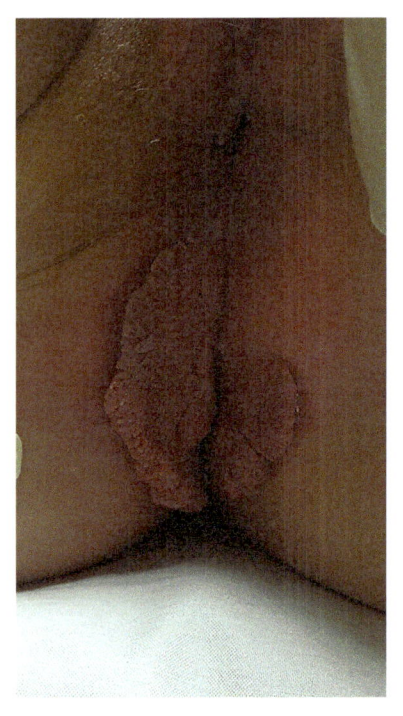

Fig. 7.4-24. Caso da Figura 7.4-23. Nota-se tumor verrucoso em sulco interglúteo. (Fonte: Rita Maira Zanine.)

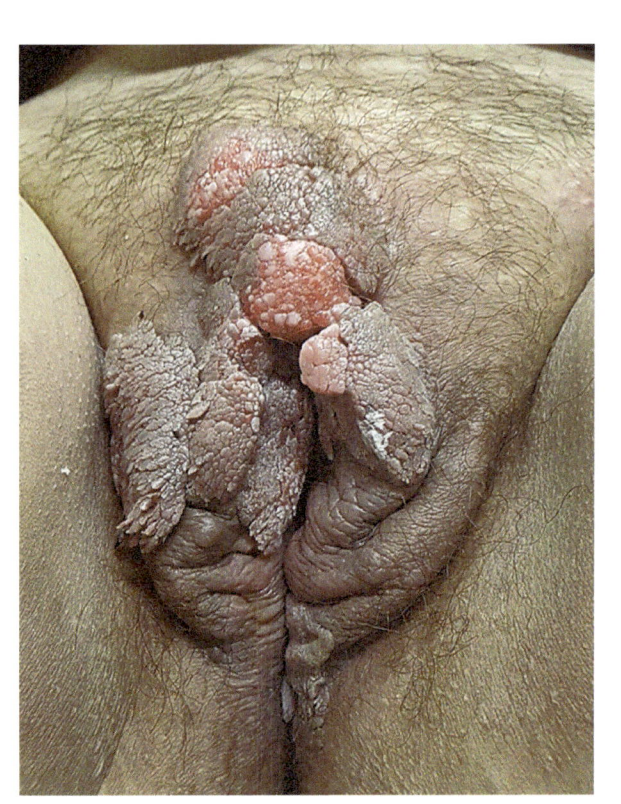

Fig. 7.4-25. Neste caso, optou-se por tratamento expectante por causa das grandes áreas de acometimento com possíveis complicações, como dificuldade para cicatrização, infecção, inflamação e parto prematuro. Paciente na 34ª semana de gestação. Indicada CST em consequência da obstrução do canal do parto. (Fonte: Rita Maira Zanine.)

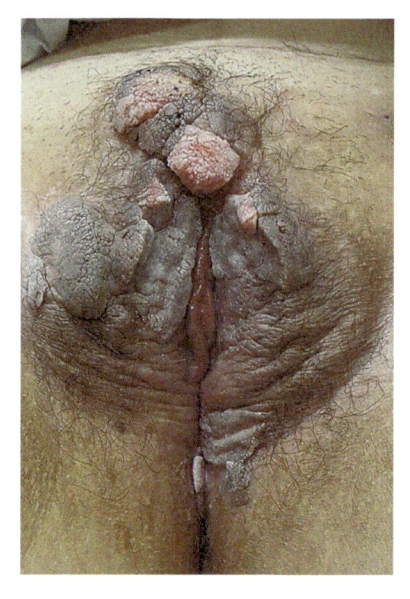

Fig. 7.4-26. Caso da Figura 7.4-25. Observa-se melhora do quadro com o final da gestação. Paciente no 34º dia de puerpério. (Fonte: Rita Maira Zanine.)

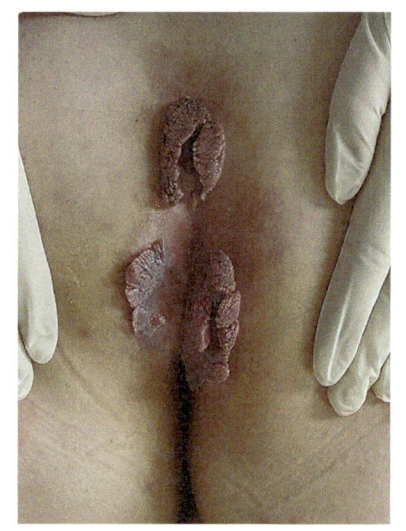

Fig. 7.4-27. Caso da Figura 7.4-25. Lesão na prega interglútea exibindo melhora. Paciente no 34º dia de puerpério. (Fonte: Rita Maira Zanine.)

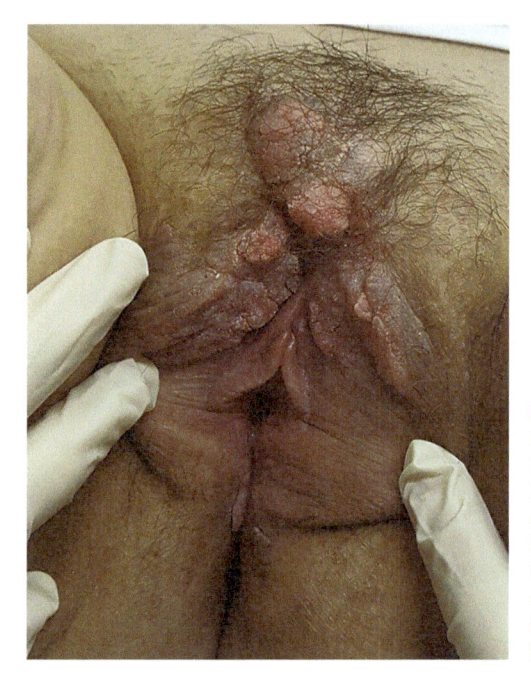

Fig. 7.4-28. Caso da Figura 7.4-25. Nota-se melhora da lesão em 8 meses pós-CST. (Fonte: Rita Maira Zanine.)

INFECÇÕES NO TRATO GENITAL INFERIOR

terapêuticas excisionais. Apesar do tratamento das lesões, a recorrência ocorre com todos os tipos de terapia nesta população.[21,22]

- A biópsia das lesões está indicada principalmente naquelas com apresentações atípicas, pois a presença de NIV e carcinoma invasivo são mais comuns nesta população.
- A taxa de recorrência é maior entre as pacientes imunossuprimidas (Figs. 7.4-31 e 7.4-32).

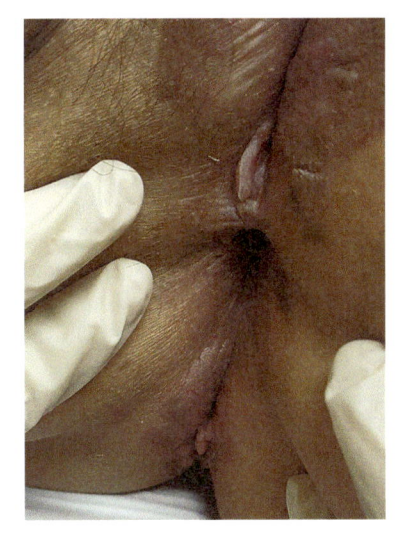

Fig. 7.4-29. Lesão perianal oito meses depois CST. (Fonte: Rita Maira Zanine.)

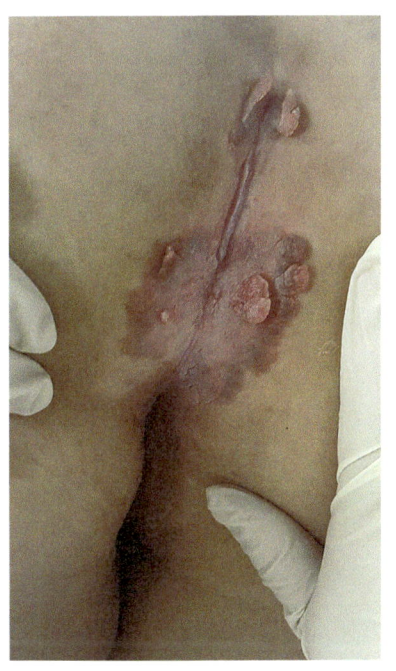

Fig. 7.4-30. Caso da Figura 7.4-25. Observa-se melhora na lesão em prega intergútea. Paciente 8 meses após o parto. (Fonte: Rita Maira Zanine.)

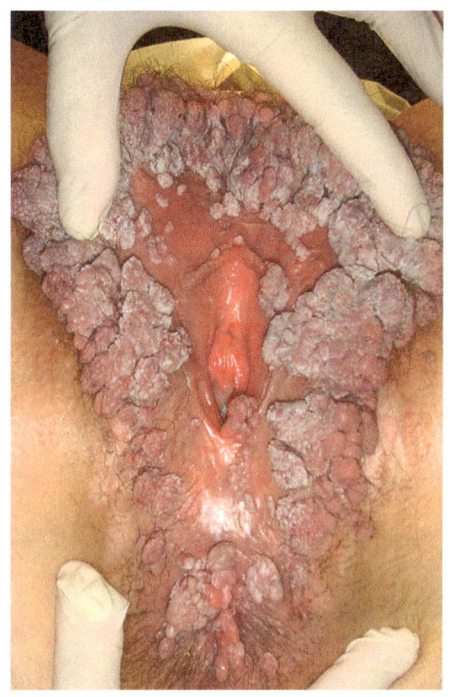

Fig. 7.4-31. Paciente com 26 anos de idade portadora de lúpus eritematoso sistêmico. Extensa lesão recobrindo toda a superfície vulvar e região perianal. Optou-se por retirada cirúrgica da lesão. (Fonte: Rita Maira Zanine.)

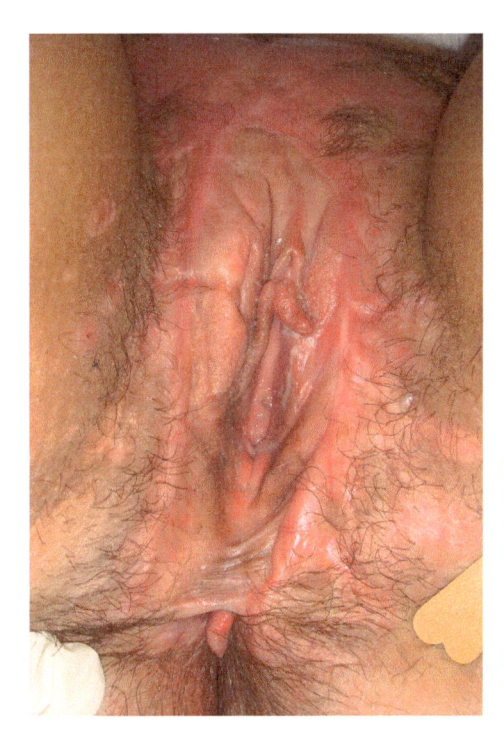

Fig. 7.4-32. Caso da Figura 7.4-31 em seis meses de pós-operatório. Ausência de lesões e arquitetura vulvar preservada. (Fonte: Rita Maira Zanine.)

Verrugas nas Pacientes Portadoras do HIV ou Imunossuprimidas

As pacientes imunossuprimidas têm tendência a formar verrugas de grandes proporções. A prevalência é maior nas portadoras do vírus do HIV, e estas mulheres são infectadas por mais de um tipo de HPV, com uma maior carga viral.[19] A biópsia das lesões está indicada principalmente naquelas com apresentações atípicas, pois a presença de neoplasia intraepitelial vulvar (NIV) é mais comum nesta população de mulheres.

Após a biópsia ter sido realizada e a presença de NIV ter sido afastada, o tratamento inicial poderá ser feito com o imiquimode nas lesões pequenas e em menor número, pois esta droga é efetiva e a taxa de remissão obtida com ela é maior que com as outras modalidades tanto clínicas como excisionais.[20] Em razão da imunidade estar deficiente, existe um potencial para o aparecimento de lesões extensas e de difícil tratamento, e este tipo de apresentação é mais bem manejada com as

Qual a Melhor Abordagem quando Há Envolvimento do Clitóris e da Uretra?

O tratamento das verrugas localizadas no clitóris deverá ser feito da mesma maneira que nas apresentações em outras regiões vulvares. O imiquimode poderá ser utilizado como primeira escolha, seguido do ATA e do procedimento cirúrgico, desde que este seja realizado por um profissional experiente.

Na abordagem das verrugas uretrais, é importante saber a localização da lesão no canal da uretra. As que se encontram no meato uretral ou a poucos milímetros dentro do canal podem ser tratadas pelo ácido tricloroacético, principalmente nas verrugas pequenas. A aplicação deverá sempre ser realizada pelo clínico com o auxílio de *swabs* menores, tendo o máximo cuidado com o tecido sadio ao redor da área a ser tratada. É importante proteger a região normal com uma fina camada de vaselina sólida, e o uso da pomada de prilocaína + lidocaína é de grande ajuda para evitar a ardência que se instala durante os minutos subsequentes à aplicação do produto.[23]

A podofilotoxina tem sua indicação, mas não é mais comercializada no Brasil e sua eficácia é de 50%.

O fluorouracil (5-FU) poderá ser utilizado cuidadosamente nas lesões de uretra com um pequeno *swab* 2 vezes por semana durante 3 semanas, e, se o resultado positivo não for obtido, uma nova série está contraindicada pela possibilidade de provocar ulceração.

As lesões localizadas até 15 mm no canal uretral podem ser tratadas pelo *laser* de CO_2, e a potência a ser empregada deve ser menor que a usada para o tratamento das lesões na genitália externa. A principal complicação é o sangramento. As complicações tardias são a estenose do canal e meato uretral, sendo, muitas vezes, necessária uma dilatação cirúrgica.[23]

No caso da presença de lesões extensas, elas poderão ser retiradas pela ressectoscopia e a sua base pode ser tratada com o *laser*.

Um rigoroso controle deve ser realizado em 6 semanas após a abordagem, e trimestralmente durante um ano para o controle da recidiva e também da estenose. O tratamento com o *laser* tem 85% de eficácia (Figs. 7.4-33 a 7.4-36).[23]

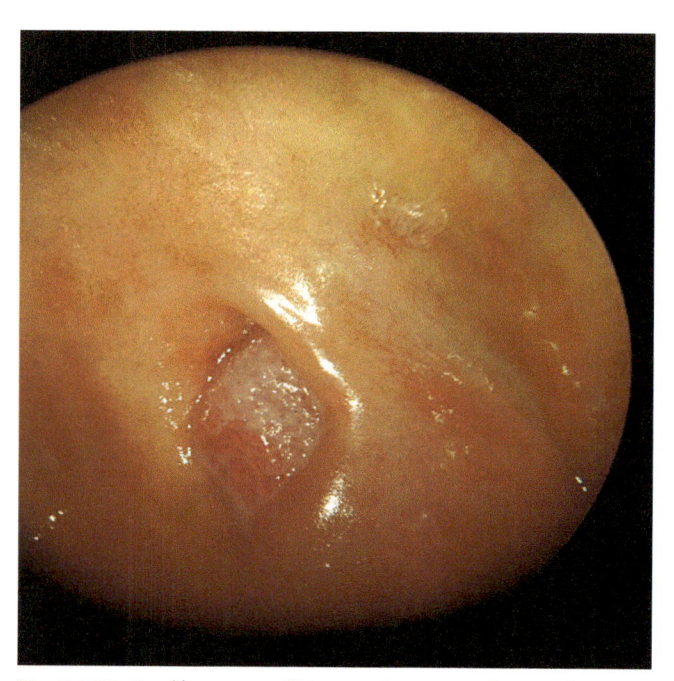

Fig. 7.4-33. Condiloma em orifício uretral com superfície papilar. Prescrito o ATA a 80%. (Fonte: Rita Maira Zanine.)

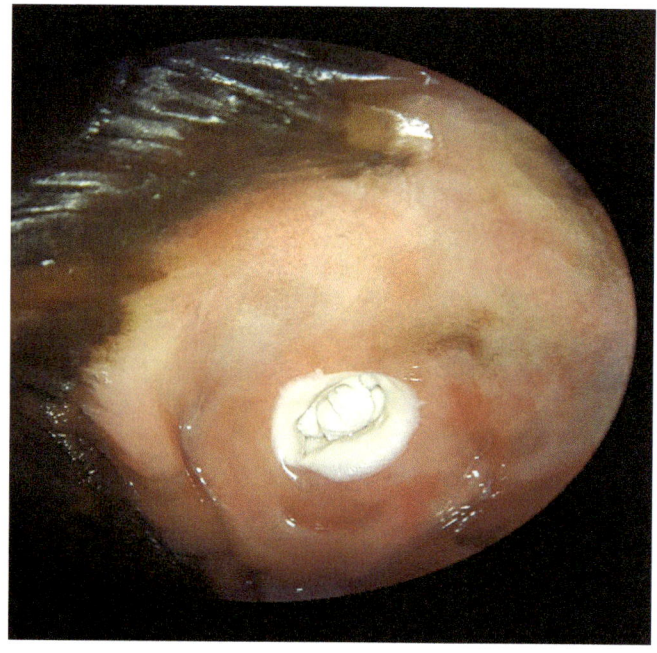

Fig. 7.4-34. Mesma paciente da Figura 7.4-33 imediatamente após a aplicação com o ATA a 80%. (Fonte: Rita Maira Zanine.)

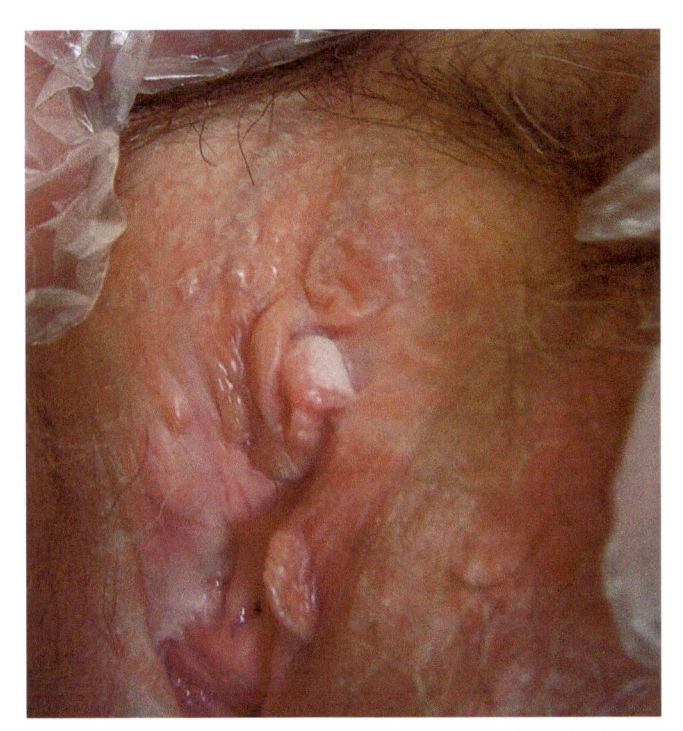

Fig. 7.4-35. Placa branca de superfície verrucosa em cabeça de clitóris. Prescrito imiquimode 5% 3 × por semana durante 4 semanas. (Fonte: Rita Maira Zanine.)

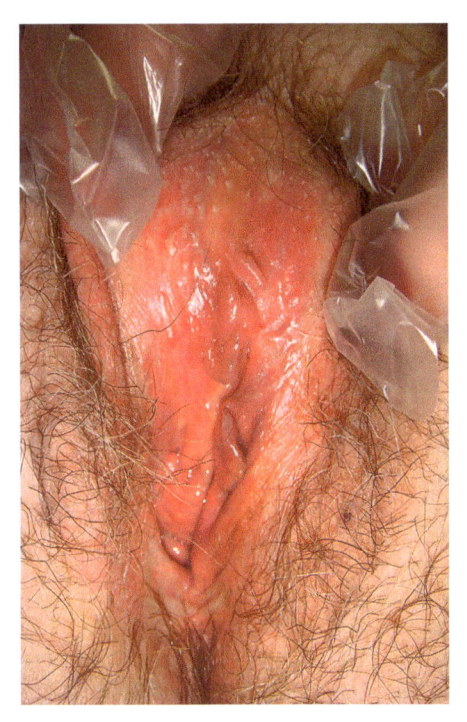

Fig. 7.4-36. Paciente da Figura 7.4-35 após o ciclo de 4 semanas de uso do imiquimode. Remissão total da doença. (Fonte: Rita Maira Zanine.)

Condiloma Acuminado Gigante (Tumor de Buschke-Lowenstein)

O condiloma gigante ou tumor de Buschke-Lowenstein (TBL) está, geralmente, associado aos tipos de HPV 6 e 11 e é caracterizado por um crescimento excessivo de uma massa verrucosa nas regiões genital ou perianal. É uma lesão benigna, porém com um comportamento extremamente agressivo e um grande poder de infiltração nas estruturas adjacentes, o que pode levar a uma destruição tecidual por compressão.[24] A lesão inicia-se por uma placa queratósica que se expande lentamente se assemelhando a uma couve-flor. O crescimento é lento nas pacientes imunocompetentes, mas poderá ter uma evolução rápida na população imunocomprometida.[25] Esta lesão possui um alto índice de recorrência e um baixo risco de transformação maligna.[26]

O crescimento exagerado da lesão resulta em uma dificuldade para realizar a higiene, o que facilita o aparecimento de infecção secundária ao mesmo tempo em que causa uma distorção da arquitetura vulvar, resultando em uma baixa qualidade de vida para a paciente. A imunodeficiência do hospedeiro contribui para o crescimento rápido do tumor e também para as recidivas e persistência da doença.[27]

A incidência na população geral é em torno de 0,1%, sendo assim considerado uma doença rara.[28] No entanto, acredita-se que esta incidência esteja aumentando. SAFI *et al.*, em 2013, citam em seu artigo que, durante sua revisão em busca de casos de TBL da região anal, a incidência de relatos de caso da literatura foi de 1,2 casos/ano no último milênio; porém, só na última década, este número subiu para 6,3 casos/ano, sugerindo que pode estar ocorrendo um aumento na incidência da doença.[29]

De acordo com a literatura, acomete mais homens do que mulheres. O estudo de Lucena *et al.*, realizado em 2014, cita a proporção de cerca de 2,2 homens para 1 mulher. Em um estudo de Spinu em 2014 foi descrito uma proporção um pouco maior de 2,7 homens para 1 mulher.[30] Já Safi *et al.*, em 2013, em sua revisão de literatura com 63 casos de TBL, encontraram uma proporção ainda maior de 3,2 homens para 1 mulher e levantaram a hipótese que esta diferença poderia se justificar por hábitos homossexuais entre a população masculina.[29]

A faixa etária acometida pela doença apresenta um intervalo abrangente, entre 18-70 anos, todavia a maior parte dos pacientes é acometida entre a quarta e sexta décadas de vida.[30,31]

Quadro Clínico e Evolução da Doença

Clinicamente apresenta-se como uma lesão exofítica, caracterizada como uma massa verrucosa, de aspecto em couve-flor, podendo acometer a região vulvar, peniana, perianal e/ou anal e com crescimento lento e gradual. Por causa do grande volume que esta massa pode ocupar, é comum a queixa de dificuldade para deambulação, dor em região genital e dificuldade de higiene. No sexo feminino, é comum a associação de queixa de secreção de odor fétido. Outros sintomas associados são: prurido, formação de fístulas, focos de necrose, sangramento e, em casos mais raros, perda ponderal.[30]

Sua localização preferencial nas mulheres está na região vulvar em 90% dos casos, porém pode apresentar-se também em região anorretal.[32]

A presença de comorbidades que induzam uma imunossupressão na paciente, em geral, agrava e acelera a evolução do TBL. Talvez o exemplo mais representativo que possa ser dado para esta situação são os casos de co-infecção HIV-HPV em que a paciente se encontra imunocomprometida por falta de tratamento da imunodeficiência (CD4 com contagem baixa e carga viral elevada). Nas pacientes soropositivas sem tratamento adequado, o crescimento tumoral pode tornar-se acelerado e ganha proporções maiores em relação às pacientes imunocompetentes; isso em consequência de uma resposta imune celular deficiente e de uma tendência a maior proliferação do vírus HPV nestas pacientes. A interação entre os vírus HIV e HPV altera os mecanismos de defesa da mucosa local, aumentando a transcrição do vírus HPV e, consequentemente, provocando uma redução na população de macrófagos, células de Langerhans e células CD4 que causam um aumento da proliferação do HPV.[28]

A gestação, pelas suas peculiaridades, é outra situação que requer atenção do clínico. As modificações fisiológicas na genitália externa, associadas às alterações no sistema imune materno, criam um ambiente propício para a replicação do HPV. Desta maneira, o condiloma acuminado gigante tende a se desenvolver de forma acelerada resultando em massas de grande volume.[33] O tratamento durante este período deverá ser individualizado levando em conta o potencial de transmissão para outras pessoas, para o feto e também para desobstruir o canal do parto.[34]

Ainda se deve levar em consideração que, no puerpério, há uma tendência à regressão espontânea das lesões, já que há a recuperação do sistema imunológico da paciente.[35]

Recidivas são frequentes nos pacientes com condiloma acuminado gigante, sendo estimadas entre 60-70% pela literatura.[27,30] Tendo em vista este índice elevado de recidivas, após o tratamento das lesões é aconselhado um seguimento rigoroso com consultas e exame físico a cada 6 meses, nos primeiros 2 anos; e, após este período, manter, pelo menos, uma consulta anual.[36] Algumas hipóteses são consideradas para justificar esta elevada taxa de recidiva: reinfecção por meio do contato sexual com o mesmo ou outro parceiro; reativação do HPV após um período de incubação; e falha em eliminar completamente o vírus de uma lesão preexistente.[37]

A degeneração maligna pode ocorrer em 30-50% dos casos, apesar do potencial oncogênico baixo do HPV 6 e 11. A ocorrência de metástase é rara.[30]

Por este comportamento localmente invasor, apesar de uma histologia benigna muito semelhante ao condiloma acuminado vulgar, muitos autores questionam se o TBL não seria um espectro do carcinoma verrucoso anogenital.[31]

Diagnóstico

O diagnóstico definitivo se dá pelo estudo histopatológico das peças de biópsia. É bom lembrar que um diagnóstico diferencial deverá ser feito com o carcinoma. Muitas vezes, a biópsia é negativa pela insuficiência de material representativo do tumor. Na mesma lesão, pode ser visto um amplo espectro de achados, desde o condiloma até o carcinoma invasor. Desta maneira, são necessárias várias biópsias envolvendo toda a profundidade da lesão, pois as amostras superficiais podem demonstrar somente um componente inflamatório ou, talvez, o tecido espessado correspondente ao condiloma, fazendo com que o patologista fique impossibilitado de avaliar uma possível rotura da lâmina basal.[31]

O diagnóstico definitivo que exclui a doença invasora só é possível quando a amostra inteira é submetida ao exame histopatológico.[34]

O condiloma gigante é uma variante do carcinoma verrucoso segundo alguns autores, porém outros acham que deveria ser usada uma nomenclatura diferente para a mesma doença, o que também contribui para a dificuldade no diagnóstico desta doença.[31]

O TBL apresenta-se histologicamente como uma grande proliferação papilar (papilomatose), hiperceratose, acantose, paraceratose, atipia de baixo grau, mitoses em número baixo a moderado e uma tendência a invasão com destruição dos tecidos adjacentes.[38] Entretanto, o que diferencia o TBL do carcinoma verrucoso é a ausência de invasão da membrana basal.[30]

Tratamento

O condiloma gigante é um tumor agressivo, sendo o seu tratamento bastante desafiador por causa do seu tamanho e o grau de invasão tecidual local. As dificuldades de tratamento estão associadas à presença de sangramento, à recorrência e à necessidade da manutenção da arquitetura vulvar.[39]

Os tratamentos clínicos não são ofertados como primeira linha em decorrência do volume da lesão e também da dificuldade deles em penetrar no tecido. Taxas maiores de recorrência estão associadas a esta modalidade terapêutica pela destruição insuficiente da massa tumoral.

O tratamento cirúrgico é o mais indicado para este tipo de tumor.[39] A excisão do tumor permite melhorar a qualidade de vida do paciente e gera um grande impacto na sua autoestima. Com essa abordagem, o retorno às atividades laborais e à atividade sexual se dá de maneira precoce, reduzindo o impacto da doença tanto para o paciente quanto para a sociedade.

Basicamente, os procedimentos cirúrgicos poderão ser feitos com reconstrução imediata por retalhos de pele ou por meio de uma cicatrização por segunda intenção.[40]

Ao contrário do condiloma acuminado comum, o TBL é caracterizado pela tendência a infiltrar as estruturas profundas, mas também por um alto potencial de transformação maligna (30 a 50%) e por taxas elevadas de recorrência (66%).[24]

A excisão local alargada com obtenção de margens livres é o tratamento de escolha para o TBL e para a prevenção de recorrências.[35]

Estas lesões apresentam grandes dimensões e estão profundamente infiltradas, e, algumas vezes, são necessárias cirurgias maiores como exenteração pélvica ou amputação abdominoperineal.

De fato, uma abordagem mais agressiva é necessária nos casos de transformação maligna ou nas recidivas.

Esta cirurgia pode ter complicações, como sangramento, em razão da intensa vascularização da massa, e, em decorrência disto, foi sugerida uma quimiorradioterapia para diminuir o tamanho do tumor. Mais recentemente foi descrita uma angioembolização do tumor com resultados satisfatórios.[24]

O resultado das cirurgias para os TBL resulta em feridas extensas de difícil manejo pós-operatório. Existe o risco do aparecimento de estenose anal e também vaginal como consequência do tecido fibroso cicatricial. Este fato é responsável pela perda da qualidade de vida da paciente, impossibilitando o ato sexual e a defecação e, muitas vezes, sendo acompanhado de dor e sangramento.[24]

Para prevenir esta ocorrência, foram propostas intervenções cirúrgicas com posterior reconstrução por meio de retalhos e enxertos cutâneos. Uma das técnicas mais utilizadas foi a confecção do retalho em Y-V.

As críticas a esta técnica se dão pelo risco de necrose isquêmica da ferida e pela perda do tecido elástico do canal anal em decorrência das dimensões inadequadas das extremidades do retalho.[24]

A técnica da rotação bilateral de retalho de Ferguson ou S-*flap* foi a primeira utilizada na abordagem da estenose anal. Por causa da necessidade de grandes excisões e um processo longo de cicatrização, ela está indicada somente para casos muito específicos.

Todos os tipos de reconstrução demandam um tempo cirúrgico maior acompanhado de um longo período de internação em consequência dos cuidados necessários para uma cicatrização segura. Estão associados a um maior sangramento e também ao surgimento de infecção que poderá paradoxalmente ocasionar o surgimento da estenose de ânus e vagina.[24,40,41]

Os potenciais benefícios de uma reconstrução deverão ser analisados em relação ao risco de uma estenose.

De acordo com Klaristenfeld *et al.*, em 2008, apesar da extensa retirada e destruição tecidual resultantes da abordagem cirúrgica nos TBL, a cicatrização ocorre sem maiores problemas e o risco da estenose é muito pequeno. Em seu estudo com 41 pacientes, foi encontrado um risco que variou entre 0 a 2,4%. O período de seguimento desta amostra foi relativamente curto, o que pode ter influenciado no resultado, pois os fenômenos constritivos tendem a aparecer ao longo do tempo. A maioria da fibrose cicatricial ocorre nos primeiros 6 meses de pós-operatório, mas a remodelação tecidual continua ao longo do tempo. Este autor sugere ser a reconstrução desnecessária tanto por razões econômicas como médicas.[41]

Os procedimentos cirúrgicos estão divididos em:

Cirurgia Radical

O tratamento classicamente recomendado é a ressecção radical de todo o tumor, resultando em grandes incisões, com margens amplas de aproximadamente 1,5 cm, alcançando uma profundidade mínima entre 5-8 mm a partir da pele, para diminuir a possibilidade de recidivas. Na maioria dos casos, quando esta cirurgia é realizada, há necessidade de rotação de retalhos ou enxertos. Este tipo de procedimento apresenta grande comorbidade e exige longo tempo cirúrgico e de internação, além de ter alto custo financeiro. Todavia, apresenta o melhor resultado se considerarmos as taxas de recorrência baixíssimas da doença após este tipo de tratamento (Fig. 7.4-37).[29]

Nos casos em que o TBL se encontra predominantemente na região anal e quando tem um volume significativo, exigindo um debridamento extenso da região, alguns autores recomendam a realização de colostomia temporária para melhor cicatrização da ferida, tendo em vista a grande dificuldade de higiene inerente a localização do tumor. Outros apenas indicam um preparo intestinal no período pré-operatório para esvaziar o intestino e, no pós-operatório, instituem uma dieta pobre em fibras e o uso de loperamida para diminuir a frequência das evacuações e evitar contaminação.[29]

Mesmo em tumores de grande volume, o manejo cirúrgico poderá ter algumas alterações com o objetivo de diminuir o tempo operatório e amenizar o desconforto no pós-operatório. O caso a seguir ilustra bem esta opção.

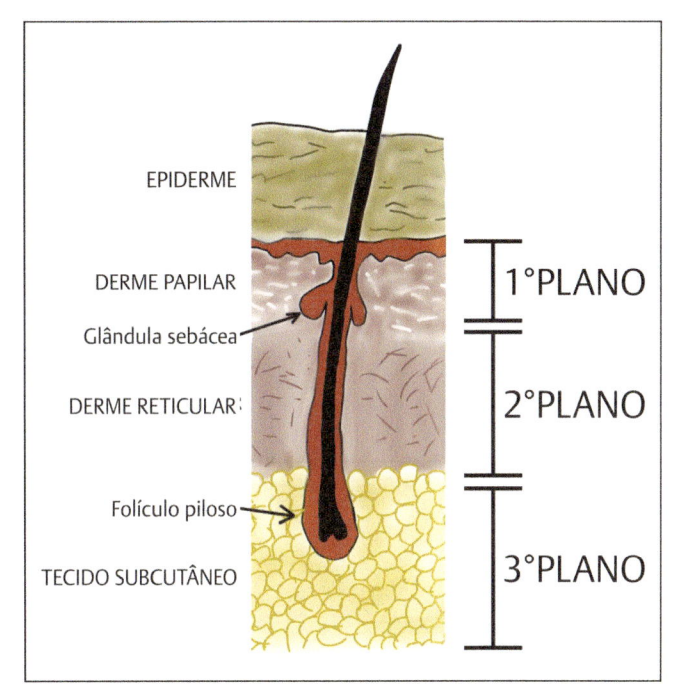

Fig. 7.4-37. Desenho esquemático dos planos cirúrgicos da pele. (Fonte: Cibele Feroldi Maffini.)

Paciente de 36 anos deu entrada no setor de patologia do trato genital inferior e colposcopia do CHC/UFPR, com queixa de lesão vulvar, com início há 9 anos e crescimento insidioso. No exame, apresentava massa de grande volume com aspecto em couve-flor, de coloração cinzenta, que envolvia ambos os lábios maiores e menores, estendendo-se anteriormente ao monte pubiano e posteriormente a região perianal. O tumor obliterava o meato uretral, o introito vaginal e o orifício anal. A massa tumoral apresentava consistência firme com uma superfície rugosa e múltiplas áreas de necrose. Pequenas lesões satélites foram visualizadas ao redor do tumor. Notou-se a presença de um corrimento com odor pútrido que drenava do corpo tumoral. Não havia linfadenopatia inguinal. O diagnóstico de condiloma gigante foi feito, optando-se pela abordagem cirúrgica com algumas modificações na técnica.

A paciente foi operada com anestesia raquidiana. Optou-se pelo uso do bisturi elétrico, com uma profundidade de excisão até a derme reticular, ou seja, o segundo plano cirúrgico. A dissecção teve início no monte pubiano com a preocupação de deixar 1 cm de margem livre. O tumor foi totalmente contornado tanto pela face externa como pela face interna, sendo a peça retirada em bloco, o que permitiu uma análise histopatológica bem detalhada.

Os vasos sangrantes foram coagulados um a um e o tecido remanescente apresentou uma coloração amarelada na maior parte, com algumas partes de cor camurça, o que denotou o aprofundamento da dissecção até o terceiro plano em alguns momentos.

Optou-se pela cicatrização por segunda intenção da ferida operatória. A paciente evoluiu bem, recebendo alta hospitalar na terceira semana de pós-operatório por condições socioeconômicas.

A Figuras 7.4-38 a 7.4-46 mostram a sequência do caso anterior.

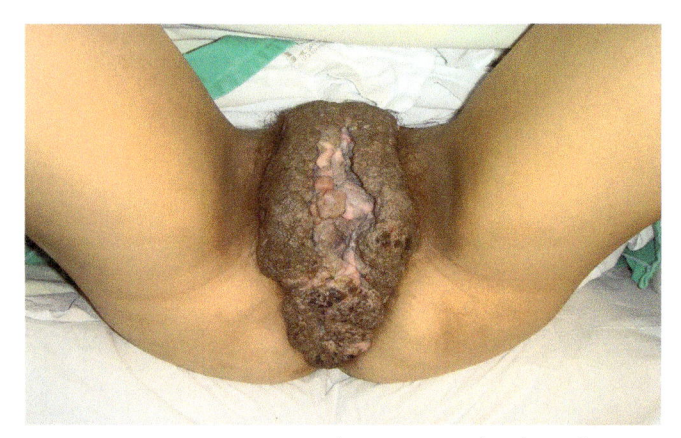

Fig. 7.4-38. Extensa massa tumoral vegetante recobrindo totalmente a vulva e periano. Nota-se pontos de necrose em superfície. (Fonte: Rita Maira Zanine.)

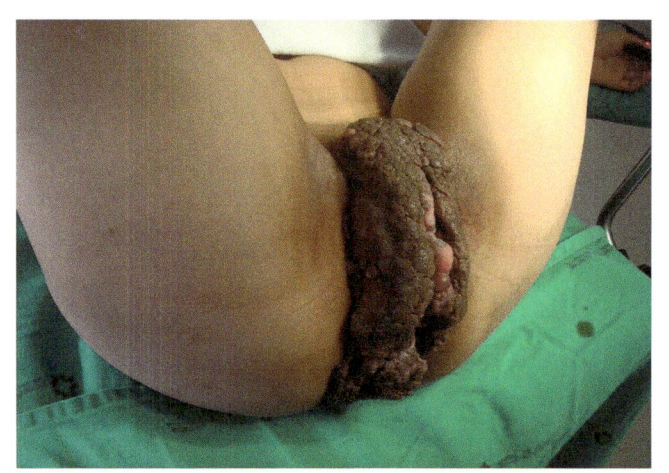

Fig. 7.4-39. Visão lateral da lesão. Notar o volume da lesão, o que tornava difícil a deambulação da paciente. (Fonte: Rita Maira Zanine.)

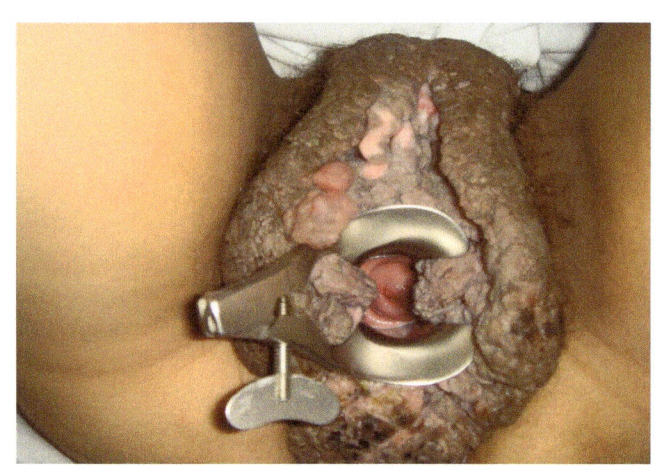

Fig. 7.4-40. Visão do canal vaginal no exame especular. Ausência de lesão condilomatosa. (Fonte: Rita Maira Zanine.)

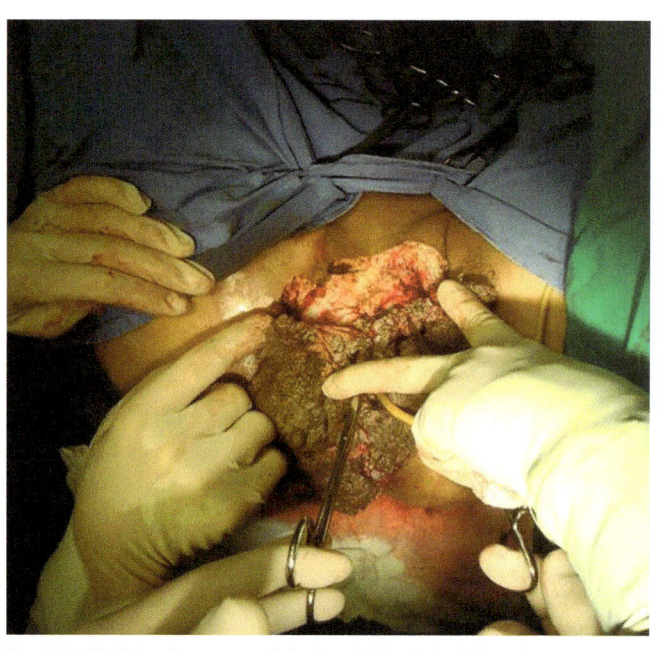

Fig. 7.4-41. Primeiro tempo cirúrgico. Início da incisão sobre o monte pubiano. Esta abordagem facilita a retirada da massa tumoral por evitar o sangramento decorrente da ressecção no campo operatório. (Fonte: Rita Maira Zanine.)

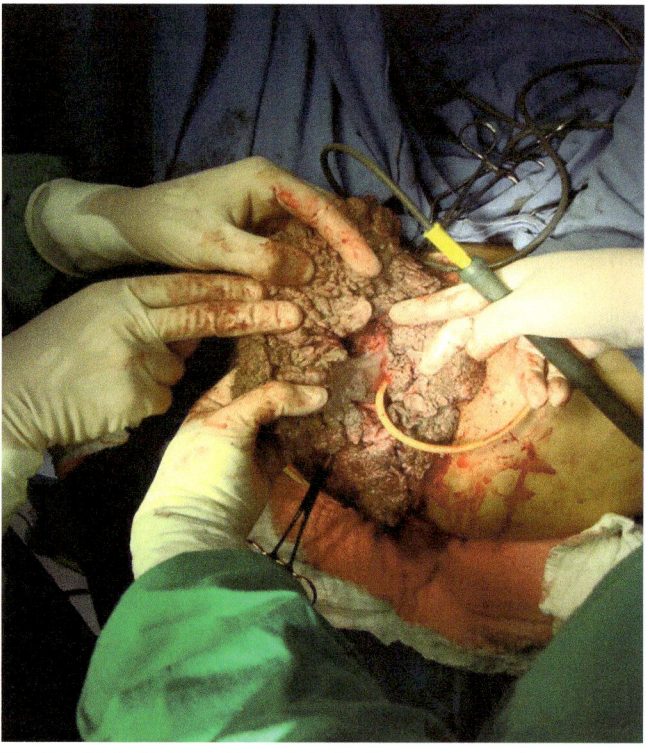

Fig. 7.4-42. Retirada em bloco da lesão. Notar o desprendimento da peça cirúrgica. (Fonte: Rita Maira Zanine.)

INFECÇÕES NO TRATO GENITAL INFERIOR

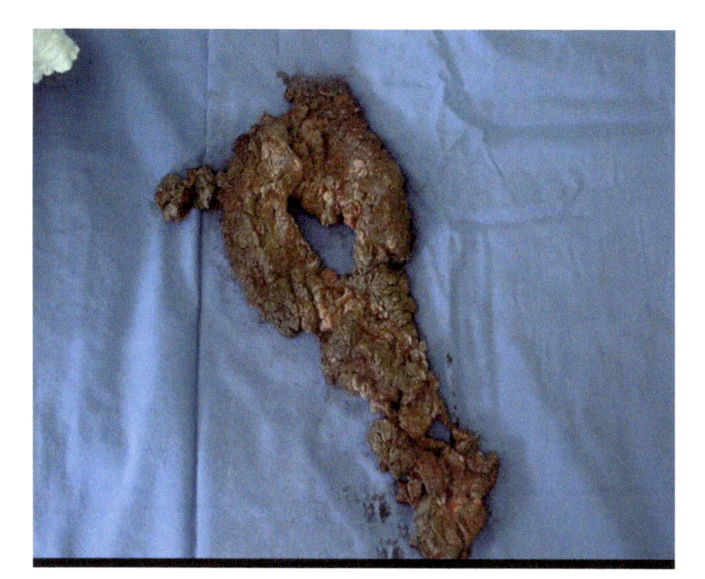

Fig. 7.4-43. Peça cirúrgica mostrando a integridade da lesão. (Fonte: Rita Maira Zanine.)

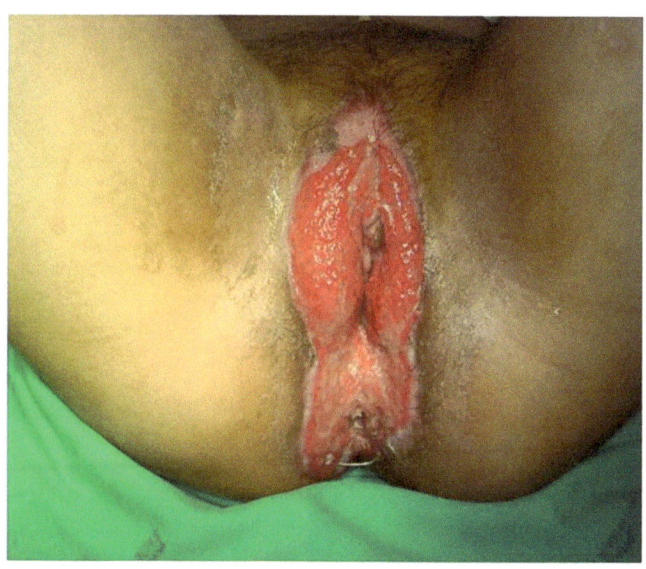

Fig. 7.4-45. Área correspondente ao tumor no vigésimo dia de pós-operatório. (Fonte: Rita Maira Zanine.)

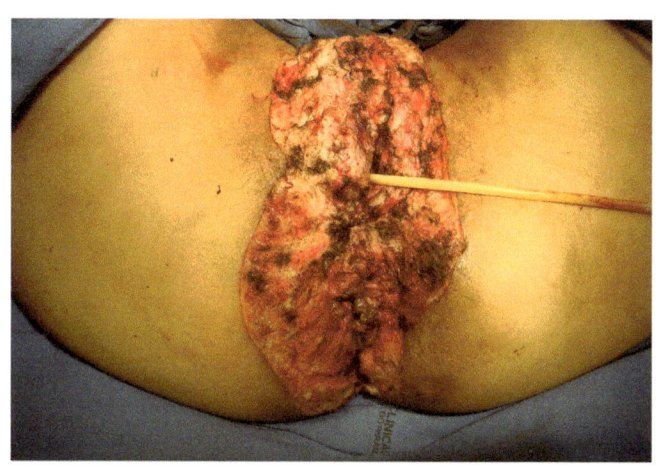

Fig. 7.4-44. Leito cirúrgico no pós-operatório imediato. A incisão foi aprofundada até a derme reticular (segundo plano cirúrgico) que é caracterizada pela coloração amarelada. Os pontos escuros correspondem às zonas cauterizadas para a obtenção de hemostasia. (Fonte: Rita Maira Zanine.)

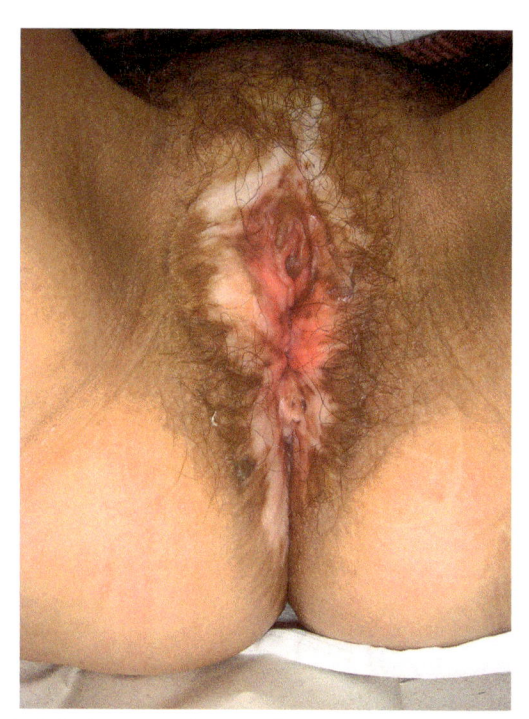

Fig. 7.4-46. Paciente no quinto ano de seguimento pós-operatório. Nota-se a presença do clitóris; o introito vaginal e o orifício anal foram totalmente preservados, o que possibilitou à paciente um retorno à atividade sexual. (Fonte: Rita Maira Zanine.)

Outro caso, atendido no setor de patologia do trato genital inferior e colposcopia do CHC/UFPR, corresponde a uma paciente de 29 anos, com história de lúpus eritematoso sistêmico e transplante renal. A paciente relatou a presença de um tumor em região vulvar com início há um ano que apresentou crescimento rápido e progressivo. Ao exame ginecológico foi visualizada uma extensa massa vegetante de coloração rosa com pontos cinza que apresentava odor fétido. A paciente foi submetida à ressecção cirúrgica com o bisturi elétrico, com uma profundidade de incisão até a derme reticular. A peça foi retirada em bloco único e a cicatrização foi obtida por segunda intenção. Foi dada alta com 2 semanas de pós-operatório.

Durante o seguimento, a paciente apresentou, no décimo mês após a cirurgia, três pequenas lesões no periano que foram tratadas com ATA a 80%, obtendo resolução completa. A paciente encontra-se em seguimento sem recorrências das lesões.

A Figuras 7.4-47 a 7.4-51 mostram a sequência do caso anterior.

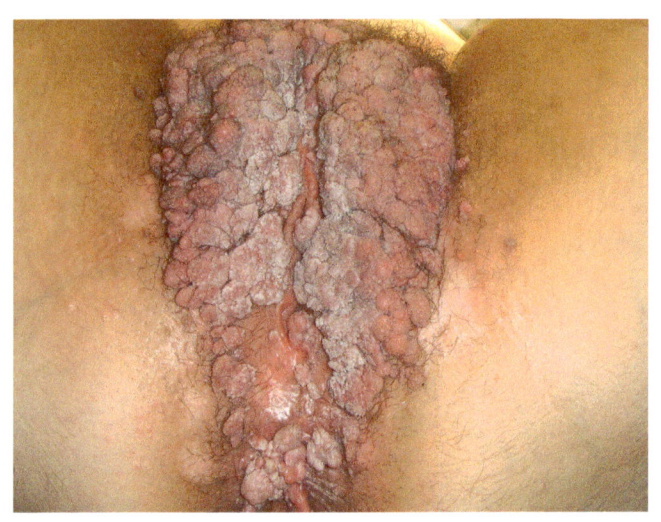

Fig. 7.4-47. Tumor vegetante de grande volume ocupando toda a superfície vulvar e perianal. Nota-se a coloração rósea com áreas de necrose na superfície. (Fonte: Rita Maira Zanine.)

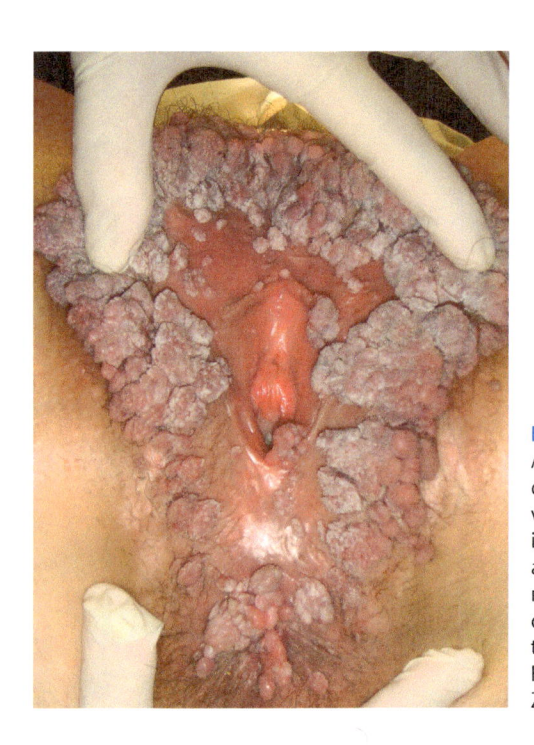

Fig. 7.4-48. Após abertura da rima vulvar, nota-se introito vaginal aberto e o recobrimento do clitóris pelo tumor. (Fonte: Rita Maira Zanine.)

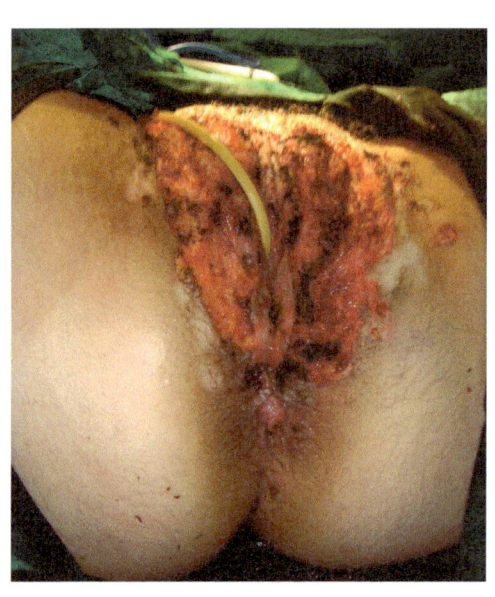

Fig. 7.4-49. Leito cirúrgico demonstrando a profundidade da excisão; em várias áreas, foi atingido o terceiro plano cirúrgico. (Fonte: Rita Maira Zanine.)

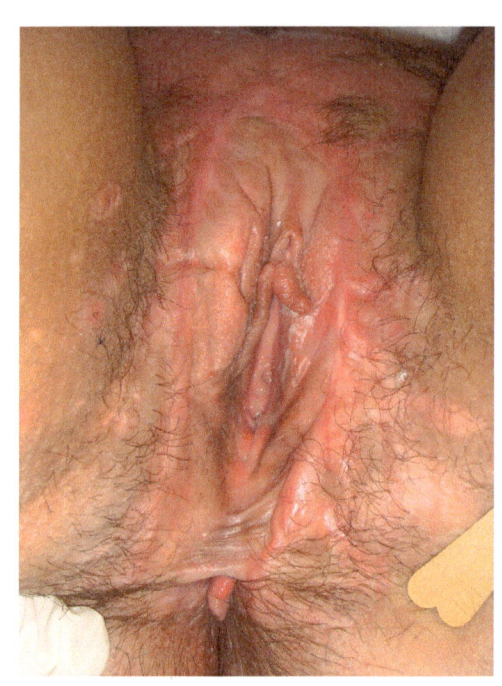

Fig. 7.4-50. Paciente com 60 dias após o procedimento cirúrgico. Nota-se preservação da arquitetura vulvar. No monte pubiano, presença da pilificação esparsa em decorrência da incisão ter atingido o terceiro plano cirúrgico em algumas áreas. (Fonte: Rita Maira Zanine.)

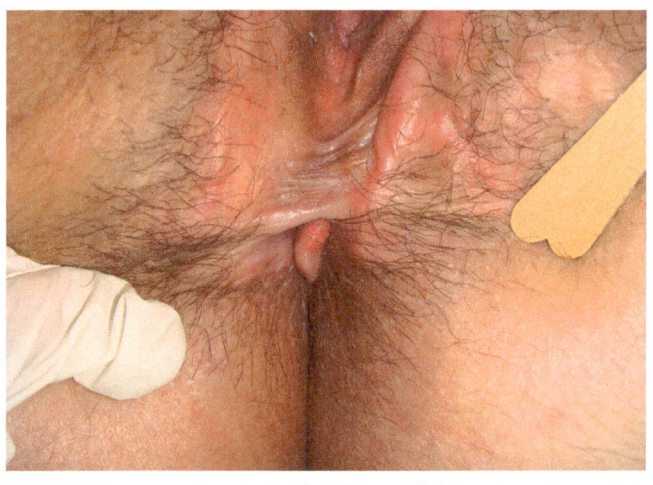

Fig. 7.4-51. Notar a preservação do orifício anal. (Fonte: Rita M. Zanine.)

> **CONDUTA NO PÓS-OPERATÓRIO**
>
> 1. Anti-inflamatório não hormonal oral.
> 2. Analgésicos.
> 3. Povidine, 10 colheres de sopa diluídas em 3 litros de água morna, 4 × ao dia.
> 4. Orientação dietética.
> 5. Curativo com alginato de cálcio e prata que poderá permanecer na ferida até 7 dias, devendo ser trocado de acordo com a condição em que se encontra a ferida e também de acordo com o grau de exudato.

Ressecção Cirúrgica Simples

Como alternativa, existem os tratamentos mais conservadores, como a ressecção cirúrgica simples, eletrocauterização, uso de *laser* de CO_2 e crioterapia, que apresentam uma boa resposta em curto prazo (sucesso em 70-80% logo após o tratamento); entretanto, apresentam maior probabilidade de recorrência com uma taxa entre 25 e 39%.[42]

Pacientes com tumores de menor extensão ou que possuam muitas comorbidades, podendo aumentar significativamente o risco cirúrgico, são os principais beneficiados pelas técnicas mais conservadoras. Já existem resultados positivos com o uso de crioterapia e quimioterapia local associadas em tumores de pequeno volume. A terapia com o *laser* é frequentemente usada com sucesso nos casos de recorrência tumoral. A própria excisão cirúrgica somente do componente mais superficial do tumor já é recomendada em casos selecionados, apresentando um bom resultado.[30]

Em um estudo feito em 2013, Qian & Yu relataram uma nova técnica cirúrgica para a abordagem de uma lesão que se estendia por toda a vulva e periano de uma paciente com 17 anos de idade.[39] O tumor era composto por várias verrugas com um pedículo longo e fino, o que possibilitou a ligadura de cada um dos pedículos com uma pinça hemostática durante aproximadamente 10 minutos. Foi ressecada a lesão correspondente à parte superior da pinça quando a mesma foi retirada, sendo, então, realizada outra excisão com o cautério. O pinçamento possibilitou uma retirada praticamente exangue. As outras verrugas que se encontravam no entorno do tumor maior foram retiradas com o cautério em uma profundidade até a gordura subcutânea com o objetivo de obter margens livres de doença. A paciente teve alta hospitalar após 15 dias e encontra-se em seguimento sem recidiva tumoral.

Em 2015, Akhavizadegan *et al.* publicaram o caso de um paciente de 62 anos com tumor BL em região peniana, escrotal e suprapúbica cujo tratamento foi realizado de forma mais conservadora com bons resultados.[42] Na sequência, o paciente foi submetido a um tratamento cirúrgico conservador onde foi utilizado o eletrocautério na remoção da maior parte do tumor, não penetrando além de 2-3 mm da superfície da pele (exceto acidentalmente a derme é alcançada). As lesões menores remanescentes foram tratadas com *shaving* da pele com bisturi e lâmina 20. Isso permitiu uma cirurgia com mínimo sangramento que foi adequadamente tratada usando eletrocoagulação. Em dois dias, o paciente tinha condições de alta hospitalar e fez acompanhamento ambulatorial. Em 3 semanas, a ferida já estava quase completamente reepitelizada. As recidivas que o paciente apresentou (todas de pequeno tamanho) foram tratadas com sucesso com podofilina ou crioterapia. Não houve prejuízo da função sexual.

Em 2013, Yang *et al.* publicaram um caso de uma paciente de 79 anos, sem fatores de risco, com uma lesão em região vulvar e perianal, clinicamente compatível com TBL, de cerca de 14 × 8 cm de extensão. Levando em consideração o tamanho da lesão e a idade da paciente, os autores optaram por tratamento mais conservador, fazendo o *debulking* inicial com 2 sessões de laserterapia e tratando as lesões residuais em 8 sessões de crioterapia. Após este tratamento inicial, a paciente manteve o seguimento por dois anos e meio e não apresentou recidivas. Como efeito colateral, apresentou somente despigmentação da pele da região vulvar e atrofia.[38]

Nas pacientes portadoras de comorbidades em que o risco operatório é grande e naquelas onde a lesão tem dimensões menores, poderá ser indicada uma abordagem cirúrgica minimamente invasiva associada ao tratamento clínico do tumor.[30]

As medicações tópicas mais comuns estão baseadas nos caústicos (ATA), nos citostáticos (podofilina, 5-FU) ou agentes imunomoduladores (interferon, imiquimode).[24]

A podofilina é o principal agente local utilizado para tratamento de condilomas acuminados simples, entretanto ela deve ser evitada no TBL pela possibilidade de induzir mudanças citológicas que mimetizam o carcinoma *in situ*, tornando difícil a distinção entre estas duas lesões microscopicamente. Medicações como 5-FU, bleomicina com cisplatina, ATA, metrotexate, imiquimode e interferon são considerados tratamentos complementares ao tratamento cirúrgico e não devem ser usadas como terapia única, a menos que o paciente não apresente condições cirúrgicas.[30]

O tratamento tópico com o 5-FU tem uma boa resposta no condiloma comum, mas apresenta uma baixa eficácia no TBL.[43]

O interferon pode ser usado na via tópica, intralesional e sistêmica. O uso tópico não provou ser mais eficaz que o creme de placebo.[43]

O alfa interferon ainda pode ser usado de forma intralesional, alcançando taxas de sucesso para o tratamento entre 45-62%; entretanto, já é documentado que, quando utilizada esta abordagem, as taxas de recidiva também são elevadas em torno de 40%. A via sistêmica tem um custo elevado e traz muitos efeitos colaterais. Os melhores resultados do uso do interferon são quando o mesmo é associado com outras modalidades como o imiquimode ou a ressecção cirúrgica.[43]

A imunoterapia com o imiquimode já apresenta resultados significativos, principalmente como complemento do tratamento cirúrgico.

O imiquimode é um modificador da resposta imune e tem utilidade quando um aumento na imunidade celular se faz necessário. Existem estudos promissores nas lesões pediátricas onde se faz necessária uma alternativa ao tratamento cirúrgico. Esta medicação tem sido eficaz no tratamento antes do procedimento cirúrgico.

As principais indicações do imiquimode são nas lesões menores ou nas pacientes portadoras de comorbidades que tenham uma contraindicação a cirurgia. Os resultados desta modalidade terapêutica são melhores quando ela está associada ao tratamento cirúrgico.[24]

A radioterapia apresenta controvérsias quanto ao seu uso no tratamento do TBL, e, em 10% dos casos, poderá apresentar lesões anaplásicas após o procedimento radioterápico. Entretanto, em pacientes em que não há a possiblidade de tratamento cirúrgico, uma combinação de radioterapia e quimioterapia é o tratamento mais indicado.[44]

As lesões gigantes são ainda mais desafiadoras no período gestacional, apesar de serem raras. O binômio mãe-feto dificulta ainda mais a terapêutica.

Recentemente Cui *et al.* publicaram um caso de uma paciente de 17 anos de idade que deu entrada no serviço de obstetrícia na 34ª semana de gestação, apresentando duas extensas massas tumorais de contorno irregular, ulcerativa, vegetante, com odor fétido recobrindo períneo e região perianal.[35] A lesão anterior media 5 × 38 cm e a posterior 13 × 6 cm. Como a paciente se encontrava na 34ª semana, foi discutido com uma equipe multidisciplinar e com a mulher os possíveis riscos para a mãe e o feto em relação a conduta a ser adotada. A ressecção cirúrgica das duas massas com anestesia geral corresponde a uma intervenção de grande porte com risco de sangramento materno. O tempo cirúrgico longo se traduz em uma necessidade de um período prolongado de anestesia para a mãe, o que poderá comprometer o desenvolvimento neurológico do feto. A exposição prolongada do feto aos anestésicos no terceiro trimestre poderá comprometer o desenvolvimento da função cerebral. Por outro lado, cirurgias não obstétricas aumentam o risco de abortamento, parto prematuro e baixo peso ao nascer, sendo recomendada a postergação das mesmas para depois do nascimento.

Com base nas evidências de possíveis complicações para a mãe e o feto, foi decidido aguardar o termo e então realizar o parto cesáreo. Duas semanas após, foi feita a ressecção das duas massas com o bisturi elétrico, seccionando os pedículos. A cicatrização foi feita por segunda intenção sem outras intercorrências. A paciente encontra-se no seguimento.[35]

Outra opção terapêutica indicada na gestante é o *laser* de CO_2. Em 2003, Garozzo *et al.* descreveram um caso de paciente com 16 anos de idade que foi admitida no serviço na 29ª semana de gestação, com um tumor único de 15 × 8 cm que se estendia do monte pubiano até a região perianal. As biópsias revelaram papilomatose disceratótica. Foi realizada uma ressecção com o *laser* de CO_2 na 29ª e na 32ª semana de gestação. Confirmada a maturidade fetal na 36ª semana, foi realizada uma CST. Outra sessão foi feita 5 dias após, seguida de mais uma 30 dias após o nascimento, o que determinou o desaparecimento do tumor. A paciente fez um seguimento de 12 meses sem apresentar recorrências.[33]

Realçando a importância de como a abordagem do tumor deverá ser feita, pensando nas complicações como a estenose de vagina e do ânus, é válido citar o caso descrito por Perez-Cheverri em 2016 quando uma paciente de 18 anos de idade na 15ª semana de gestação procurou o serviço com queixa de um tumor exofítico com aspecto vegetante em vulva e periano, medindo 20 × 10 cm, com odor fétido. Foi realizada uma ressecção completa do tumor com margem de 1 cm. Houve deiscência de sutura das partes aproximadas no quinto dia de pós-operatório. Foram prescritos antibióticos, e a paciente evoluiu com estenose de introito vaginal. Nos 10 meses de seguimento, não apareceram lesões recorrentes. A cicatrização intensa se traduziu por um espessamento da região perianal e como consequente estenose do introito vaginal com permeabilidade para um dedo.[34]

Independente da técnica utilizada para o tratamento da lesão, um longo período de seguimento é necessário em decorrência do índice elevado de recidiva, e, no surgimento de novas lesões, as mesmas deverão ser tratadas o mais precocemente possível para evitar o agravamento do quadro.[26]

A degeneração maligna, em especial o carcinoma verrucoso, poderá ocorre em cerca de 30-56% dos casos de TBL, e o tempo médio para o diagnóstico é de cerca de 5 anos.[42] É muito importante que sejam realizadas biópsias de todas as lesões suspeitas.

Tais biópsias devem envolver o tecido em toda sua profundidade para que o patologista possa avaliar adequadamente a presença ou não de invasão.[31]

Existe uma grande discussão entre os autores na literatura a respeito do TBL ser parte de um gradiente de doença condilomatosa ou se seria o próprio carcinoma verrucoso da região anogenital apenas com outro nome.[29]

Se for considerada a hipótese do gradiente de lesão, o condiloma acuminado simples, o TBL e o carcinoma verrucoso da região anogenital pertenceriam a um mesmo espectro de lesões que vão progredindo em gravidade. O TBL se comportaria como um precursor do carcinoma verrucoso, apesar de não ser uma condição obrigatória, já que o carcinoma verrucoso também pode surgir a partir da pele íntegra sem lesão condilomatosa prévia ou a partir de um condiloma acuminado.[29]

Os autores que defendem a ideia de que o TBL seja uma entidade diversa do carcinoma verrucoso alegam que o que diferencia estas duas condições é a presença ou não de invasão da membrana basal no estudo histológico da lesão, além de que, no TBL, não há invasão angiolinfática.[30] Os demais achados histológicos, como papilomatose, hiperceratose, acantose, paraceratose, atipias de baixo grau e mitoses em número reduzido, são extremamente semelhantes ao carcinoma verrucoso, sendo este o motivo de outros autores considerarem o TBL e o carcinoma verrucoso a mesma doença, como um carcinoma bem diferenciado de baixa da grau.[38]

Os fatores que provocam a degeneração maligna ainda não estão bem estabelecidos. Alguns trabalhos sugerem como causa uma expressão gênica aumentada do vírus num indivíduo específico ou a inabilidade do hospedeiro em desenvolver uma resposta imune citotóxica competente.[45]

> **PONTOS IMPORTANTES**
> - O TBL é uma doença rara que ocorre principalmente em pacientes imunocomprometidas.
> - O tratamento padrão é a ressecção cirúrgica da lesão.
> - Um longo período de seguimento é necessário para o diagnóstico e tratamento precoce das recorrências.

ORIENTAÇÃO NO PÓS-TRATAMENTO

1. Banho de assento com povidine, 10 colheres de sopa do medicamento para 3 litros de água morna.
2. Diclofenaco potássico 50 mg VO 3 × ao dia acompanhado de paracetamol 750 mg 4 × ao dia.
3. Abstenção da atividade sexual por causa da presença de áreas cruentas.
4. Retorno ambulatorial 7 dias após o procedimento; após a primeira visita, o seguimento poderá ser semanal ou quinzenal até a completa cicatrização da área tratada.
5. Orientar a paciente para a possibilidade de recorrências; muitas vezes, as lesões aparecerão novamente no período entre 3 a 6 meses e são mais comuns nas imunocomprometidas.

PONTOS IMPORTANTES

1. As verrugas são causadas pelos tipos de HPV 6 e 11.
2. O período de incubação pode ser de meses até anos antes do aparecimento da lesão inicial.
3. O uso de preservativo oferece uma proteção parcial, pois a infecção é um evento universal do trato genital inferior e a transmissão se dá pelo contato pele a pele.
4. O diagnóstico é feito pela clínica.
5. O tratamento tem foco nos sintomas físicos e psíquicos e baseia-se no tamanho, localização, número de lesões, experiência do clínico e escolha da paciente.
6. A taxa de recidiva depende do *status* imune, extensão da doença e de como foi feito o tratamento.

REFERÊNCIAS BIBLIOGRÁFICAS

1. Wiley DJ, Douglas J, Beutner K, Cox T, Fife K, Moscicki AB, et al. External genital warts: diagnosis, treatment, and prevention. Clin Infect Dis 2002 Oct 15;35(Suppl 2):S210-24.
2. Lacey CJ, Woodhall SC, Wikstron A, Ross J. 2012 European guideline for the management of anogenital warts. J Eur Acad Dermatol Venereol 2013;27(3):263-70.
3. Stern PL, Van Der Burg SH, Hampson IN, Broker TR, Fiander A, Lacey CJ, et al. Therapy of human papillomavirus-related disease. Vaccine 2012 Nov 20;30 Suppl 5:F71-82.
4. Ferenczy A. Comparison of 5-fluorouracil and CO2 laser for treatment of vaginal condylomata. Obstet Gynecol 1984 Dec;64(6):773-8.
5. Armstrong DK, Maw RD, Dinsmore WW, Blaakaer J, Correa MA, Falk L, et al. Combined therapy trial with interferon alpha-2a and ablative therapy in the treatment of anogenital warts. Genitourin Med 1996 Apr;72(2):103-7.
6. Reid R, Greenberg MD, Pizzuti DJ, Omoto KH, Rutledge LH, Soo W. Superficial laser vulvectomy. V Surgical debulking is enhanced by adjuvant systemic interferon. Am J Obstet Gynecol 1992 Mar;166(3):815-20.
7. Ferenczy A, Bergeron C, Richart RM. Carbon dioxide laser energy disperses human papillomavirus deoxyribonucleic acid onto treatment fields. Am J Obstet Gynecol 1990 Oct;163(4 Pt 1):1271-4.
8. Gollock JM, Slatford K, Hunter JM. Scissor excision of anogenital warts. Br J Vener Dis 1982 Dec;58(6):400-1.
9. Beutner KR, Reitano MV, Richwald GA, Wiley DJ. External genital warts: report of the American Medical Association Consensus Conference. AMA Expert Panel on External Genital Warts. Clin Infect Dis 1998;27(4):796-806.
10. Fine P, Ball C, Pelta M, McIntyre C, Momtaz M, Morfesis J, et al. Treatment of external genital warts at Planned Parenthood Federation of America centers. J Reprod Med 2007;52(12):1090-6.
11. Armstrong DK, Maw RD, Dinsmore WW, Morrison GD, Pattman RS, Watson PG, et al. A randomised, double-blind, parallel group study to compare subcutaneous interferon alpha-2a plus podophyllin with placebo plus podophyllin in the treatment of primary condylomata acuminata. Genitourin Med 1994;70(6):389-96.
12. Ciavattini A, Tsiroglou D, Vichi M, Di Giuseppe J, Cecchi S, Tranquilli AL. Topical Imiquimod 5% cream therapy for external anogenital warts in pregnant women: report of four cases and review of the literature. J Matern Fetal Neonatal Med 2012;25(7):873-6.
13. Schwartz DB, Greemberg MD, Daoud Y, Reid R. Genital condylomas in pregnancy: use of trichloroacetic acid and laser therapy. Am J Obstet Gynecol 1988;158(6 Pt 1):1407-16.
14. Arena S, Marconi M, Frega A, Villani C. Pregnancy and condyloma. Evaluation about therapeutic effectiveness of laser CO2 on 115 pregnant women. Minerva Ginecol 2001;53(6):389-96.
15. Silverberg MJ, Thorsen P, Lindeberg H, Grant LA, Shah KV. Condyloma in pregnancy is strongly preditive of juvenile-onset recurrent respiratory papillomatosis. Obstet Gynecol 2003 Apr;101(4):645-52.
16. Sarkola ME, Grenmam SE, Rintala MA, Syrjänen KJ, Syrjänen SM. Human papillomavirus in the placenta and umbilical cord blood. Acta Obstet Gynecol Scand 2008;87(11):1181-8.
17. Suzuki S, Sekizawa A, Tanaka M, Matsuda H, Okai T, Kinoshita K, et al. Current status of condylomata acuminata in pregnant japanese women. Jpn J Infect Dis 2016 Jul 22;69(4):347-9.
18. Huo W, Di ZH, Xiao BH, Qi RQ, Weiland M, Gao XH. Clearence of genital warts in pregnant women by mild local hyperthermia: a pilot study. Dermatol Ther 2014;27(2):109-12.
19. De Marco F, Di Carlo A, Poggiali F, Muller A, Marcante ML. Detection of HPV in genital condylomata: correlation between viral load and clinical outcome. J Exp Clin Cancer Res 2001 Sep;20(3):377-83.
20. Gilson RJ, Shupack JL, Friedman-Kien AE, Conant MA, Weber JN, Nayagam AT, et al. A randomized, controlled, safety study using imiquimod for the topical treatment of anogenital warts in HIV-infected patients. Imiquimod Study Group. AIDS 1999;13(17):2397-404.
21. Conant MA. Immunomodulatory therapy in the management of viral infections in patients with HIV infection. J Am Acad Dermatol 2000;43(1 Pt 2):S27-30.
22. Saiag P, Bauhofer A, Bouscarat F, Aquilina C, Ortonne JP, Dupin N, et al. Imiquimod 5% cream for external genital or perianal warts in human immunodeficiency virus-positive patients treated with highly active antiretroviral therapy: an open-label, noncomparative study. Br J Dermatol 2009;161(4):904-9.
23. Aynaud O, Schneede P, Barrasso R. Uretra: diagnóstico e tratamento. In: Gross GE, Barrasso R. Infecção por papilomavírus humano. Porto Alegre: Artmed; 1999. p. 386.
24. Burati M, Chiarelli M, Terragni S, Tagliabue F, Ripamonti L, Maternini M, et al. Treatment of giant condyloma acuminatum of the anus. Ann Ital Chir 2018;89(4):291-4.
25. Lilungulu A, Mpondo BCT, Mlwati A, Matovelo D, Kihunrwa A, Gumodoka B. Giant condyloma acuminatum of vulva in a HIV-infected woman. Case Report Infect Dis. Case Rep Infect Dis 2017; 2017:5161783.
26. Petrini CG, Melli PPS, Magnani OS, Rocha LP, Faria FM, Duarte G, et al. Giant condyloma (Buschke-Lowestein Tumor) in a 16 year-old patient. Rev Bras Ginecol Obstet 2016;38(09):471-6.

27. Ugurlucan FG, Yasa C, Demir O, Dural O, Yavuz E, Akhan SE. Giant vulvar condylomata: Two cases and review of the literature. Case Repor Obstet Gynecol 2019 May;16:1-5.
28. Santos L, Borges N, Nunes S. Tumor de Buschke-Lowestein: um caso em doente coinfecção vírus da imunodeficiência humana e vírus papiloma humano. J Port Gastrenterol 2012;19(4):199-3.
29. Safi T, Bekdache O, Al-Salam S, Alashari M, Mazen T, El-Salhat H. Management of perianal giant condyloma acuminatum: a case report and literature review. Asian J Surg 2013 Jan;36(1):43-52.
30. Spinu D, Rădulescu A, Bratu O, Checheriță IA, Ranetti AE, Mischianu D. Giant condyloma acuminatum - Buschke-Lowestein Disease - a literature review. Chirurgia (Bucur) 2014 Jul-Aug;109(4):445-50.
31. Lucena MT, Góis LH, Aspel A. Buschke-Lowestein Tumor: a case series from Brazil. J Coloproctol 2014;34(4):2202-9.
32. Machado CI, Castillo OA, Ochoa OMC, García GR, Lamar MY. Condiloma gigante de Buschke y Lowestein. A propósito de un caso. Dermatol Peru 2006;16(1):74-6.
33. Garozzo G, Muciforo G, Rocchi CM. Buschke-Löwenstein tumor in pregnancy. E J Obstet Gynecol Reprod Biol 2003;111(1):88-90.
34. Perez-Chaverria A, Sanchez-Rodriguez AF, Perez-Rodriguez P. Buschke-Löwenstein tumor in the pregnancy. Case report and literature review. Ginecol Obstet Mex 2016 Jul;84(7):455-61.
35. Cui T, Huang G, Lv B, Yao Q. Giant condyloma acuminatum in pregnancy: a case report. Dermatol Ther 2019 Jul;32(4):e12972.
36. Atkinson AL, Pursell N, Sisay A. The giant condyloma (Buschke-Löwenstein tumor) in the immunocompromised patient. Case Rep Obstet Gynecol 2014 Sep;2014:e1-4.
37. Schlappner OL, Schaffer EA. Anorectal condylomata acuminata: a missed part of the condylom spectrum. Can Med Assoc J 1978 Jan;118(1):172-3.
38. Yang C, Liu S, Wang Z, Yang S. Buschke-Löwenstein Tumor in an old woman: cryotherapy and holmium laser treatment. Arch Gynecol Obstet 2013 July;288(1):221-3.
39. Qian G, Yu H. Giant condyloma acuminata of Buschke-Löwenstein: succesful treatment mainly by an innovative surgical method. Dermato Ther 2013 Sep;26(5):411-4.
40. Balducci G, Carbotta MG, Sederino A, Delvecchio A, Laforgia R, Sallustio P, et al. Effective management of extensive tissue loss after abdominalperianal resection for Buschke-Löwenstein tumor. G Chir 2017 Sep;38(5):229-32.
41. Klaristenfeld D, Israelit S, Beart RW, Ault G, Kaiser AM. Surgical excision of extensive anal condylomata not associated with risk of anal stenosis. Int J Colorectal Dis 2008;23(9):853-6.
42. Akhavizadejan H. Electrocauterization, shaving with a scalpel and podophyllin: a combination therapy for giant condyloma acuminatum. World J Mens Heath 2015;33(1):39-41.
43. Renzi A, Giordano P, Renzi G, Landolfi V, Del Genio A, Weiss EG. Buschke-Löwenstein tumor successful treatment by surgical excision alone. A case report. Surg Innov 2006 Mar;13(1):69-72.
44. Kim HG, Kesey JE, Griswold JÁ. Giant anorectal condyloma acuminatum of Buschke-Löwenstein presents difficult management decisions. J Surg Case Repor 2018 Jan;4:1-4.
45. Martin JM, Molina I, Monteagudo C, Marti N, Lopez V, Jorda E. Buschke-Löwenstein tumor. J Dermatol Case Report 2008;2(4):60-62.

ALTERAÇÕES CITOLÓGICAS E RASTREIO DO CÂNCER DO COLO UTERINO

Beatriz dos Santos
Cibele Feroldi Maffini
Dulcimary Dias Bittencourt
Rita Maira Zanine

A população-alvo para o rastreio do câncer de colo uterino no Brasil, encontra-se entre os 25 até 64 anos de idade. Após dois exames anuais negativos, o rastreamento passa a ser trienal. Podemos encerrar o rastreio se não houver história prévia de doença cervical de alto grau.[1]

As amostras de citologias cervicais são classificadas como satisfatórias e insatisfatórias.[1]

A presença ou ausência de um componente de zona de transformação (ZT) é indicador de qualidade do exame citológico.[1] Esfregaços normais (somente com células escamosas) devem ser repetidos com intervalo de um ano, e, com dois exames normais anuais consecutivos, o intervalo poderá ser de três anos.[1]

A amostra será considerada insatisfatória para avaliação, quando o material for acelular ou hipocelular e quando houver presença de sangue, piócitos, artefatos de dessecamento, contaminantes externos ou intensa superposição celular. Se for necessário realizar uma nova coleta, deve-se corrigir o fator causal e realizar um novo exame entre 6 e 12 semanas após tratamento.

No serviço de patologia do trato genital inferior e colposcopia do CHC/UFPR, optamos pelo escovado endocervical, nas situações em que a avaliação do canal endocervical se faz necessária. O escovado endocervical deve ser realizado introduzindo todas as cerdas da escova e rodando por 3 a 5 giros por toda a extensão do canal.[1]

CITOLOGIA ONCÓTICA EM HOMOAFETIVAS E TRANSGÊNEROS

O acesso à atenção primária e secundária de saúde que dará suporte a diversidade de gênero é de fundamental importância tanto para a saúde física quanto para a emocional dessa população. Independente do processo de transição, esses indivíduos merecem e precisam dos mesmos cuidados de saúde que os demais pacientes. Vale ressaltar que transgêneros que não realizaram cirurgias para remoção de mamas, colo uterino, útero, testículos, próstata e ovários mantém o risco de câncer dos referidos órgãos, e, portanto, devem seguir as recomendações habituais para rastreamento de neoplasia dos órgãos supracitados.[2] As mulheres transgênero, que realizaram a cirurgia de reafirmação de sexo e possuem uma neovagina, também deverão ser submetidas ao rastreamento, com a citologia oncótica, por causa do risco de infecção pelo HPV e consequente risco de lesões precursoras e carcinoma invasivo nas neovaginas, já que os microtraumas, os quais são muito comuns em razão do uso frequente de dilatadores vaginais e em decorrência do coito, representam uma porta de entrada para o vírus.[3]

Nesta situação, a estrogenização tópica/via vaginal prévia será benéfica.[2,3]

Destaca-se que muitas pessoas deste grupo populacional vivenciam experiências negativas com o sistema de saúde, por discriminação e homofobia. Além disso, são desinformadas a respeito da necessidade de prevenção do câncer de colo uterino. E, em decorrência de não necessitarem de métodos anticoncepcionais, essa população procura assistência médica, geralmente, na faixa etária mais avançada correspondente ao rastreio do carcinoma de mama.[4]

Sabe-se também, que mais de 99% dos casos de carcinoma cervical uterino são causados pela infecção pelo HPV, sendo que a principal via de transmissão do vírus é o contato genital, e, desta maneira, as mulheres homoafetivas têm risco de desenvolver carcinoma de colo e deveriam ser incluídas no rastreio.[5,6] Além disso, a infecção pelo papilomavírus humano pode ser transmitida no contato entre mulheres por meio de objetos ou sexo oral.[7] E 80% delas relatam experiências heterossexuais no passado. Alguns estudos mostram outros fatores de risco para câncer nesta população, tais como: tabagismo, alcoolismo e obesidade.[8]

Apesar de muitos protocolos para rastreio serem omissos, as diretrizes para o rastreamento do câncer de colo uterino de Ontário preconizam a mesma forma de rastreio tanto para mulheres heterossexuais quanto para as homoafetivas.[9]

Da mesma forma, o National Health Service (NHS) orienta o rastreio no mesmo intervalo de tempo e da mesma maneira que nas mulheres heterossexuais.[10,11]

Os homens transgênero que realizaram mastectomia e histerectomia, porém ainda mantendo o colo do útero deverão fazer parte do rastreio para o carcinoma cervical uterino. Muitos não tiveram contato sexual com homens e apresentam hímen íntegro, porém continuam com risco de contrair infecção pelo HPV por meio do sexo oral e do contato com objetos eróticos. Esta população relata muita dificuldade em relação ao acesso aos serviços de saúde e também reporta problemas quanto a qualidade do atendimento pelos profissionais da área.[12] É muito importante que estas pessoas se sintam confortáveis durante o exame para a coleta do esfregaço citológico e também que cada detalhe do procedimento seja explicado cuidadosamente ao paciente.

No caso da coleta de citologia oncótica das pacientes transgenêro, devemos:

1) Perguntar aos pacientes com quais palavras devemos nos referir aos seus órgãos.
2) A estrogenização prévia está indicada para reduzir o desconforto e as chances de um esfregaço insatisfatório.[2] Os esquemas preconizados pelo serviço do CHC/UFPR estão descritos no esquema a seguir.

Caso a paciente não concorde em realizar o exame, uma estratégia promissora é a autocoleta para o teste do DNA do HPV.[13]

O preparo estrogênico poderá ser realizado de duas maneiras.

- Estrogenização
  - Estrogênio conjugado 0,625 mg
    - 0,5 gramas
      - 21 dias, pausa 7 dias por 3 meses
      - 2 × semana (3ª/6ª-feiras) por 3 meses
  - Estriol
    - 1 grama
      - 21 dias, pausa 7 dias por 3 meses
      - 2 × semana (3ª/6ª-feiras) por 3 meses

A coleta da citologia deverá ser feita entre o quinto e o sétimo dia da parada do uso do creme. Após um mês o efeito estrogênico tenderá a desaparecer.

Terminologia

1. Idêntidade de gênero: como a pessoa se identifica (masculino, feminino, ambos ou nenhum). Pode ser igual ou diferente do sexo de nascimento.
2. Expressão de gênero: como a pessoa expressa seu gênero. Tal como: nome, roupas, estilo, cabelo, comportamento. Pode ou não estar de acordo com os padrões impostos pela sociedade.
3. Gênero diverso: termo que descreve a pessoa que não está de acordo com as expectativas da sociedade quanto ao comportamento feminino e masculino. Não significa necessariamente ser transgênero.
4. Assinatura de masculino ao nascimento: nasceu menino e inicialmente cresceu como menino.
5. Assinatura de feminino ao nascimento: nasceu menina e inicialmente cresceu como menina.
6. Trans ou transgênero: descreve a pessoa que se identifica do gênero diferente da sua assinatura de nascimento.
7. Cis ou cisgênero: termo que designa a pessoa que se identifica com assinatura de nascimento.
8. Homem transgênero: designa a pessoa em que a assinatura é feminina, mas se identifica como masculina.
9. Mulher transgênero: quando a assinatura de nascimento é masculina, mas se identifica como feminina.

> **PONTOS IMPORTANTES**
>
> 1. As mulheres homoafetivas deverão ser rastreadas da mesma maneira e no mesmo intervalo de tempo que as heterossexuais.
> 2. As mulheres transgênero, que realizaram a cirurgia de reafirmação de sexo e possuem uma neovagina, também deverão ser submetidas ao rastreamento com a citologia oncótica.
> 3. Os homens transgênero que realizaram mastectomia e histerectomia, porém ainda mantendo o colo do útero, deverão fazer parte do rastreio para o carcinoma cervical uterino.

RESULTADO CITOLÓGICO NORMAL

O laudo de exame contendo o resultado "compatível com resultado citológico dentro dos limites da normalidade no material examinado" corresponde a um diagnóstico normal.[14,15]

A descrição de inflamação no exame citológico corresponde a alterações celulares epiteliais, geralmente causadas pela ação de agentes químicos, como quimioterápicos e acidez vaginal, ou por agentes físicos, como os efeitos da radiação, mecânicos ou térmicos sobre o epitélio cilíndrico.[16] As usuárias de dispositivo intrauterino (DIU) frequentemente apresentam alterações nas células endometriais e endocervicais.[17] A paciente só deverá ser tratada nos casos de queixa de corrimento vaginal ou conteúdo vaginal alterado após a determinação da causa do mesmo.

Tanto os resultados indicando presença de metaplasia escamosa como reparação não necessitam de intervenção terapêutica, pois o processo metaplásico é fisiológico e o fenômeno reparativo corresponde a fase final do processo inflamatório.[16]

O resultado citológico que indica atrofia com inflamação é considerado fisiológico nas mulheres na menopausa, puerpério e nas lactantes. Pode haver dificuldade no diagnóstico diferencial entre atrofia e as lesões intraepiteliais de baixo ou alto grau, sendo grande o número de exames falso-positivos e falso-negativos. O tratamento da atrofia pode melhorar a qualidade do esfregaço.[18] A via de administração tópica é mais efetiva em consequência da ligação do estrogênio aos receptores vaginais, sendo os estrogênios conjugados ou o estriol os mais recomendados.[19] Apesar da absorção sistêmica ser pequena, o uso dos estrogênios tópicos deverá ser cauteloso nas mulheres com história de carcinoma de mama.[20] O uso da terapia tópica deverá ser feita com creme de estrogênio conjugado 0,625 mg/g, sendo orientada uma aplicação vaginal profunda de 0,5 g (que contém 0,3 g do princípio ativo) a noite, durante 21 dias, ou creme de estriol, 1 g de aplicador a noite, durante 21 dias. Uma nova coleta de citologia deverá ser realizada 5 a 7 dias após a parada do uso do creme.

As mulheres tratadas por radioterapia pélvica ou braquiterapia poderão apresentar alterações celulares definitivas que permanecerão por muitos anos. Os sintomas mais comuns são estenose, ressecamento, inflamação e sangramento. O comprometimento vaginal é mais acentuado quando a radioterapia é associada com a quimioterapia. A Sociedade Americana para Estudos da Menopausa indica o uso de estrogênio tópico em baixa dose para estimular a regeneração epitelial, cicatrização e elasticidade da vagina. A quimioterapia também poderá afetar as células do colo uterino. O esquema utilizado nestas pacientes é o mesmo descrito para a atrofia.[21,22]

Os achados microbiológicos, como *Lactobacillus* sp., cocos ou outros bacilos, são considerados normais, pois fazem parte da flora vaginal normal. Na ausência de sintomas ou sinais, a presença destes microrganismos não caracteriza infecção que precise de intervenção terapêutica.[17]

A presença de células endometriais numa citologia obtida fora do período menstrual ou de mulheres que se encontram na pós-menopausa e não fazem uso de terapia hormonal, ainda que tenham aparência típica, demanda investigação da cavidade endometrial, visto que pode representar uma alteração glandular na cavidade endometrial.[23] Após os 45 anos de idade, será obrigatório para o citopatologista relatar a presença das células endometriais que estejam presentes fora do período menstrual.[23]

PONTOS IMPORTANTES

1. Quando for descrita a presença de inflamação no esfregaço, a paciente só deverá ser tratada se apresentar queixa de corrimento vaginal ou conteúdo vaginal alterado após a determinação da causa do mesmo.
2. No caso de atrofia, a estrogenização deverá ser prescrita e realizada nova coleta da citologia entre 5 a 7 dias após o término da medicação.
3. Após os 45 anos de idade, será obrigatório para o citopatologista relatar a presença das células endometriais fora do período menstrual.

ATIPIAS EM CÉLULAS ESCAMOSAS

A categoria ASCUS foi introduzida na nomenclatura do sistema Bethesda, em 1988, atendendo a necessidade de uma classificação específica para reportar as alterações citológicas que eram insuficientes para serem definidas como lesão intraepitelial, porém mais significativas do que as usualmente encontradas em processos reacionais. Entretanto, a ausência de distinção das alterações possivelmente reparativas daquelas possivelmente neoplásicas ainda representava uma grande limitação nesta forma de classificação citológica. Com o intuito de solucionar esta questão, em 2001 o sistema Bethesda subdividiu a categoria ASCUS em ASC-US (células escamosas atípicas de significado indeterminado) e ASC-H (células escamosas atípicas de significado indeterminado quando não se pode excluir lesão intraepitelial de alto grau).[24]

Células Escamosas Atípicas de Significado Indeterminado (ASC-US)

Desde a última atualização na nomenclatura do sistema Bethesda ocorrida em 2001, a categoria ASC-US passou a ser majoritariamente a representação citológica da atrofia, inflamações, alterações reativas e, até mesmo da infecção transiente pelo HPV.[25] Apesar disso, há de se considerar que de 6 a 11% das mulheres com citologia ASC-US serão diagnosticadas com HSIL e 0,1 a 0,2% serão diagnosticadas com câncer de colo uterino nos dois anos subsequentes a alteração citológica. Assim, encontrar uma estratégia custo efetiva para identificar na população de pacientes com citologia ASC-US com maior propensão para HSIL ou câncer tem sido um grande desafio para as organizações de saúde em todo o mundo. As estratégias mais adotadas envolvem a repetição da citologia ou a realização do teste DNA do HPV como triagem para a colposcopia, enquanto o encaminhamento direto a colposcopia é recomendado apenas em situações especiais.[1]

As Diretrizes Brasileiras para o Rastreio do Câncer de Colo de Útero determinam que diante de um resultado ASC-US a conduta nas mulheres com mais de 30 anos deve ser de repetir a citologia em 6 meses, enquanto em mulheres com idade inferior a 30 anos está indicada a sua repetição em 12 meses. A repetição da citologia deve ser precedida de tratamento da atrofia genital, bem como do tratamento das infecções genitais quando presentes.[1]

Em razão da sua alta sensibilidade em mulheres com 30 anos ou mais e citologia ASC-US, a triagem para colposcopia feita com o teste DNA do HPV tem sido a conduta preconizada em 90% dos protocolos europeus.[26] Em seu estudo, Oliveira *et al.* (2018)[27] encontraram uma positividade para HPV de alto risco na população com resultado de citopatologia ASC-US de 64%, e sabe-se ainda que esta positividade também está diretamente relacionada com a idade, chegando a 70% nas mulheres com idade inferior a 25 anos.[25] Por sua baixa especificidade, o uso do teste DNA do HPV em mulheres com menos de 30 anos não é indicado, e a repetição da citologia é preferível.[28] Sabe-se ainda que o número de mulheres encaminhadas para colposcopia aumenta quando se realiza a triagem com teste DNA do HPV em detrimento da repetição da citologia.[25]

Entendemos que encaminhamento para colposcopia não precedido de repetição da citologia ou de teste DNA do HPV possui fundamentação apenas quando a paciente possui maior risco para HSIL ou câncer. É o que ocorre nas mulheres imunossuprimidas, como, por exemplo, as pacientes infectadas com o vírus da imunodeficiência adquirida (HIV), principalmente naquelas com contagem de células CD4+ < 200 células/mm^3, em que a probabilidade de apresentarem lesões pré-invasivas é sabidamente maior em comparação com a população geral. Esta evidência motiva a indicação de colposcopia imediata a toda a mulher imunossuprimida com resultado de citologia ASC-US.[1]

Deve-se considerar ainda a história pregressa de rastreio da paciente. Tai *et al.* (2018) em seu estudo com aproximadamente 70.000 mulheres com citologia ASC-US demonstraram que, em pacientes cuja citologia pregressa havia sido coletada há 5 anos ou mais, existia uma maior probabilidade de um diagnóstico subsequente de NIC III ou câncer quando comparadas com pacientes que estavam previamente em dia com seu rastreio citológico.[25] Outro fator relevante é o risco de perda de seguimento, já que este é mais frequente quando a repetição da citologia em 6 e 12 meses é indicada.[29]

Neste contexto, observamos que uma considerável parte da população atendida em nosso serviço não tem história prévia de rastreio. Além disso, por tratar-se de um serviço instalado em um hospital de nível terciário de assistência, localizado, muitas vezes, distante da residência das pacientes, o potencial risco de não comparecimento em uma repetição de citologia de 6 e 12 meses não pode ser ignorado. Assim, em pacientes com mais de 30 anos, com citologia anterior ao ASC-US realizada há 5 anos ou mais, bem como nos casos em que uma perda de seguimento possa ser antecipada, optamos pela realização da colposcopia imediata pelo entendimento de que são situações de risco e excepcionais. Ainda assim, procuramos ser cautelosos de apenas intervir em mulheres com colposcopia sugestiva de HSIL, com intuito de minimizar o risco de sobretratamento.

Uma vez havendo a indicação colposcópica, o primeiro elemento avaliado é a visualização da junção escamocolunar (JEC). Quando esta não está visível, deve-se investigar o canal endocervical com escovado.

Na presença de achados colposcópicos, a biópsia colpodirigida deve ser realizada e a conduta deve ser em conformidade com o laudo anatomopatológico. Na ausência de achados colposcópicos em pacientes com mais de 30 anos, ou quando o resultado da avaliação anatomopatológica da biópsia foi negativo para lesão intraepitelial ou câncer, indicamos a repetição da citologia em 6 e 12 meses. Em pacientes com menos de 30 anos, repetimos a citologia em 12 meses.

Após dois exames negativos consecutivos, a paciente recebe alta e retorna para seguimento em nível básico de assistência.

Essas condutas são baseadas nas Diretrizes Brasileiras para o Rastreamento do Câncer de Colo de Útero, e estão resumidas no fluxograma da Figura 8-1.[1]

Células Escamosas Atípicas de Significado Indeterminado quando não se Pode Excluir Lesão Intraepitelial de Alto Grau (ASC-H)

Em 2001, o sistema Bethesda de classificação citológica criou a categoria ASC-H. A importância desta subdivisão foi confirmada posteriormente por trabalhos que comprovaram maior risco para a HSIL nas pacientes com citologia ASC-H em detrimento as pacientes com citologia ASC-US.[30]

O diagnóstico de um esfregaço como ASC-H é determinado quando as anomalias celulares existentes se assemelham às encontradas nas lesões de alto grau, no entanto não preenchem todos os critérios para este diagnóstico.[31]

A frequência de HSIL na categoria ASC-H é bastante variável na literatura, oscila de 12,2 a 68%. Estudos revelam ainda que a frequência de câncer nesta categoria está entre 1,3 e 3%. Isoladamente, Kietpeerakool *et al.* (2009) reportou uma incidência ainda maior de 9,3%.[32] Sabe-se que a atrofia genital interfere na frequência de HSIL em paciente com citologia ASC-H, em pacientes com idade inferior a 40 anos ou, em pacientes obesas, a frequência de HSIL histológico é maior. Já, nos esfregaços provenientes de pacientes hipoestrogênicas, os mimetismos causados pela atrofia genital podem levar ao resultado ASC-H na citologia e, desse modo, as taxas de HSIL histológico seriam menores nessa população.[33]

Tendo em vista a grande possibilidade de HSIL ou câncer em pacientes com citologia ASC-H, as Diretrizes Brasileiras para o Rastreamento do Câncer de Colo de Útero recomendam que todas as pacientes com este resultado citológico sejam imediatamente encaminhadas para estudo colposcópico e, havendo achados colposcópicos positivos, a biópsia faz-se necessária para orientar o tratamento específico.[1]

Quando a colposcopia é negativa e a junção escamocolunar (JEC) não é visualizada, está recomendado o estudo do canal endocervical por escovado citológico. Vários estudos apontam não haver diferença com significância estatística na acurácia diagnóstica entre a curetagem endocervical e o escovado citológico, e, considerando ainda o maior desconforto causado pela curetagem endocervical, é recomendável que a investigação do canal endocervical seja feita pelo método do escovado.

Caso o resultado do escovado endocervical seja positivo, está indicada uma exérese da zona de transformação tipo 3 (EZT tipo 3). Em nosso serviço, optamos por realizar a EZT tipo 3 pela técnica clássica com bisturi a frio que permite retirada de maior extensão de canal endocervical sem os riscos de artefatos termais e fragmentações de peça cirúrgica inerentes da cirurgia de alta frequência. Caso escovado negativo, ou se colposcopia adequada e igualmente negativa, é recomendado corrigir fatores como atrofia genital e possíveis fatores infecciosos, e repetir investigação com nova citologia oncótica e colposcopia em 6 meses.

As condutas preconizadas para a abordagem das pacientes com citologia ASC-H estão resumidas na Figura 8-2.

Na categoria citológica ASC-H, a indicação da abordagem "ver e tratar" deve levar em consideração a incidência do diagnóstico de HSIL, ou câncer, reportado no serviço. Além disso, deve ser individualizada para os riscos sociais e demográficos associados a cada paciente, bem como deve considerar os efeitos danosos ao futuro obstétrico que um possível sobretratamento acarretaria. No único estudo em que o "ver e tratar" foi usado na categoria ASC-H, os autores não encontraram diferença significativa nas complicações e no sobretratamento de mulheres submetidas a esse método em relação ao tratamento convencional, e a adoção do método reduziu o tempo de espera para o diagnóstico e tratamento definitivo, em especial nos casos de suspeita colposcópica de HSIL ou mais grave.[32]

No Setor de PTGI e Colposcopia do CHC/UFPR, o "ver e tratar" na categoria ASCH é adotado frente a pacientes com grande risco social para perda de seguimento e com achados colposcópicos significantemente sugestivos para HSIL.

LESÃO INTRAEPITELIAL ESCAMOSA DE BAIXO GRAU (LSIL)

As lesões intraepiteliais de baixo grau nada mais são do que a representação citológica da infecção pelo HPV, sendo esta considerada a infecção sexualmente transmissível mais comum no mundo, com risco estimado de contágio de 15 a 25% a cada novo parceiro sexual.[34] Sabe-se que o risco cumulativo de infecção por HPV nos primeiros três anos do início da atividade sexual é de 50%. Ao longo dos anos, sua redução ocorre a expensas do *clearence* espontâneo das infecções acumuladas.[35,36] Plummer *et al* (2007) mostram de forma consistente que a maioria das infecções por HPV não são mais detectáveis após 1 a 2 anos da observação inicial.[37] Aproximadamente 50% das infecções por HPV em mulheres com citologia normal irão ter resolução em menos de 1 ano e cerca de 90% das infecções com citologia normal ou LSIL se resolverão espontaneamente. De fato, a maioria das infecções são assintomáticas e transitórias e a maioria das pessoas não faz ideia de que está infectada.[1,38,39]

Dada a alta prevalência da infecção pelo HPV na população, não surpreendentemente, a citologia LSIL representa o segundo resultado alterado mais frequente, correspondendo a 0,8% de todos os resultados de exames citopatológicos

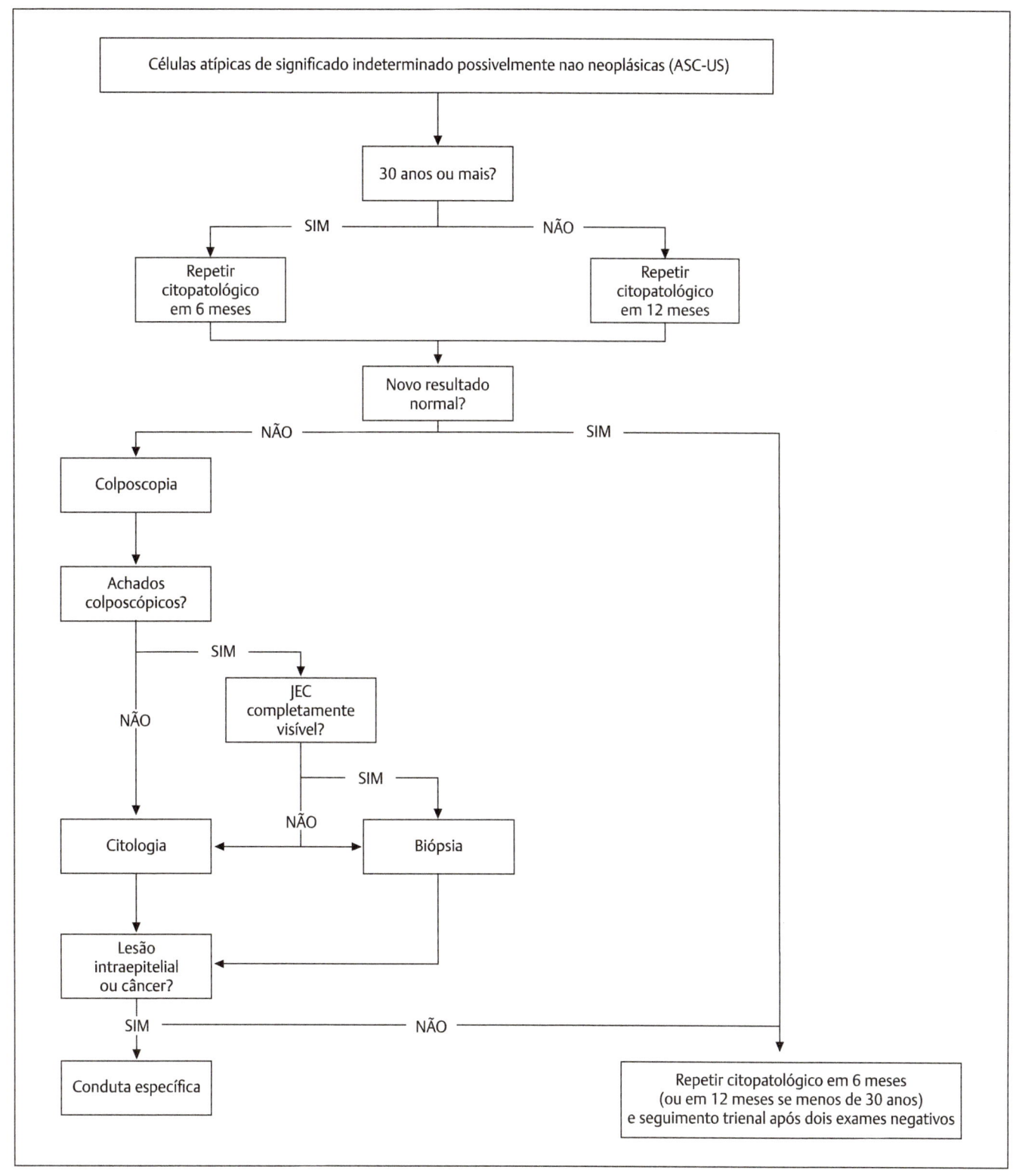

```
                    ┌─────────────────────────────────────────────────────────────┐
                    │ Células atípicas de significado indeterminado possivelmente nao neoplásicas (ASC-US) │
                    └─────────────────────────────────────────────────────────────┘
                                                    │
                                                    ▼
                                          ┌──────────────────┐
                                          │  30 anos ou mais?│
                                          └──────────────────┘
                                    SIM ─────┘       └───── NÃO
                                     │                        │
                                     ▼                        ▼
                            ┌──────────────┐         ┌──────────────┐
                            │   Repetir    │         │   Repetir    │
                            │citopatológico│         │citopatológico│
                            │  em 6 meses  │         │ em 12 meses  │
                            └──────────────┘         └──────────────┘
                                                │
                                                ▼
                                        ┌───────────────┐
                                        │ Novo resultado│
                                        │    normal?    │
                                        └───────────────┘
                           NÃO ─────────┘               └───────── SIM
```

Fig. 8-1. Recomendações de condutas para mulheres com diagnóstico de ASC-US. (Fonte: Ministério da Saúde, 2016.)[1]

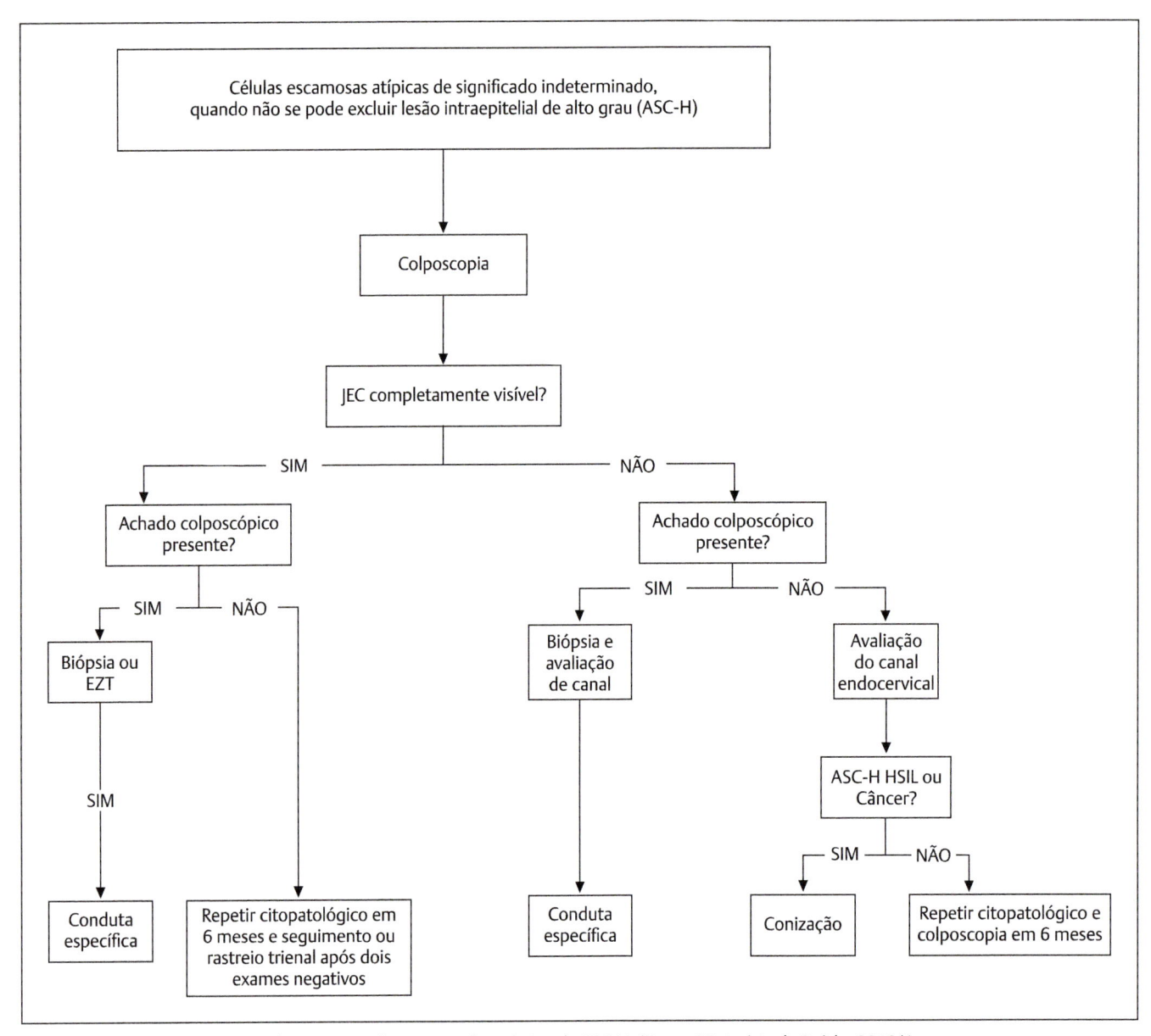

Fig. 8-2. Recomendações de condutas para mulheres com diagnóstico de ASC-H. (Fonte: Ministério da Saúde, 2016.)[1]

realizados, no Brasil, em 2013.[1] Por causa da sua grande frequência, é imprescindível ao ginecologista geral o conhecimento das condutas preconizadas para esta categoria.

A prevalência de lesões pré-invasivas ou câncer relatada na literatura após exame citopatológico compatível com LSIL é de 21,3% (IC95%: 17,7-24,9%).[1] Entretanto, a maioria dessas lesões já existia previamente, e não correspondem a uma progressão de LSIL para HSIL (Figs. 8-3 e 8-4).[40]

Como conduta inicial, após um resultado citopatológico correspondente a LSIL, teremos o encaminhamento direto para a colposcopia ou a repetição da citologia em intervalos variáveis, reservando o uso da colposcopia nos casos de persistência da alteração citológica. Entendemos que o encaminhamento direto a colposcopia desconsidera a história natural da infecção por HPV e expõe a paciente a sobrediagnóstico e tratamentos desnecessários de lesões que fatalmente regrediriam. Portanto, conforme preconizado pelas Diretrizes Brasileiras para o Rastreamento do Câncer de Colo de Útero, frente a um resultado citológico LSIL, optamos pela repetição da citologia em 6 meses em mulheres com mais de 30 anos e, em 12 meses, nas com idade inferior a 30 anos. A segunda coleta em mulheres pós-menopausa deve ser precedida de tratamento com estrogênio vaginal da colpite atrófica quando presente. Entende-se que, em pacientes imunossuprimidas onde o risco para lesão de alto grau é maior, a colposcopia deve ser realizada como conduta inicial. Pelo risco de sobretratamento e sobrediagnóstico, a colposcopia não deve ser realizada em gestantes com citologia LSIL, sendo a mesma, quando indicada, reservada ao período após 3 meses do parto (Fig. 8-5).[1]

Em uma recente revisão sistemática e metanálise, Kyrgiou *et al.* (2017) demonstraram que a colposcopia pode ser indicada como opção inicial nos casos em que o comparecimento às consultas subsequentes não pode ser garantido; além disso,

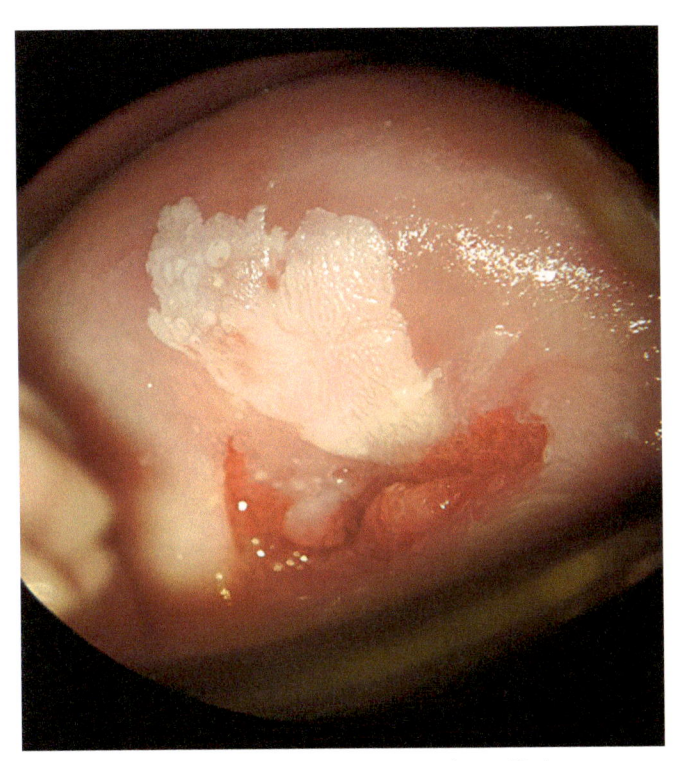

Fig. 8-3. Paciente com citologia LSIL. Presença de epitélio branco denso com relevo papilar e circunvoluções características de uma infecção pelo HPV. Na biópsia, NIC I. (Fonte: Rita Maira Zanine.)

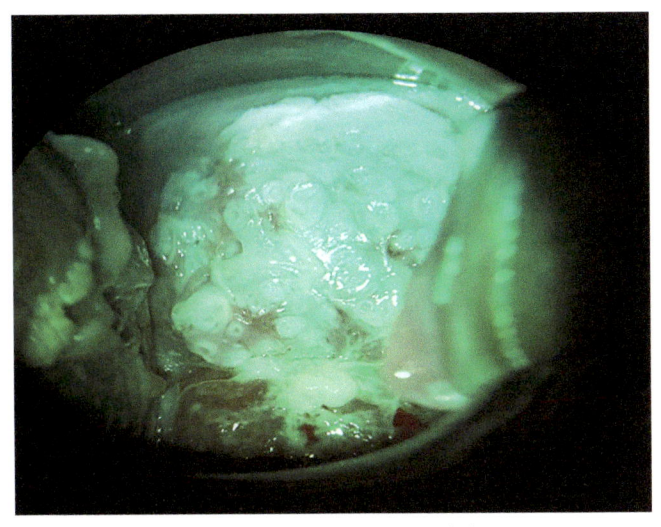

Fig. 8-4. Paciente com citologia LSIL e presença de lesões verrucosas em região vulvar. No exame colposcópico, nota-se a presença de epitélio branco denso com múltiplas circunvoluções em lábio superior. Na biópsia, NIC I sugestiva de condiloma de colo uterino. (Fonte: Rita Maira Zanine.)

os autores alertam que esta abordagem pode aumentar a detecção de lesões clinicamente insignificantes.[29] (Fig. 8-6 e 8-7)

Alguns protocolos adotam a utilização do teste DNA do HPV como conduta inicial para pacientes com resultado citopatológico LSIL, enquanto o exame colposcópico fica posteriormente reservado para os casos de positividade do mesmo. Tendo em vista a grande prevalência de infecção por HPV na população com citologia LSIL (76,9%), o seu uso nesta categoria sofre com a baixa especificidade, notadamente em mulheres jovens, o que faz desta conduta uma abordagem eventualmente ainda pouco custo efetiva.[28] Mesmo em países economicamente mais desenvolvidos, a adoção do teste HPV não é uma unanimidade. Arbyn *et al.* (2015) demonstraram que, em 2013, 62% de 43 países europeus disponibilizaram o teste de HPV como triagem para colposcopia em pacientes com citologia LSIL, ao passo que 90% o disponibilizam com a mesma finalidade na categoria ASCUS.[26] Conforme o exposto, o uso do teste DNA do HPV na triagem para colposcopia frente um resultado citológico LSIL é aceito quando disponível e não deve ser indicado para pacientes com menos de 30 anos.[28] Quando positivo, a colposcopia está indicada, e, quando negativo, a paciente pode retornar ao rastreio trienal de rotina (Fig. 8-8).[1]

Havendo a indicação de exame colposcópico, os achados devem ser biopsiados; entretanto, frente a achados menores em pacientes de baixo risco (idade inferior a 30 anos, sem história pregressa de lesão de alto grau e rastreio anterior negativo), a biópsia pode ser dispensada. Quando realizada a biópsia e o diagnóstico de lesão de alto grau ou câncer for feito, deve-se seguir a conduta específica. Se a biópsia revelar a presença de LSIL, a paciente deverá ser mantida em seguimento citológico semestral até dois exames consecutivos negativos. Havendo a persistência de LSIL por período superior a 24 meses, a colposcopia deve ser repetida, e, confirmando-se a presença de NIC I, o tratamento excisional ou ablativo pode ser indicado ou a manutenção do seguimento semestral pode ser escolhida. O tratamento ablativo deve ser precedido de biópsia e somente realizado quando toda a zona de transformação for visível. Para a decisão quanto à realização ou não do tratamento, há de se ponderar o desejo da paciente, a idade e a paridade, principalmente quando a indicação for de EZT tipo 2 ou 3 em decorrência do seu potencial prejuízo ao futuro obstétrico. Em imunossuprimidas, quando indicado, o tratamento deve ser sempre excisional (Figs. 8-9 e 8-10).[1]

As Figuras 8-11 e 8-12 resumem as recomendações das Diretrizes Brasileiras para o Rastreamento do Câncer de Colo de Útero para pacientes com resultado citopatológico LSIL.[1]

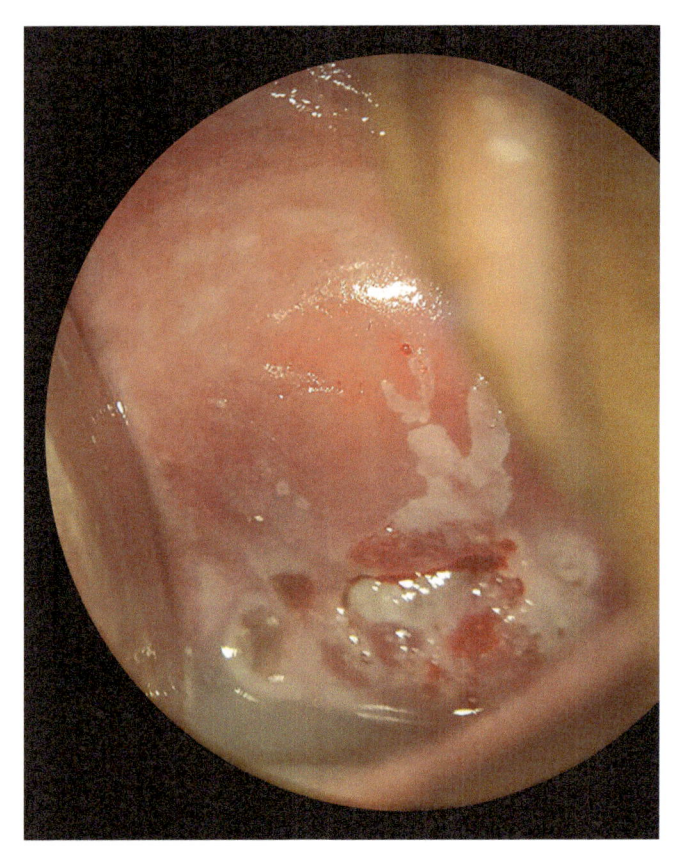

Fig. 8-5. Presença de epitélio branco tênue bem demarcado em lábio superior de colo. JEC ao nível de OCE com outra área de epitélio branco tênue em lábio inferior. Paciente com citologia compatível com LSIL de repetição, 32 anos. Realizada biópsia, o laudo correspondeu a NIC I. (Fonte: Rita Maira Zanine.)

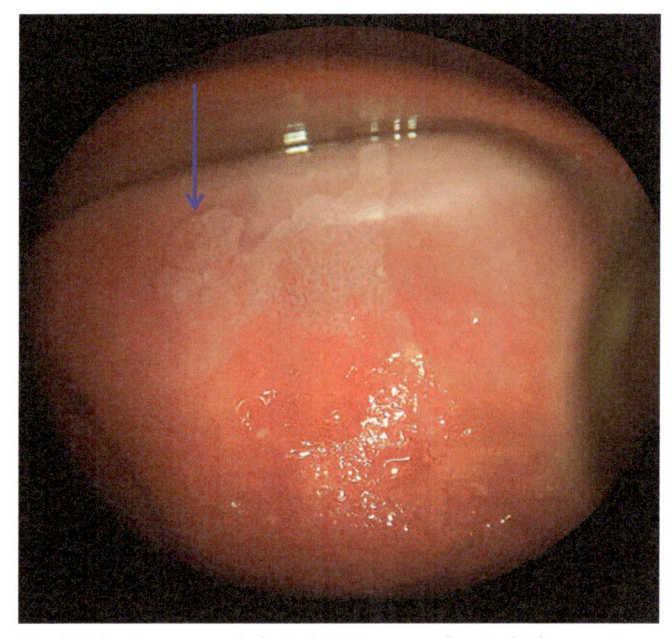

Fig. 8-6. Paciente com citologia LSIL. Presença de epitélio branco tênue em lábio superior de colo uterino. (Fonte: Rita Maira Zanine.)

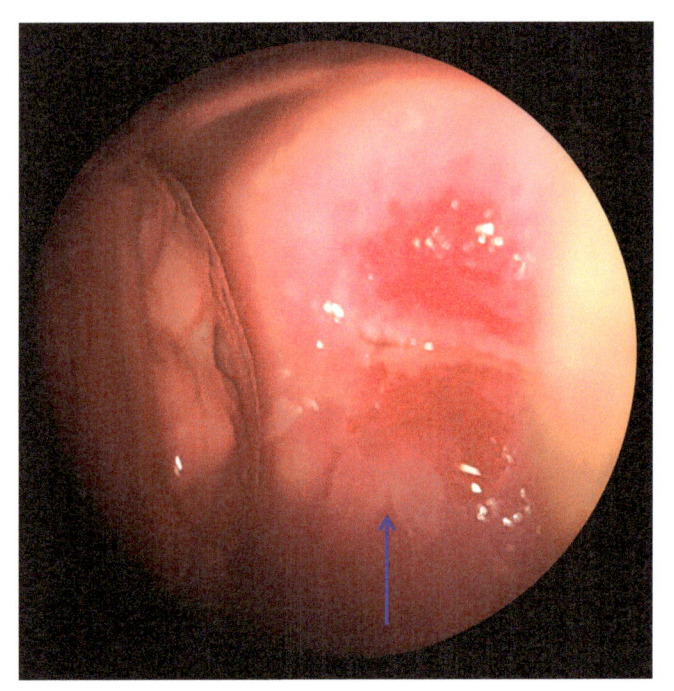

Fig. 8-7. Citologia LSIL. Na colposcopia, presença de epitélio acetobranco tênue em lábio inferior caracterizando um achado menor. (Fonte: Rita Maira Zanine.)

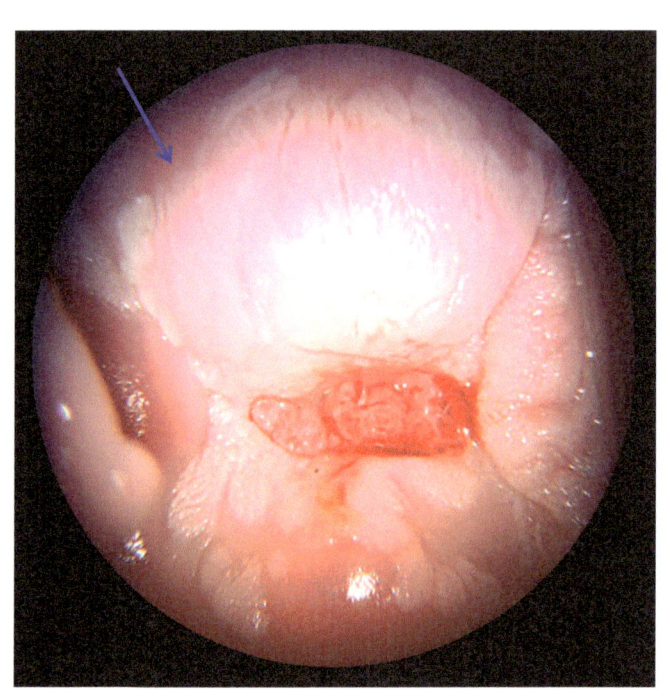

Fig. 8-8. Presença de epitélio branco tênue em lábio superior do colo (*seta*). Em lábio inferior, vemos ilhotas de epitélio branco com superfície papilar. Na biópsia NIC I. (Fonte: Rita Maira Zanine.)

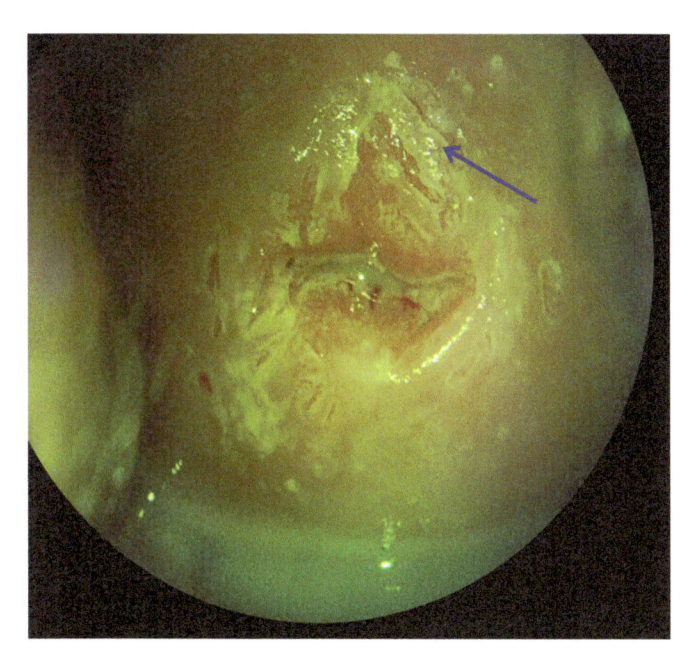

ALTERAÇÕES CITOLÓGICAS E RASTREIO DO CÂNCER DO COLO UTERINO

Fig. 8-9. Paciente com citologia LSIL. Presença, no exame colposcópico, de epitélio branco tênue em lábio superior de colo uterino. (Fonte: Rita Maira Zanine.)

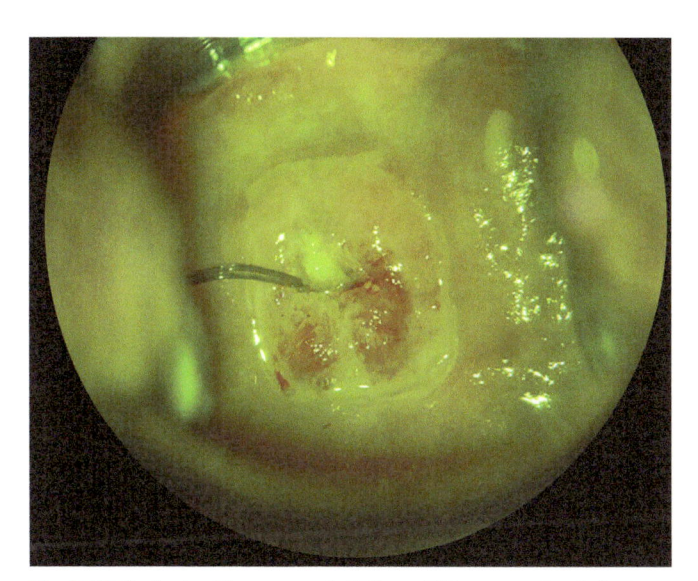

Fig. 8-10. Paciente, 12 meses após EZT por HSIL, apresenta citologia LSIL durante o seguimento. Na colposcopia, presença de epitélio branco tênue em área correspondente a metaplasia escamosa. Na biópsia NIC I. (Fonte: Rita Maira Zanine.)

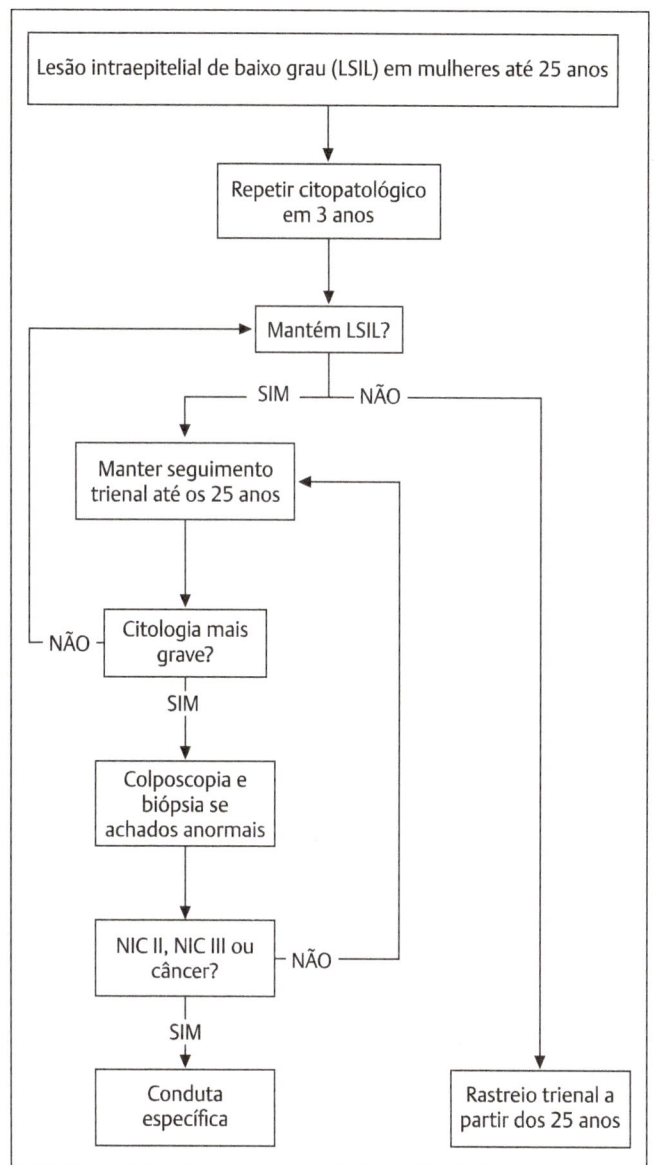

Fig. 8-11. Recomendações de condutas para mulheres com diagnóstico de LSIL com menos de 25 anos. (Fonte: Ministério da Saúde, 2016.)[1]

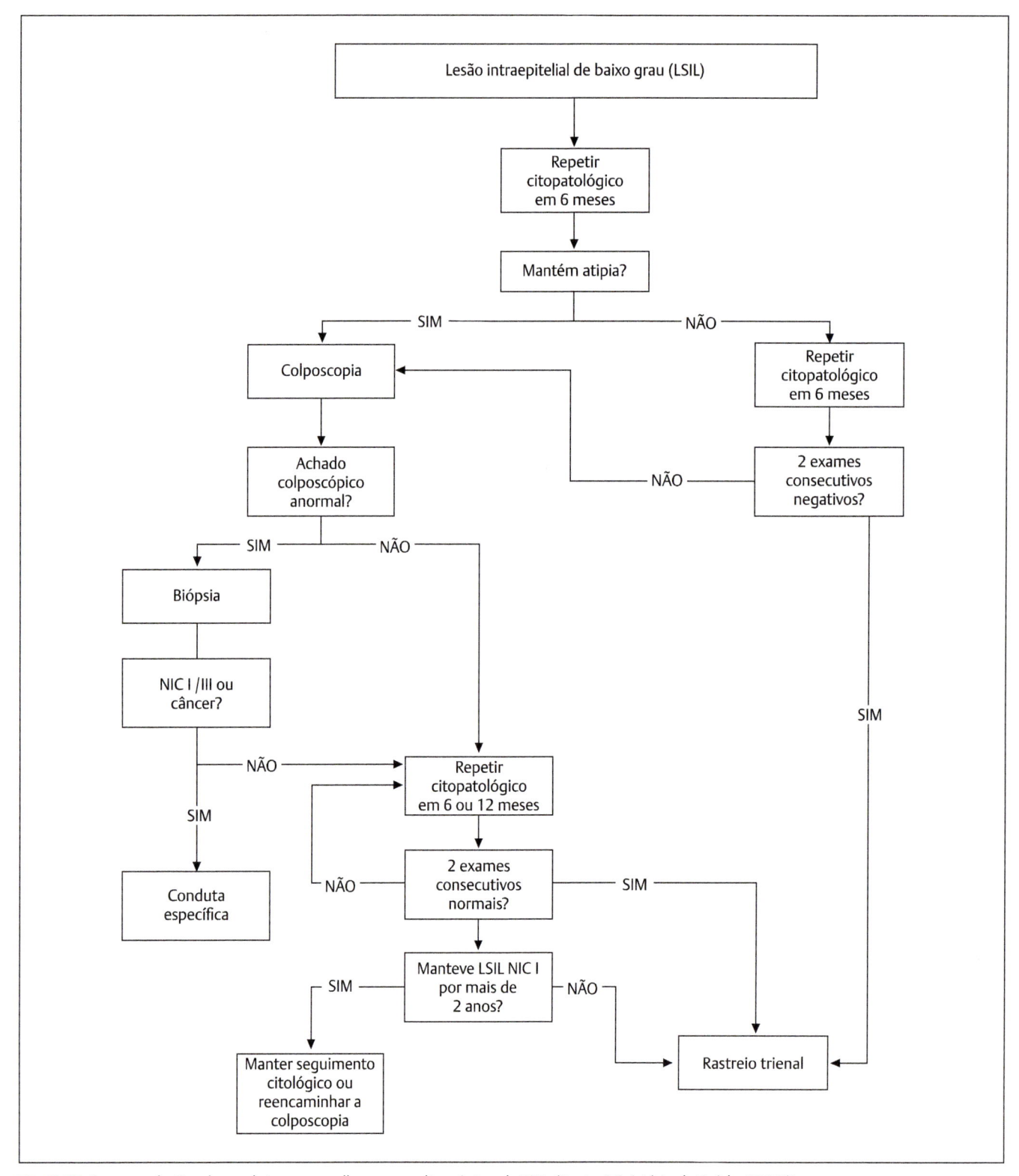

Fig. 8-12. Recomendações de condutas para mulheres com diagnóstico de LSIL. (Fonte: Ministério da Saúde, 2016.)[1]

LESÃO INTRAEPITELIAL ESCAMOSA DE ALTO GRAU (HSIL)

Um achado citológico de lesão intraepitelial escamosa de alto grau (HSIL) é incomum, perfazendo aproximadamente 0,5% de todos os testes de Papanicolaou.[15] A prevalência desse diagnóstico citopatológico, no Brasil, foi de 0,26% de todos os exames realizados e de 9,1% de todos os exames alterados em 2013. Cerca de 70 a 75% das mulheres com laudo citopatológico de HSIL apresentam confirmação histopatológica desse grau de doença (Figs. 8-13 e 8-14).[1]

A significância da citologia HSIL está relacionada com a doença cervical oculta. Aproximadamente 70-75% das mulheres com citologia HSIL terão diagnóstico confirmado de neoplasia intraepitelial cervical na histopatologia e cerca de 1-4% terá câncer invasor (Fig. 8-15).[41]

O risco de HSIL varia com a idade e é maior nas mulheres de 25-29 anos (Fig. 8-16).[42]

As células da HSIL são caracterizadas por diferenciação progressiva, células de tamanho menor, atipia nuclear evidente e quantidades diminuídas de citoplasma. Quanto mais grave a lesão, menor o tamanho da célula (Figs. 8-17 a 8-19).

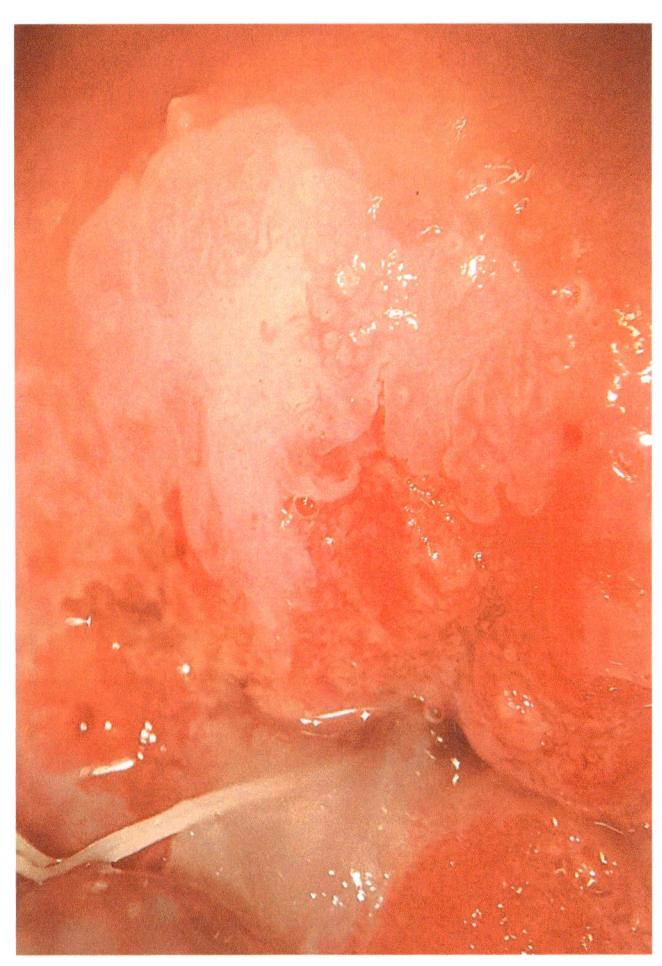

Fig. 8-14. Paciente usuária de DIU. Nota-se epitélio branco denso em lábio superior mais acentuado às 12 h. Presença de orifícios com halo branco acompanhando a borda da área de epitélio branco. Laudo de peça de EZT compatível com NIC III. (Fonte: Rita Maira Zanine.)

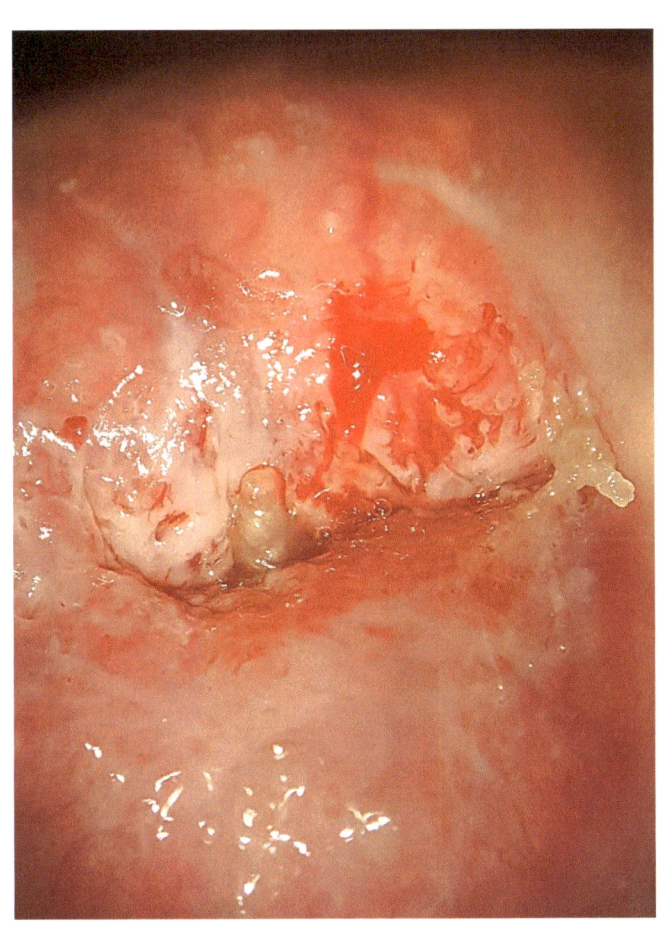

Fig. 8-13. Presença de epitélio branco denso adentrando o canal cervical em lábio superior de colo uterino. Existe proeminência deste achado tanto as 10 h como na comissura ao lado direito. Laudo da biópsia NIC III. (Fonte: Rita Maira Zanine.)

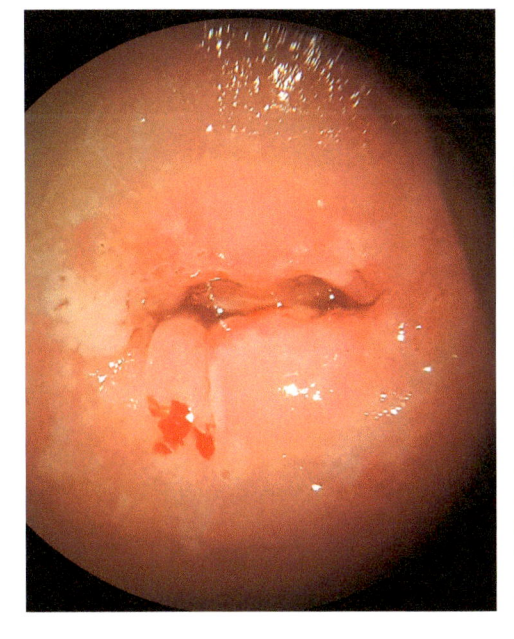

Fig. 8-15. Presença de orifícios com halo branco em meio a área de epitélio branco denso na comissura correspondente às 9 h. A JEC está situada ao nível do OCE. Laudo histopatológico proveniente de EZT mostrou NIC III. (Fonte: Rita Maira Zanine.)

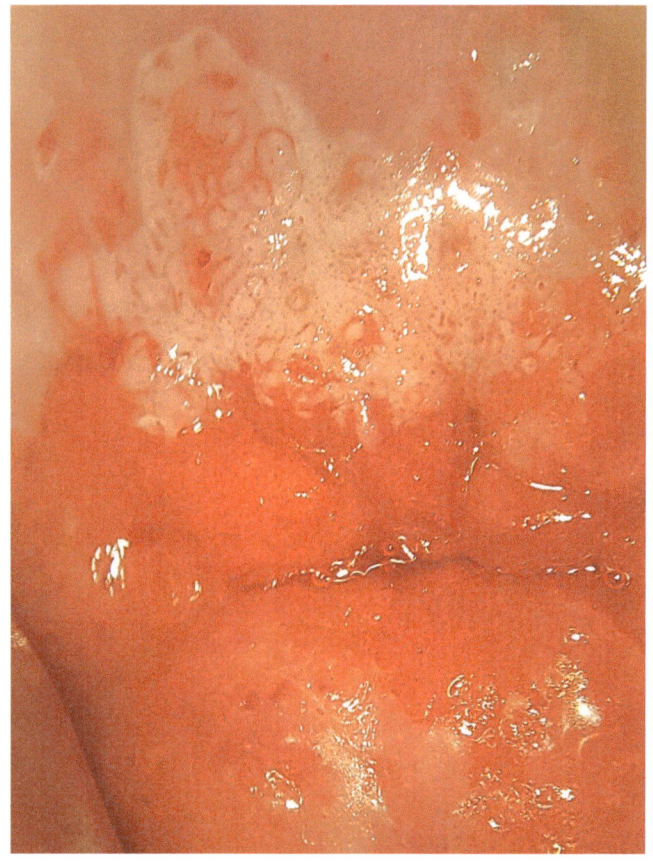

Fig. 8-16. Área de mosaico irregular em lábio superior de colo uterino acompanhado de pontilhado grosseiro. Nota-se presença de orifícios glandulares com halo branco à 1 h. Laudo da peça de EZT compatível com NIC III. (Fonte: Rita Maira Zanine.)

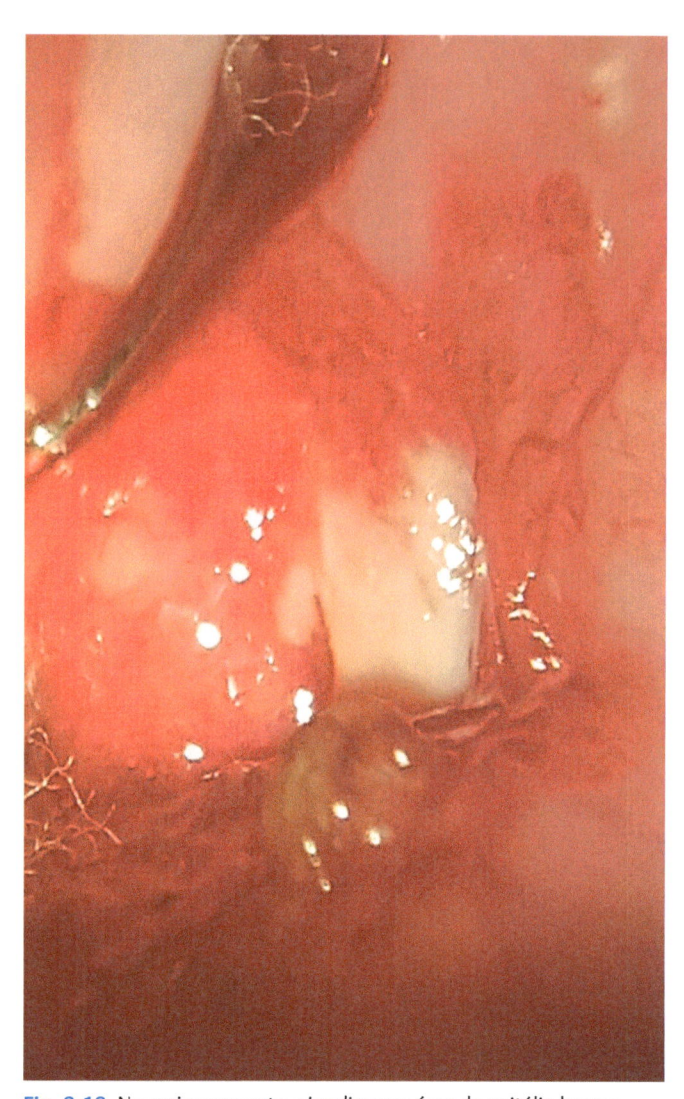

Fig. 8-18. No maior aumento, visualizamos área de epitélio branco denso adentrando o canal. Na biópsia NIC III. (Fonte: Rita Maira Zanine.)

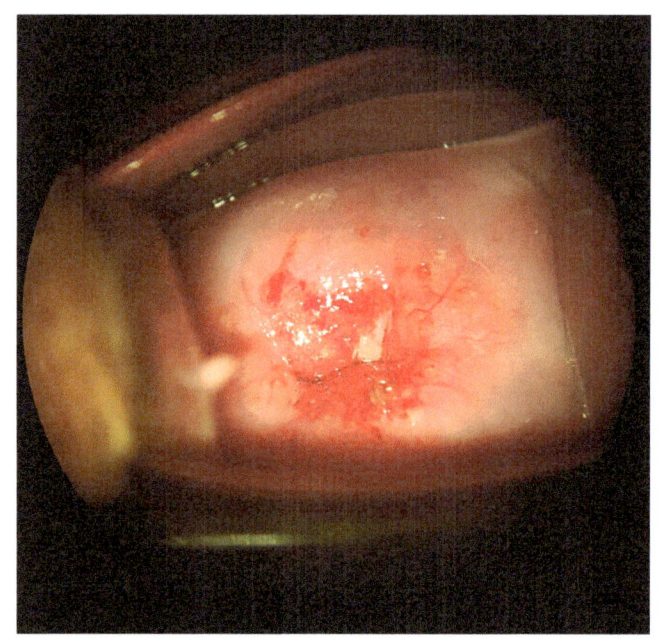

Fig. 8-17. Paciente com 36 anos e citologia HSIL. Ao exame colposcópico nota-se pequena área de epitélio branco denso em lábio superior adentrando o canal cervical. (Fonte: Rita Maira Zanine.)

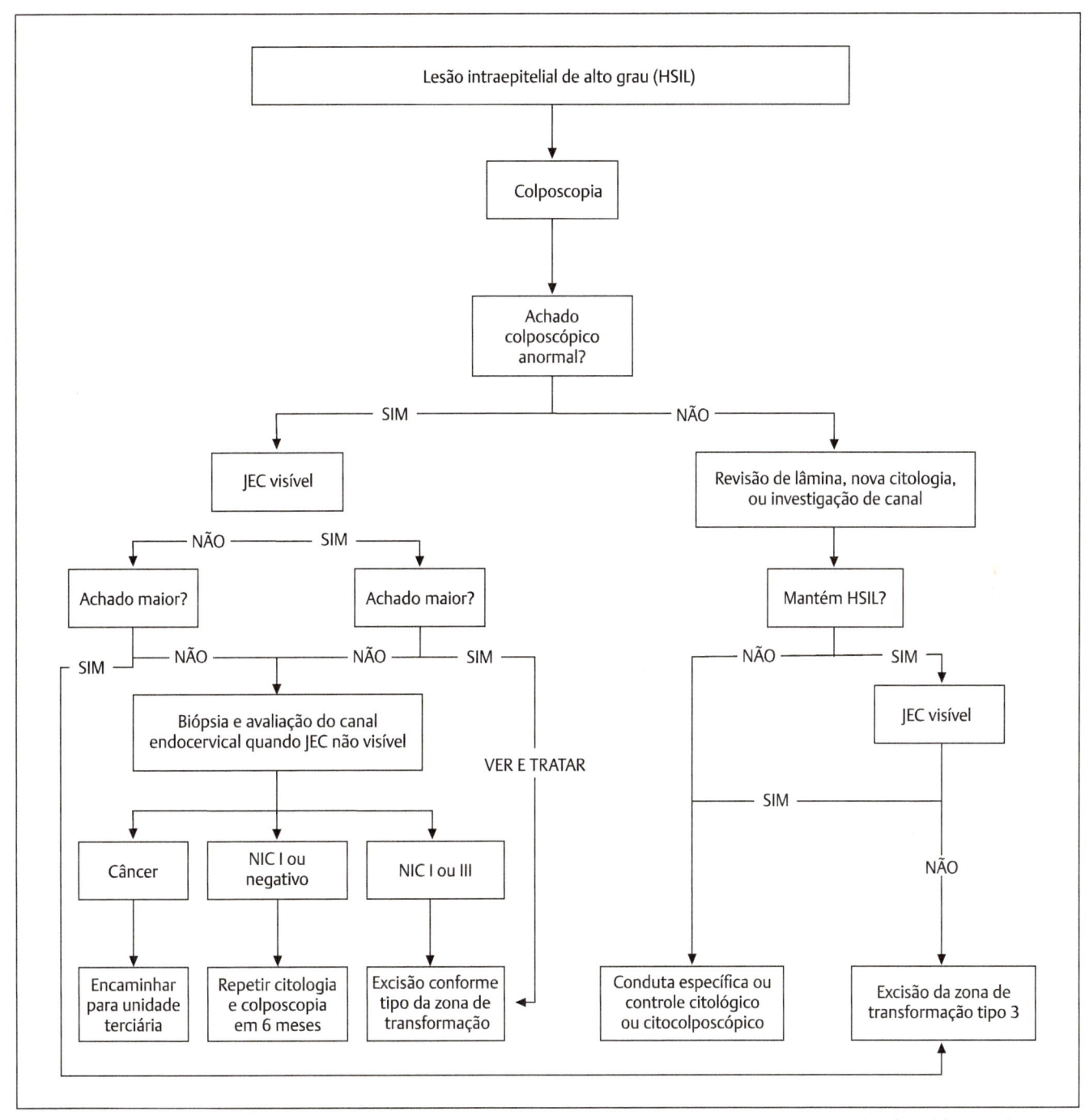

ALTERAÇÕES CITOLÓGICAS E RASTREIO DO CÂNCER DO COLO UTERINO

Fig. 8-19. Recomendações de condutas para mulheres com diagnóstico de HSIL com 25 anos ou mais. (Fonte: Ministério da Saúde, 2016.)[1]

Seguimento Pós-Tratamento de NIC II/III

- Margens livres de doença ou comprometidas por NIC I, realizar citologia em 6 e 12 meses após o procedimento. A colposcopia fica a critério do serviço. Após o primeiro ano, o seguimento será anual por 5 anos na Unidade Básica de Saúde (UBS).
- Margens comprometidas por NIC II/III, realizar citologia e colposcopia semestrais nos primeiros dois anos. Após, os dois primeiros anos, seguir com citologia anual até completar 5 anos do tratamento, na UBS.
- Em ambos os casos, após os primeiros 5 anos de seguimento, a paciente deverá retornar para rastreamento trienal.
- Nos casos em que é detectada doença residual, a maioria dos diagnósticos é realizada nos primeiros dois anos de seguimento.

Situações Especiais

- Gestantes
  - Encaminhar para colposcopia.
  - Na colposcopia, realizar biópsia somente se houver sinais de invasão.
  - Se não houver sinais de invasão na colposcopia, se biópsia revelar NIC I, II, III ou negativa, reavaliar 90 dias pós-parto.
  - Se houver invasão, encaminhar para unidade terciária.
- Mulheres na pós-menopausa
  - A conduta é a mesma que aquela para as demais mulheres.
  - Para melhorar o exame colposcópico, estrogenizar.
    - Esquemas (CHC/UFPR):
      - Estrogênios conjugados 0,625 mg
        Aplicar, 0,5 g de um aplicador, via vaginal, 1×/noite, por 21 noites. Nova colposcopia cerca de 5 a 7 dias após o término do tratamento.
        OU
      - Estriol vaginal
        Usar 1 grama do aplicador, via vaginal, por 21 noites. Nova colposcopia cerca de 5 a 7 dias após o uso.
- Imunossuprimidas
  - Conduta inicial é a mesma que para as demais mulheres, mas o seguimento será anual para toda a vida.
- Histerectomizadas
  - Margens livres de doença ou comprometidas por NIC I, realizar citologia em 6 e 12 meses após o procedimento. Se ambos os exames negativos, rastreamento trienal.
  - Margens comprometidas por NIC II/III ou na ausência dessa informação, realizar citologia e colposcopia semestrais nos primeiros dois anos. Depois dos dois primeiros anos, seguir com citologia anual até completar 5 anos do tratamento na UBS. Após esse período, se não houver lesões residuais, rastreamento trienal na UBS (Fig. 8-20).

ATIPIAS EM CÉLULAS GLANDULARES

Células Glandulares Atípicas de Significado Indeterminado e possivelmente Não Neoplásicas (AGC-US) ou Células Glandulares Atípicas de Significado Indeterminado quando não se Pode Excluir Lesão Intraepitelial de Alto Grau (AGC-H)

A identificação de células glandulares anormais na citopatologia cervical é um achado significativo, pois o referido exame é menos eficaz para detectar adenocarcinoma que carcinoma escamoso do colo uterino.[43,44] Células glandulares atípicas (AGC) são diagnosticadas pela citopatologia em apenas 41-71% dos casos de AIS.[44]

A prevalência desses diagnósticos citológicos no Brasil, em 2013, foi de 0,13%, entre todos os exames realizados, e de 4,7%, considerando-se apenas os resultados alterados.[45]

O diagnóstico de AGC pode inferir em neoplasia intraepitelial escamosa, AIS, adenocarcinoma invasor do colo uterino, adenocarcinoma do endométrio e, mais raramente, neoplasia extrauterina.[46] Achados benignos, como hiperplasia microglandular, adenose vaginal, pólipos endometriais e endocervicais, quadros inflamatórios, endometriose, efeitos pós-radiação, reação Arias-Stella, uso prolongado de progestágenos, artefatos da própria escovação, metaplasia tubária ou serosa, uso do DIU, hiperplasia de ducto mesonéfrico, hiperplasia microglandular e alterações reativas (após conização, cauterizações ou biópsias), também podem ser responsáveis por essas atipias celulares.[47]

A maioria das lesões glandulares está dentro da zona de transformação (ZT) ou próxima a ela. No entanto, os critérios colposcópicos adotados para avaliar as lesões escamosas não se aplicam às lesões glandulares. A apresentação mais comum é a expressão papilar semelhante a uma ZT imatura (Fig. 8-21).[48]

- Avaliação endometrial com ultrassonografia transvaginal (USTV) em pacientes acima de 35 anos e, caso anormal, estudo anatomopatológico do endométrio. Abaixo dessa idade, a investigação endometrial deverá ser realizada se presente sangramento uterino anormal ou se a citologia sugerir origem endometrial. A investigação da cavidade endometrial será prioritária em relação à investigação da ectocérvice e do canal endocervical, sempre que mencionada a possível origem endometrial dessas células atípicas.
- Quando indicada a excisão tipo 3, deve-se preferir uma técnica que produza um espécime íntegro e adequado para avaliação histopatológica.

A investigação de doença extrauterina também estará indicada nos casos em que persistir o diagnóstico de AGC e se, ao final da investigação, não tiver sido possível concluir o diagnóstico de doença uterina (canal endocervical e cavidade endometrial), independentemente da idade da mulher.

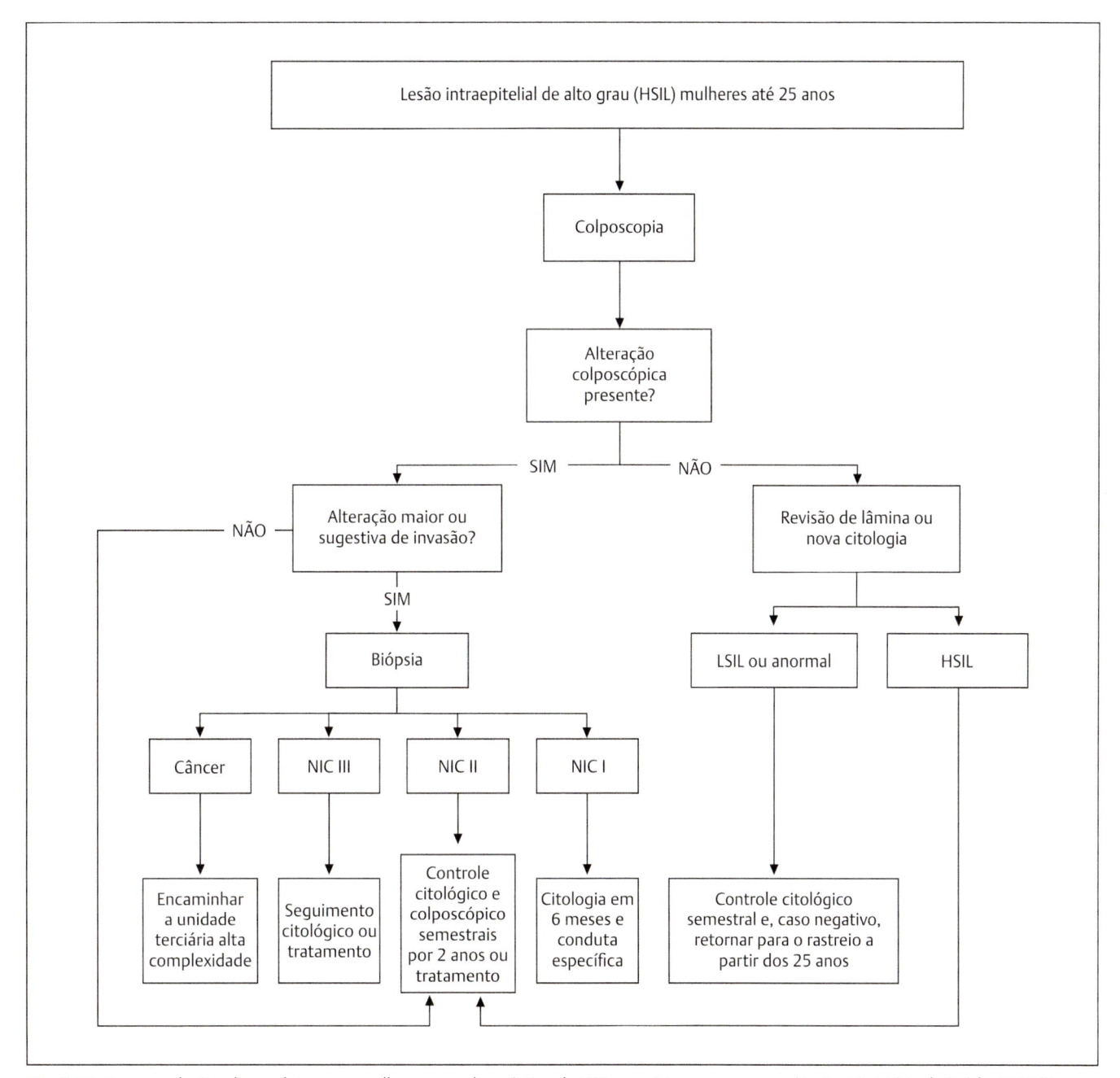

ALTERAÇÕES CITOLÓGICAS E RASTREIO DO CÂNCER DO COLO UTERINO

Fig. 8-20. Recomendações de condutas para mulheres com diagnóstico de HSIL com 24 anos ou menos. (Fonte: Ministério da Saúde, 2016.)[1]

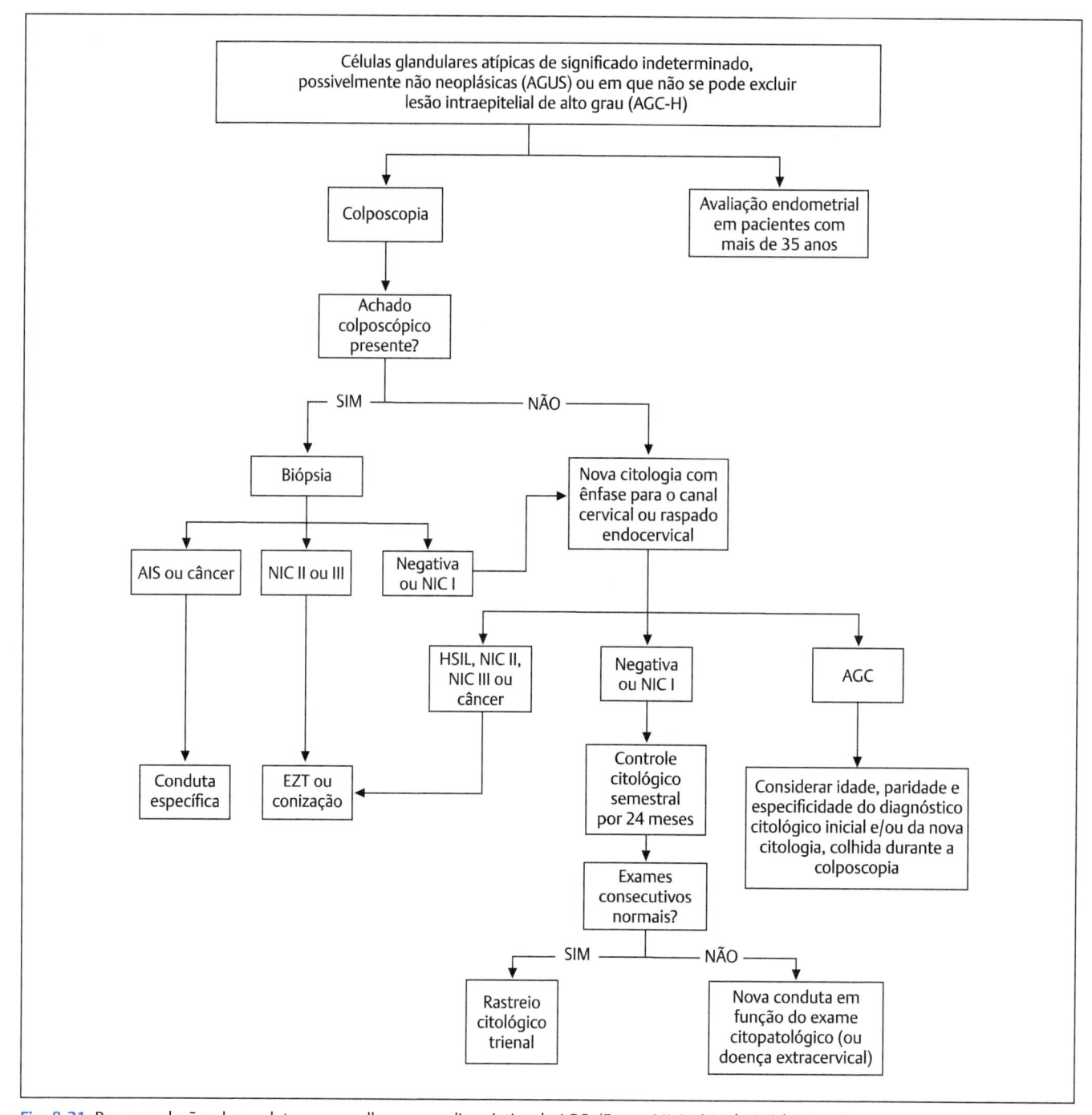

```
┌─────────────────────────────────────────────────┐
│ Células glandulares atípicas de significado     │
│ indeterminado, possivelmente não neoplásicas    │
│ (AGUS) ou em que não se pode excluir lesão      │
│ intraepitelial de alto grau (AGC-H)             │
└─────────────────────────────────────────────────┘
            │                          │
            ▼                          ▼
      Colposcopia            Avaliação endometrial
            │                em pacientes com
            ▼                mais de 35 anos
      Achado
      colposcópico
      presente?
      ┌─────┴─────┐
     SIM         NÃO
      │           │
      ▼           ▼
   Biópsia    Nova citologia com ênfase
      │       para o canal cervical
      │       ou raspado endocervical
```

Fluxograma — AGC

- Colposcopia → Achado colposcópico presente?
  - SIM → Biópsia:
    - AIS ou câncer → Conduta específica
    - NIC II ou III → EZT ou conização
    - Negativa ou NIC I → Nova citologia com ênfase para o canal cervical ou raspado endocervical
  - NÃO → Nova citologia com ênfase para o canal cervical ou raspado endocervical
- Avaliação endometrial em pacientes com mais de 35 anos

Nova citologia:
- HSIL, NIC II, NIC III ou câncer → EZT ou conização
- Negativa ou NIC I → Controle citológico semestral por 24 meses → Exames consecutivos normais?
  - SIM → Rastreio citológico trienal
  - NÃO → Nova conduta em função do exame citopatológico (ou doença extracervical)
- AGC → Considerar idade, paridade e especificidade do diagnóstico citológico inicial e/ou da nova citologia, colhida durante a colposcopia

Fig. 8-21. Recomendações de condutas para mulheres com diagnóstico de AGC. (Fonte: Ministério da Saúde, 2016.)[1]

Situações Especiais
- Mulheres até 24 anos, na pós-menopausa e imunossuprimidas
  - Devem ser investigadas da mesma forma que as demais mulheres.
- Gestantes
  - Devem ser investigadas da mesma maneira que as demais mulheres, exceto pelo estudo endometrial, que não é factível. A biópsia do colo do útero deverá ser realizada apenas na suspeita de doença invasiva.

Adenocarcinoma *In Situ* (AIS)

A prevalência do diagnóstico citopatológico de AIS ou invasor, no Brasil, foi menor do que 0,01% entre todos os exames realizados em 2013 e ocorreu em 0,29% de todos os exames alterados nesse ano.[1] Todavia, 50% dos casos de AIS podem coexistir com lesões escamosas pré-invasivas ou carcinoma invasivo, o que pode dificultar o diagnóstico.[45,49]

É recomendável a avaliação endometrial em pacientes com 35 anos ou mais. Abaixo dessa idade, a investigação endometrial deverá ser realizada se houver sangramento uterino anormal ou condições sugestivas de anovulação crônica (Figs. 8-22 e 8-23).[1]

Em cerca de 5 a 15% dos casos de AIS, as lesões são multifocais.[50] Além disso, as lesões podem não ser contíguas, implicando no fato de que, mesmo se as margens se mostrarem livres de doença em espécimes obtidos por conização, não há garantia de que a lesão tenha sido totalmente retirada.[51] Diante disso, a maioria dos autores recomenda a histerectomia total como tratamento definitivo em pacientes com prole completa. No entanto, a conização (com margens livres) pode ser suficiente para o tratamento de AIS em pacientes sem prole constituída.[52]

As pacientes histerectomizadas devem manter seguimento citológico anual por cinco anos e trienal a seguir. Porém, não foram encontradas evidências práticas de seguimento após tratamento do AIS que ofereçam maior efetividade.[1]

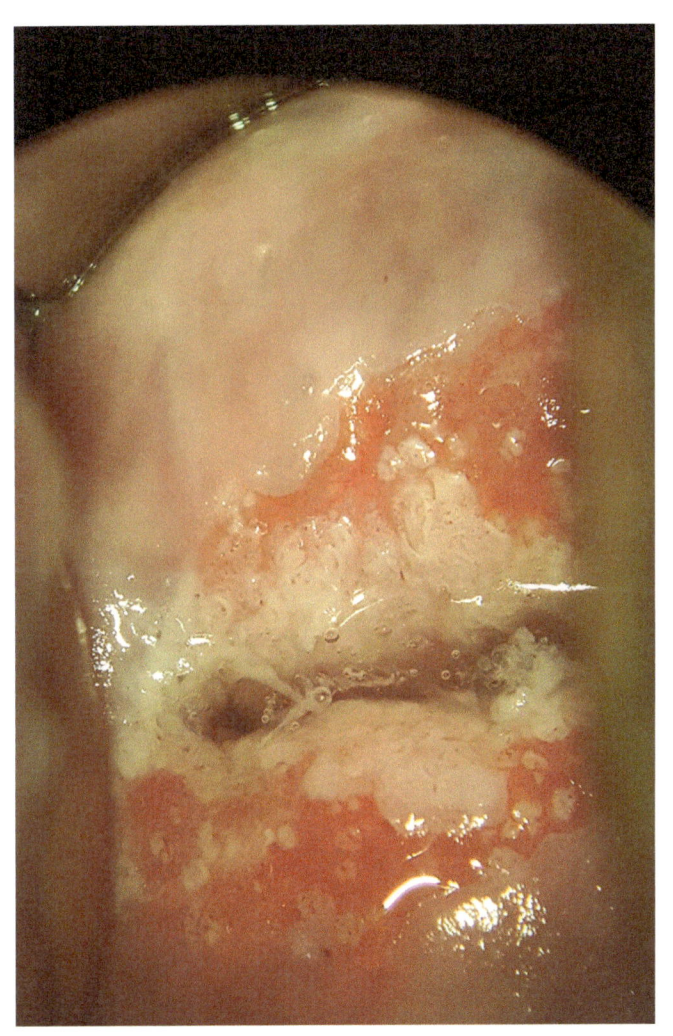

Fig. 8-22. Paciente com 34 anos e citologia HSIL. Na colposcopia, presença de epitélio branco denso em lábio superior e inferior adentrando ao canal. Nota-se que este aspecto se encontra em meio ao epitélio colunar caracterizando o aspecto "vermelho no branco" sugestivo de uma lesão glandular. Na biópsia, presença de adenocarcinoma *in situ* de colo uterino. (Fonte: Rita Maira Zanine.)

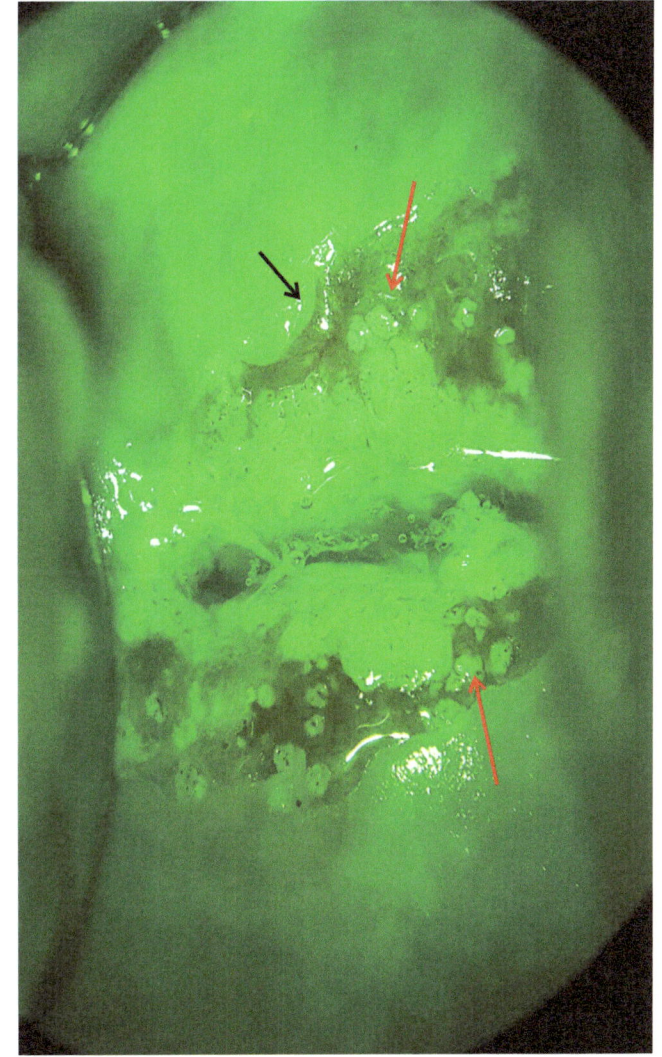

Fig. 8-23. Caso anterior após visualização com o filtro verde. Nota-se JEC totalmente ectocervical (*seta preta*) e a presença de outros focos de lesões-satélites à lesão principal (*setas vermelhas*). (Fonte: Rita Maira Zanine.)

Situações Especiais[1]

- Mulheres até 24 anos, na pós-menopausa e imunossuprimidas
  - Devem ser investigadas da mesma forma que as demais mulheres.
- Gestantes
  - Devem ser investigadas da mesma maneira que as demais mulheres, exceto pelo estudo endometrial, que não é factível. A biópsia de colo do útero deverá ser realizada na suspeita de doença invasiva, e o procedimento excisional, caso indicado, deverá ser realizado 90 dias após o parto (Fig. 8-24).

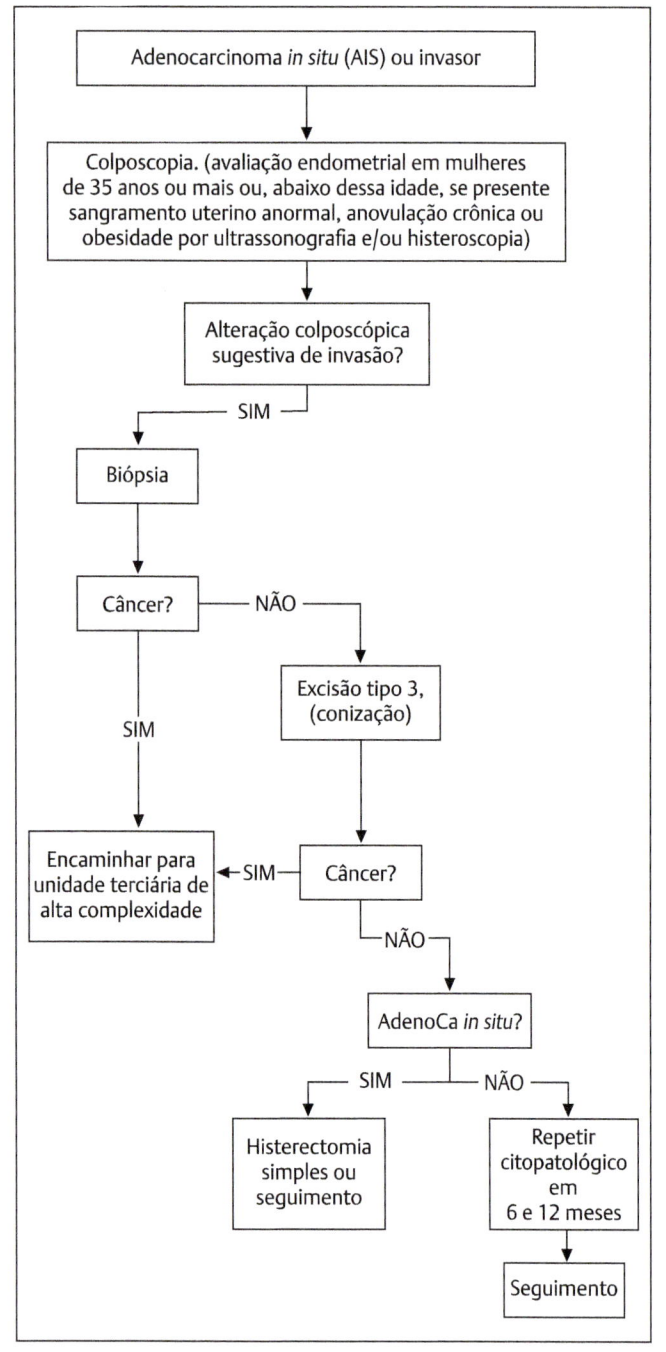

Fig. 8-24. Recomendações de condutas para mulheres com diagnóstico de AIS. (Fonte: Ministério da Saúde, 2016.)[1]

REFERÊNCIAS BIBLIOGRÁFICAS

1. Brasil. Ministério da Saúde. Instituto Nacional de Câncer [Internet]. Diretrizes Brasileiras para o Rastreamento do Câncer do Colo do Útero. Rio de Janeiro: INCA; 2016. [Acesso em 10 set 2019]. Disponível em: http://www.ans.gov.br/images/stories/Participacao_da_sociedade/2016_gt_oncologia/gt_oncorede_reuniao7_diretrizes_cancer_colo.pdf.
2. Oliphant J, Veale J, Macdonald J, Carroll R, Johnson R, Harte M, et al. Guideline for gender affirming healthcare of gender diverse and trasngender children, young people and adults in Aotearoa New Zealand. Transgender Health Research Lab Oct 2018.
3. Grosse A, Grosse C, Lenggenhager D, Bode B, Camenisch U, Bode P. Cytology of the neovagina in transgender women and individuals with congenital or acquired absence of a natural vagina. Cytopathology 2017;28(3):184-91.
4. Tracy JK, Lydecker AD, Ireland L. Barriers to cervical cancer screening among lesbians. J Womens Health (Larchmt) 2010;19(2):229-37.
5. Walboomers JM, Jacobs MV, Manos MM, Bosch FX, Kummer JA, Shah KV, et al. Human papillomavirus is a necessary cause of invasive cervical cancer worldwide. J Pathol 1999;189(1):12-9.
6. Massad LS, Xie X, Minkoff H, Darragh TM, D'Souza G, Sanchez-Keeland L, et al. Abnormal pap tests and human papillomavirus infections among HIV-infected and uninfected women who have sex with women. J Low Genit Tract Dis 2014;18(1):50-6.
7. Bailey JV, Kavanagh J, Owen C, McLean KA, Skinner CJ. Lesbians and cervical screnning. Br J Gen Pract 2000;50(455):481-2.
8. Curmi C, Peters K, Salamonson Y. Barriers to cervical cancer screening experienced by lesbian women: a qualitative study. J Clin Nurs 2016;25(23-24):3643-51.
9. Meg McLachlin C, Mai V, Murphy J, Fung-Kee-Fung M, Chambers A, Oliver TK, et al. Ontario cervical cancer screening clinical practice guidelines. J Obstet Gynaecol Can 2007;29(4):344-353.
10. Moyer VA. US Preventive Services Task Force. Screening for cervical cancer: US Preventive Services Task Force recommendation statement. Ann Intern Med 2012;156(12):880-91.
11. NHS Cervical Screening Programmes. Cervical screening for lesbian and bisexual women. [Acesso em 22 jan 2019] Disponível em: https://www.gov.uk/government/publications/cervical-screening-lesbian-and-bisexual-women/cervical-screening-for-lesbian-and-bisexual-women.
12. Charkhchi P, Schabath MB, Carlos R. Modifiers of cancer screening prevention among sexual and gender minorities in the behavioral risk factor surveillance system. J Am Coll Radiol. 2019;16(4):607-20.
13. Potter J, Peitzmeier SM, Bernstein I, Reisner SL, Alizaga NM, Agénor M, et al. Cervical cancer screening for patients on the female-to-male spectrum: a narrative review and guide for clinicians. J Gen Internal Medicine 2015;30(12):1857-64.
14. Davey DD, Austin RM, Birdsong G, Buck HW, Cox JT, Darragh TM, et al. ASCCP patient management guidelines: Pap test specimen adequacy and quality indicators. Am J Clin Pathol 2002;118(5):714-18.
15. Davey DD, Neal MH, Wilbur DC, Colgan TJ, Styer PE, Mody DR, et al. Bethesda 2001 implementation and reporting rates: 2003 practices of participants in the College of American Pathologists Interlaboratory Comparison Program in cervicovaginal cytology. Arch Pathol Lab Med 2004;128(11):1224-9.
16. Malik SN, Wilkison EJ, Drew PA, Hardt NS. Benign cellular changes in Pap smears: causes and significance. Acta Cytologica 2001;45(1):5-8.
17. Agarwal K, Sharma U, Acharya V. Microbial and cytopathological study of intrauterine contraceptive device users. Indian J Med Sci 2004;58(9):394-9.
18. Reiter S. Barriers to effective treatment of vaginal atrophy with local estrogen therapy. Int J Gen Med 2013;6:153-8.

19. Chollet J. Update on alternative therapies for vulvovaginal atrophy. Patient Prefer Adherence 2011;5:533-6.
20. Wills S, Ravipati A, Venututumilli P, Kresge C, Folkerd E, Dowsett M, et al. Effects of vaginal estrogens on serum estradiol levels in postmenopausal breast cancer survivors and women at risk of breast cancer taking an aromatase inhibitor or a selective estrogen receptormodulator. J Oncol Pract 2012;8(3):144-8.
21. North American Menopause Society. The role of local vaginal estrogen for treatment of vaginal atrophy in postmenopausal women: 2007 position statement of the North American Menopause Society. Menopause 2007;14(3):357-69.
22. Gass LS, Bachman G, Goldstein SR, Kingsberg SA, Liu JH, Martens MG, et al. Management of syntomatic vulvovaginal atrophy: 2013 position statement of the North American Menopause Society. Menopause 2013;20(9):888-902.
23. Nayar R, Wilbur DC. The Pap test and Bethesda 2014. Cancer Cytopathol 2015;59:121-32.
24. Solomon D, Davey D, Kurman R, Moriarty A, O'Connor D, Prey M, et al. The 2001 Bethesda System:Terminology for Reporting Results of Cervical Cytology. Jama 2002;287(16):2114-9.
25. Tai Y, Chen Y, Hsu H, Chiang CJ, You SL, Chen CA, et al. Risks of cervical intraepithelial neoplasia grade 3 or invasive cancers in ASCUS women with different management: a population-based cohort study. J Gynecol Oncol 2018;29(4) e55.
26. Arbyn M, Snijders PJ, Meijer CJ, Berkhof J, Cuschieri K, Kocjan BJ, et al. Which high-risk HPV assays fulfil criteria for use in primary cervical cancer screening? Clin Microbiol Infect 2015;21(9):817-26.
27. Oliveira GG, Oliveira JMDSC, Eleutério RMN, Barbosa RCC, Almeida PRC, Eleutério J Jr. Atypical squamous cells: cytopathological findings and correlation with HPV genotype and histopathology. Gynecol Cytopathol 2018;62(5-6):386-92.
28. Zeferino LC, Bastos JB, do Vale DBAP, Zanine RM, de Melo YLMF, Pereira Primo WQS, et al. Guidelines for HPV-DNA testing for cervical cancer screening in Brazil. Recomendações para o uso de testes de DNA-HPV no rastreamento do câncer do colo útero no Brasil. Rev Bras Ginecol Obstet 2018;40(6):360-8.
29. Kyrgiou M, Kalliala I, Mitra A, Ng KY, Raglan O, Fotopoulou C, et al. Immediate referral to colposcopy versus cytological surveillance for low-grade cervical cytological abnormalities in the absence of HPV test: a systematic review and a meta-analysis of the literature. Int J Cancer 2017;140(1):216-23.
30. Cytryn A, Russomano FB, Camargo MJ, Zardo LM, Horta NM, Fonseca RC, et al. Prevalence of cervical intraepithelial neoplasia grades II/III and cervical cancer in patients with cytological diagnosis of atypical squamous cells when high-grade intraepithelial lesions (ASC-H) cannot be ruled out. Sao Paulo Med J 2009;127(5):283-7.
31. Alli PM, Ali SZ. Atypical squamous cells of undetermined significance--rule out high-grade squamous intraepithelial lesion: cytopathologic characteristics and clinical correlates. Diagn Cytopathol 2003;28(6):308-12.
32. Kietpeerakool C, Cheewakriangkrai C, Suprasert P, Srisomboon J. Feasibility of the 'see and treat' approach in management of women with 'atypical squamous cell, cannot exclude high-grade squamous intraepithelial lesion' smears. J Obstet Gynaecol Res 2009;35(3):507-13.
33. Patton AL, Duncan L, Bloom L, Phaneuf G, Zafar N. Atypical squamous cells, cannot exclude a high-grade intraepithelial lesion and its clinical significance in postmenopausal, pregnant, postpartum, and contraceptive-use patients. Cancer Cytopathol 2008;114(6):481-8.
34. Brasil. Ministério da Saúde. Comissão Nacional de Incorporação de Tecnologias no SUS - CONITEC. Protocolo Clínico e Diretrizes Terapêuticas. Infecções Sexualmente Transmissíveis. [Acesso em 01 jan 2016]. Disponível em: http://conitec.gov.br/images/Consultas/Relatorios/2015/Relatorio_PCDT_IST_CP.pdf.
35. Franceschi S, Herrero R, Clifford GM, Snijders PJ, Arslan A, Anh PT, et al. Variations in the age-specific curves of human papillomavirus prevalence in women worldwide. Int J Cancer 2006;119(11):2677-84.
36. Wheeler CM. Natural history of human papillomavirus infections, cytologic and histologic abnormalities, and cancer. Obstet Gynecol Clin North Am 2008 ;35(4):519-36.
37. Plummer M, Schiffman M, Castle PE, Maucort-Boulch D, Wheeler CM. ALTS Group. A 2-year prospective study of human papillomavirus persistence among women with a cytological diagnosis of atypical squamous cells of undetermined significance or low-grade squamous intraepithelial lesion. J Infect Dis 2007;195(11):1582-9.
38. Moscicki AB, Shiboski S, Hills NK, Powell KJ, Jay N, Hanson EN, et al. Regression of low-grade squamous intra-epithelial lesions in young women. Lancet 2004;364(9446):1678-83.
39. Schlecht NF, Platt RW, Duarte-Franco E, Costa MC, Sobrinho JP, Prado JC, et al. Human Papillomavirus Infection and Time to Progression and Regression of Cervical Intraepithelial Neoplasia. J Natl Cancer Inst 2003;95(17):1336-43.
40. Schiffman M, Solomon D. Findings to date from the ASCUS-LSIL Triage Study (ALTS). Arch Pathol Lab Med 2003;127(8):946-9.
41. Zanine RM, Russo E. Quando indicar captura híbrida e testes DNA do papilomavírus humano. In: Urbanetz AA, Luz SH. PROAGO Programa de atualização em ginecologia e obstetrícia. Porto Alegre: Artmed Panamericana; 2016. p. 111-37.
42. Insinga RP, Glass AG, Rush BB. Diagnoses and outcomes in cervical cancer screening: a population-based study. Am J Obstet Gynecol 2004;191(1):105-13.
43. Shin CH, Schorge JO, Lee KR, Sheets EE. Cytologic and biopsy findings leading to conization in adenocarcinoma in situ of the cervix. Obst Gynecol 2002;100(2):271-6.
44. Laverty CR, Farnsworth A, Thurloe J, Bowditch R. The reliability of a cytological prediction of cervical addenocarcinoma in situ. Aust NZ J Obstet Gynecol 1998;28(4):307-12.
45. Brasil. Ministério da Saúde. Departamento de Informática do SUS. Sistema de Informação do Câncer do Colo do Útero (SISCOLO). [Acesso em 01 out 2014]. Disponível em: http://w3.datasus.gov.br/siscam/index.php.
46. Johnson JE, Rahemtulla A. Endocervical glandular neoplasia and its mimics in ThinPrep Pap tests: a descriptive study. Acta Cytologica 1999;43(3):369-75.
47. Kumar N, Bongiovanni M, Molliet MJ, Pelte MF, Egger JF, Pache JC. Divers Diverse glandular pathologies coexist with high-grade squamous intraepithelial lesion in cyto-histological review of atypical glandular cells on ThinPrep specimens. Cytopathol 2009;20(6):351-8.
48. Wright VC. Doença glandular cervical – Adenocarcinoma in situ e adenocarcinoma. In: Apgar BS, Brotzman GL, Spitzser M. Colposcopia princípios e prática. Rio de Janeiro: Revinter; 2010.
49. Denehy TR, Gregori CA, Breen JL. Endocervical curettage, cone margins, and residual adenocarcinoma in situ of the cervix. Obstet Gynecol 1997;90(1):1-6.
50. Krivak T, Rose GS, Mcbroom JW, Carlson JW, Winter WE 3rd, Kost ER. Cervical adenocarcinoma in situ: a systematic review of therapeutic options and predictors of persistent or recurrent disease. Obstet Gynecol Surv 2001;56(9):567-75.
51. Salani R, Puri I, Bristow RE. Adenocarcinoma in situ of the uterine cervix: a metaanalysis of 1278 patients evaluating the predictive value of conization margin status. Am J Obstet Gynecol 2009;200(2):182.e1-5.
52. El-Ghobashy AA, Shaaban AM, Herod J, Herrington CS. The pathology and management of endocervical glandular neoplasia. Int J Gynecol Cancer 2005;15(4):583-92.

OPÇÕES TERAPÊUTICAS PARA AS LESÕES INTRAEPITELIAIS CERVICAIS DE ALTO GRAU

CAPÍTULO 9

Rita Maira Zanine

INTRODUÇÃO

O câncer de colo de útero é o quarto tumor mais comum em mulheres no mundo com uma taxa de 7.9%. No Brasil, foram estimados 16.370 novos casos de câncer para cada ano do biênio 2018/2019, com um risco estimado de 15,43 casos a cada 100 mil mulheres, sendo o terceiro tumor mais frequente.[1] Nos países com programas de rastreio organizados que também contemplam o tratamento das lesões precursoras, houve um declínio na incidência e na mortalidade causada pela doença invasora (Fig. 9-1).[2,3]

A história natural do carcinoma é insidiosa, levando de 3 a 12 anos até que se instale o tumor invasor, e isto demonstra ser possível uma intervenção nas formas pré-invasivas desta doença (Fig. 9-2).[4]

As neoplasias intraepiteliais cervicais representam as formas precursoras do carcinoma cervical, sendo passíveis de tratamento com grande eficácia. Os métodos preconizados para a abordagem terapêutica das lesões de alto grau são classificados em destrutivos e excisionais. Estes últimos têm preferência por fornecerem peça para estudo histopatológico, tornando possível a análise das margens cirúrgicas e a exclusão da doença invasora (Fig. 9-3).[5,6]

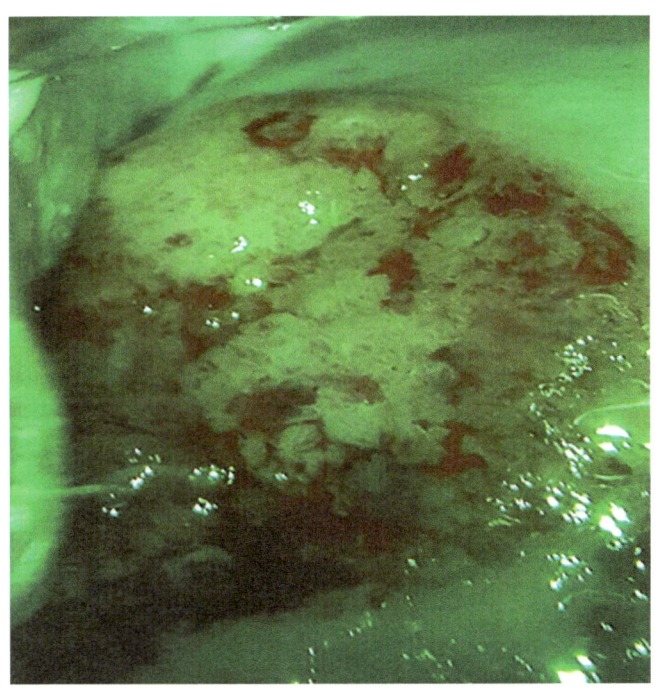

Fig. 9-1. Lesão extensa de caráter vegetante estendendo-se por toda a superfície do colo uterino em paciente de 42 anos. Realizada biópsia, carcinoma escamoso invasor. (Fonte: Rita Maira Zanine.)

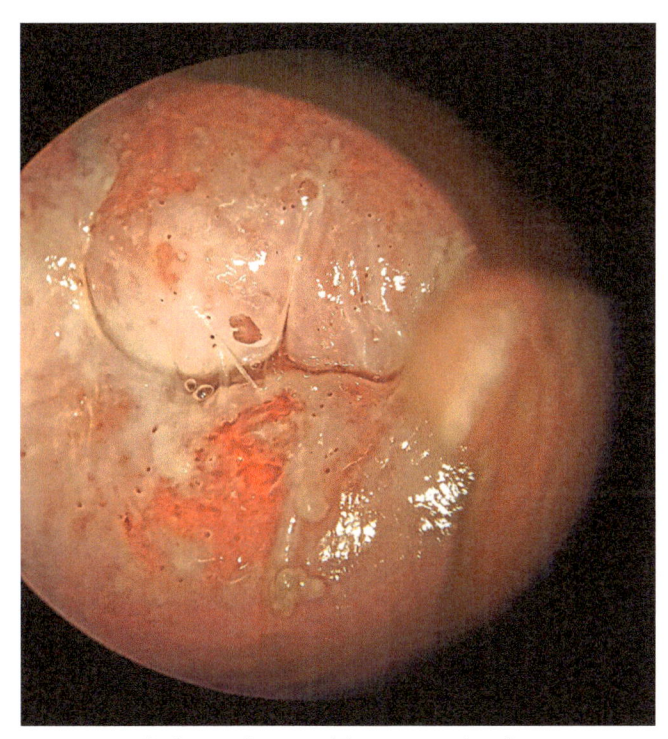

Fig. 9-2. Epitélio branco denso em lábio superior do colo uterino. Nota-se presença de pequena área de epitélio branco denso em lábio inferior de colo correspondente às 9 h. A junção escamocolunar encontra-se ao nível do OCE. Na biópsia colpodirigida, presença de NIC II. (Fonte: Rita Maira Zanine.)

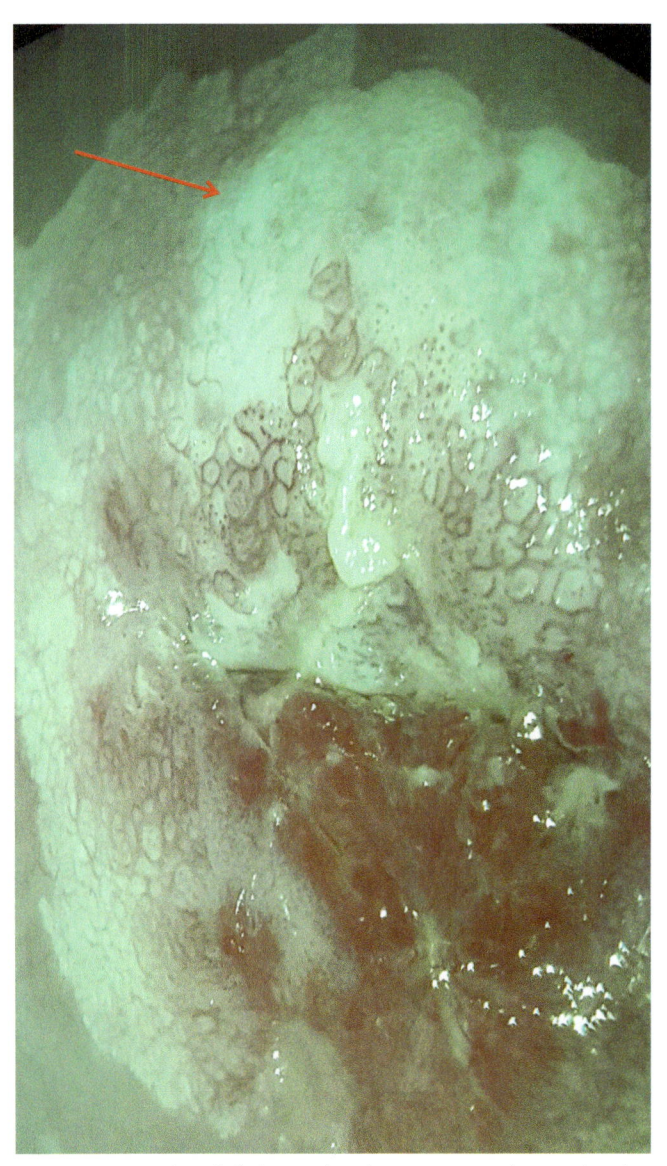

Fig. 9-3. Extensa área de lesão recobrindo os quatro quadrantes do colo. Nota-se presença de mosaico irregular principalmente em lábio superior. Presença de extensa vascularização atípica que se traduz pelo pontilhado grosseiro. Observa-se o sinal da margem em lábio superior às 11 h. O pleomorfismo da lesão fica muito nítido com o uso do filtro verde. Laudo de biópsia compatível com NIC III. (Fonte: Rita Maira Zanine.)

PRINCÍPIOS DE TRATAMENTO

Os procedimentos terapêuticos deverão levar em consideração a topografia e o tamanho da zona de transformação para que haja sucesso na erradicação das lesões e minimização dos efeitos mórbidos. Para evitar interpretações errôneas de relatos na literatura a respeito das modalidades terapêuticas para as lesões intraepiteliais de colo, como o uso indevido dos termos conização, biópsia cônica, cirurgia de alta frequência (CAF), *loop electrosurgical procedure* (LEEP) e *loop electrosurgical of the transformation zone* (LLETZ), a Federação Internacional de Colposcopia e Patologia Cervical instituiu uma classificação da zona de transformação (ZT) para que houvesse uma uniformidade dos tipos de procedimentos entre os autores.[5] A zona de transformação foi então dividida em tipo 1 (ZT1), quando a mesma se encontra totalmente visível no ectocérvice; zona de transformação de tipo 2 (ZT2), quando a mesma tem um componente endocervical, mas que é totalmente visualizado, e zona de transformação de tipo 3 (ZT3), quando a mesma tem um componente endocervical que não pode ser visualizado em sua totalidade (ZT3) (Figs. 9-4 a 9-6).

Para cada tipo de ZT há um tipo de excisão. A excisão do tipo 1 corresponde a uma retirada totalmente ectocervical, ou seja, correspondente a uma ZT1. A excisão de tipo 2 retirará uma pequena porção de epitélio do canal cervical ou ZT2. Já a excisão de tipo 3 corresponde àquela na qual a retirada do epitélio endocervical será maior e mais longa, adentrando o canal cervical em seu limite superior, sendo utilizada na ZT3.

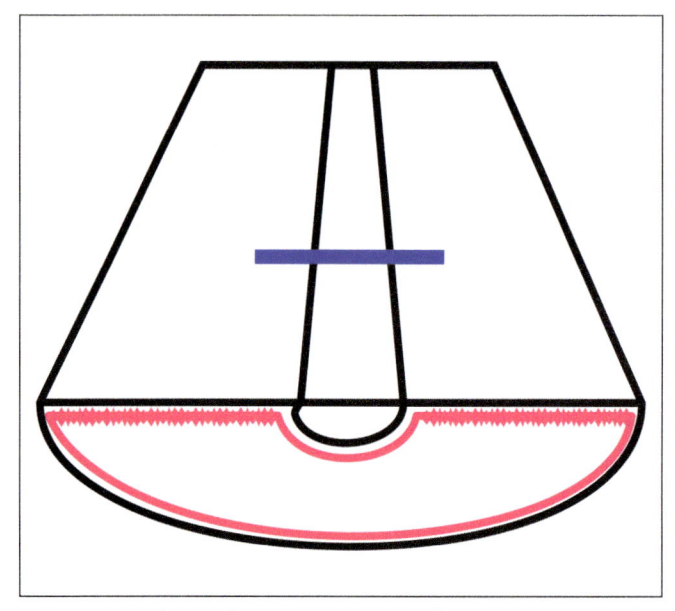

Fig. 9-4. Zona de transformação tipo 1. Completamente ectocervical e totalmente visível. (Fonte: Cibele Feroldi Maffini.)

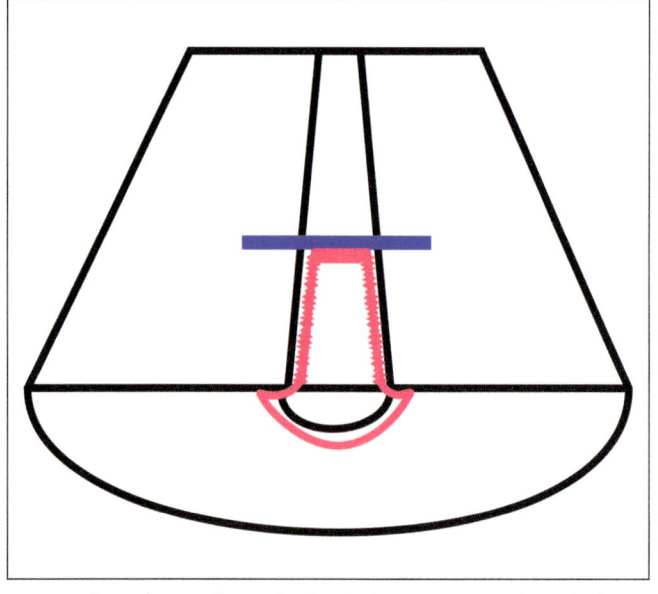

Fig. 9-5. Zona de transformação tipo 2. Componente endocervical totalmente visível. Pode ter componente ectocervical pequeno ou grande. (Fonte: Cibele Feroldi Maffini.)

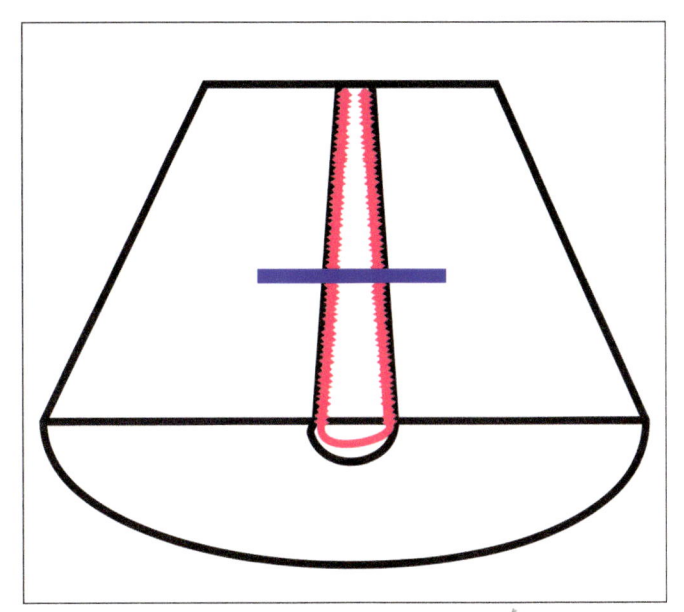

Fig. 9-6. Zona de transformação tipo 3. Componente endocervical não totalmente visível. Pode ter componente ectocervical pequeno ou grande. (Fonte: Cibele Feroldi Maffini.)

Ela é mais apropriada no manejo das lesões glandulares, na doença microinvasiva e nas pacientes que já foram tratadas previamente. A excisão de cada tipo de ZT está associada com uma determinada técnica, como também tem riscos diferentes em relação a morbidade.[7,8]

As duas técnicas excisionais mais utilizadas no tratamento das lesões intraepiteliais cervicais são: a cirurgia por alta frequência e o cone com bisturi a frio.

Excisão da Zona de Transformação de Tipo 1 e 2 com a Alça Semicircular de Alta Frequência

É a modalidade de tratamento excisional mais empregada atualmente. Este procedimento poderá ser tanto diagnóstico como terapêutico, porém o foco principal para a sua utilização é a terapia. Uma de suas principais vantagens é a possibilidade de ser realizado ambulatorialmente.[9]

Anteriormente ao procedimento, uma colposcopia deverá ser feita para a visualização da lesão e a demarcação da zona de transformação.

Estudos recentes apontam para a vantagem do uso do colposcópio durante o procedimento, pois o mesmo pode guiar o cirurgião com relação à profundidade desejada (Figs. 9-7 a 9-10).[10]

Para um tratamento eficaz a ZT deve ser removida em sua totalidade. A retirada somente da área mais atípica do colo não é recomendada pela alta taxa de recorrência.[11]

A exérese deve ser realizada em um só fragmento com suavidade e rapidez da passada para evitar o dano térmico. O procedimento hemostático é obtido pela fulguração dos pontos sangrantes presentes na cratera.

A cicatrização é feita por meio da reepitelização secundária que tem como resultado um colo com JEC visualizada permitindo uma boa coleta da citologia e a realização de um exame colposcópico adequado (Fig. 9-11).

A taxa de cura é de 95%, a mesma obtida por outros métodos como CKC ou *laser*.[12]

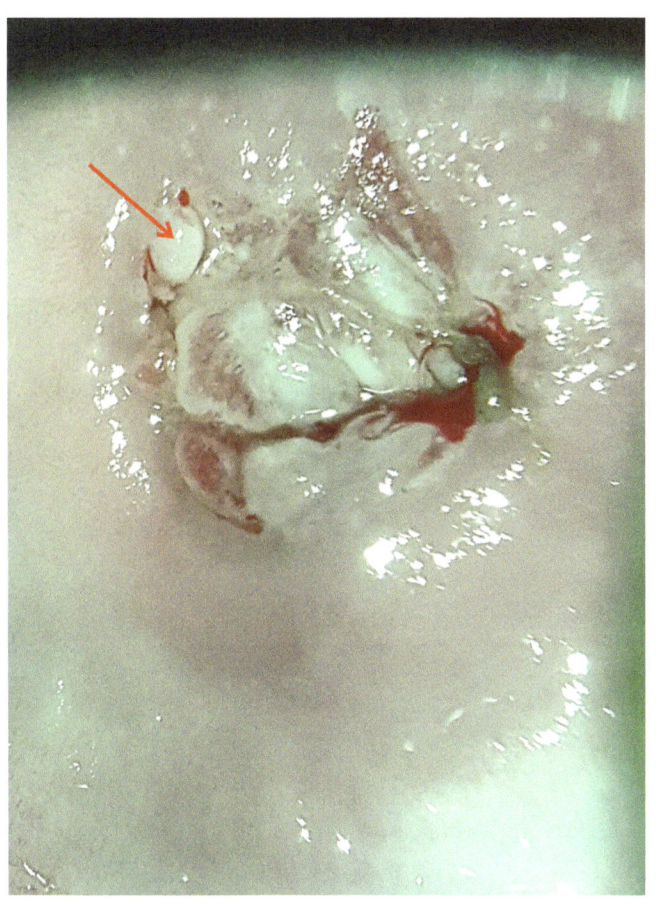

Fig. 9-7. Paciente em seguimento pós-EZT. Presença de epitélio branco denso em lábio superior e inferior do colo. Nota-se sinal da crista em lábio superior. Realizada biópsia colpodirigida, laudo compatível com NIC III. (Fonte: Rita Maira Zanine.)

A colposcopia permite a delimitação da ZT com demarcação precisa da área de lesão, o que possibilita a escolha adequada do tamanho da alça.[13]

Indicações
1) Principalmente quando as lesões encontram-se nas ZT1 e ZT2.
2) No método Ver × Tratar (Fig. 9-12).

Contraindicações
1) Doença glandular.
2) Doença microinvasora.
3) Paciente ansiosa.
4) Discrasia sanguínea.
5) Equipamento inadequado.

Informações Importantes para a Paciente
O risco de infecção ou sangramento é de 2 a 3% e a taxa de estenose de canal cervical corresponde a 4% dos casos operados.[14] O procedimento não deverá ser realizado na vigência da menstruação ou no período anterior a mesma em decorrência da impossibilidade de avaliação de qual é a real origem do sangramento. Também o edema do canal cervical poderá obstruir o mesmo com posterior instalação de hematometra, dor ou infecção.[14]

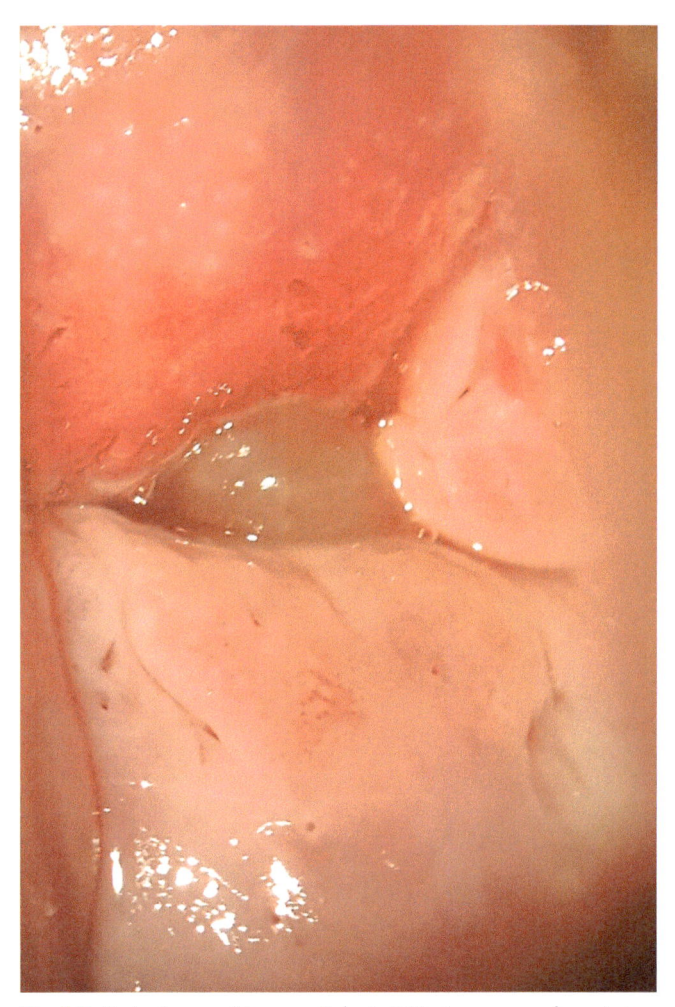

Fig. 9-8. Paciente com 34 anos, citologia HSIL. Ao exame colposcópico presença de epitélio branco denso em lábio inferior. Após abertura do canal com uma pinça de Cheron, a JEC foi visualizada em terço inferior do canal cervical, caracterizando uma ZT do tipo 2. Laudo de biópsia compatível com NIC II. (Fonte: Rita Maira Zanine.)

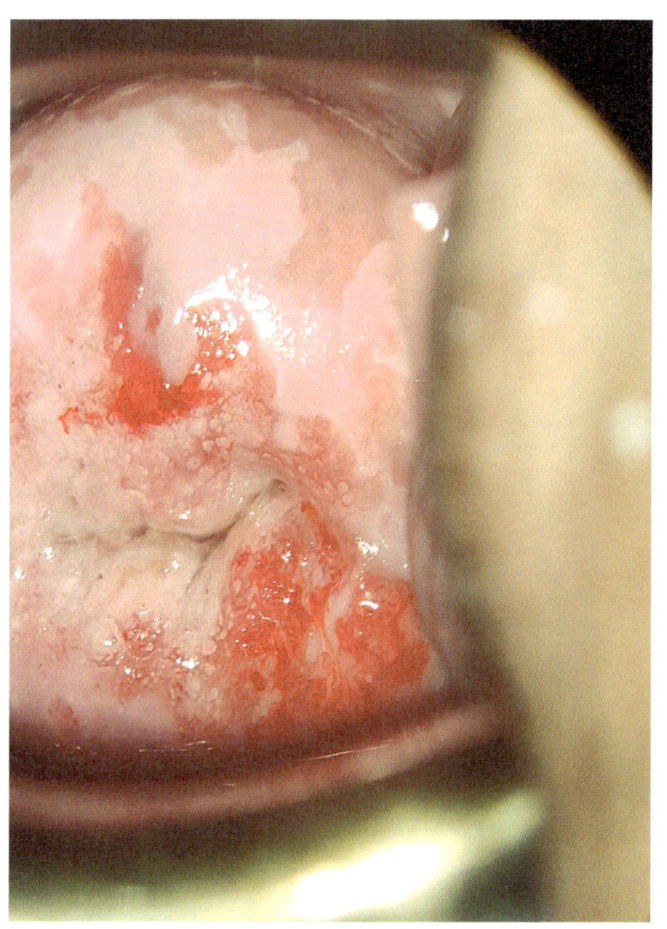

Fig. 9-9. Presença de epitélio branco denso periorificial. Nota-se mosaico irregular em lábio superior e também em inferior, principalmente, às 6 h. Visualiza-se extensa área de epitélio branco com menor relevo em lábio superior de colo. A JEC não foi visualizada, o que caracteriza uma ZT de tipo 3. Realizada uma excisão de tipo 3, o laudo correspondeu a uma NIC III. (Fonte: Rita Maira Zanine.)

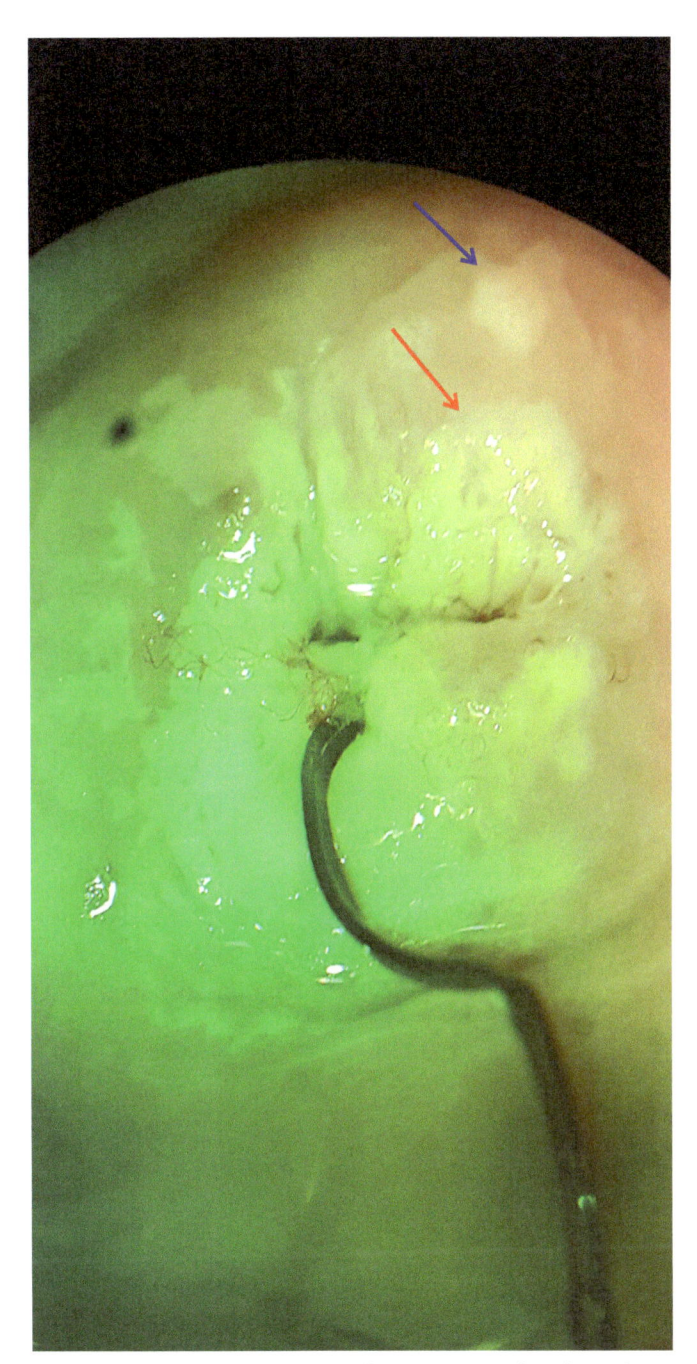

OPÇÕES TERAPÊUTICAS PARA AS LESÕES INTRAEPITELIAIS CERVICAIS DE ALTO GRAU

Fig. 9-10. Paciente com 29 anos, citologia HSIL, portadora de DIU há 4 anos. Ao exame colposcópico, revela epitélio acetobranco denso periorifical. Presença do sinal da margem (*seta vermelha*), e presença de sinal da crista (*seta azul*). JEC não visualizada, caracterizando uma ZT de tipo 3. Realizada biópsia, laudo foi compatível com NIC III. (Fonte: Rita Maira Zanine.)

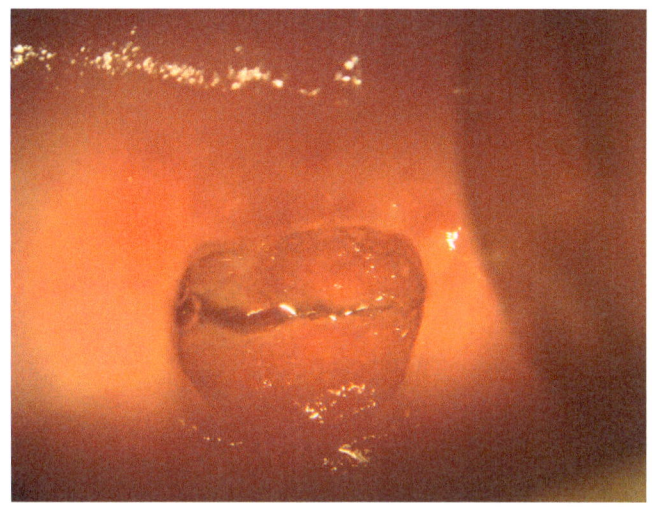

Fig. 9-11. Colo pós-cone. Nota-se a nova JEC e a permeabilidade do canal cervical, o que tornará possível a coleta da citologia e a realização da colposcopia no seguimento pós-tratamento. (Fonte: Rita Maira Zanine.)

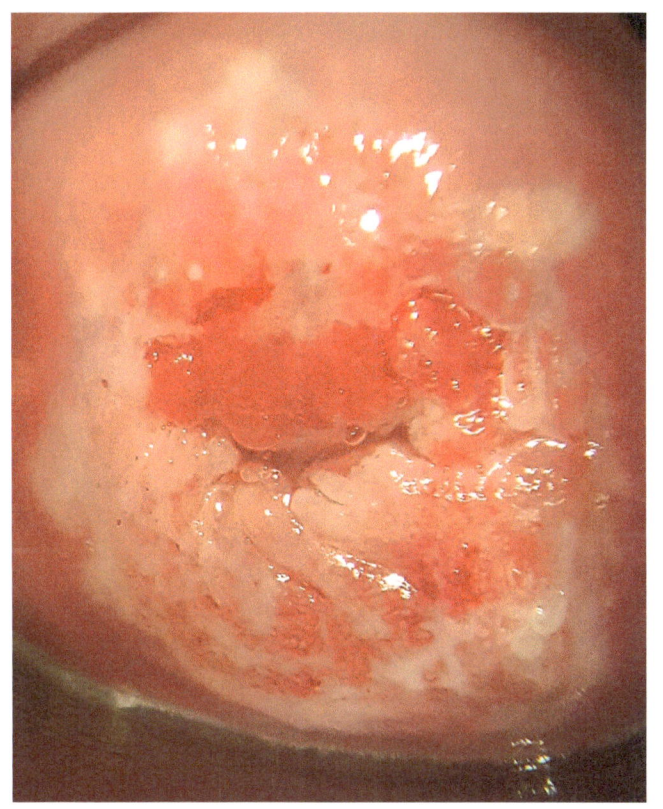

Fig. 9-12. Presença de extensa área de epitélio branco denso recobrindo o colo das 4 até as 9 h. Nota-se presença de orifício glandular cornificado às 11 h. JEC totalmente visível. Paciente com 28 anos preenchendo todos os critérios para o método Ver × Tratar. Laudo de EZT compatível com NIC III com margens livres. (Fonte: Rita Maira Zanine.)

Equipamento

1) Ácido acético a 5%.
2) Lugol.
3) Percloreto férrico.
4) Gerador de 60 W de potência com CUT/BLEND.
5) Alças de tungstênio.
6) Bolas de 3 a 5 mm.
7) Placa.
8) Aspirador.
9) Espéculo galvanizado com tubo evacuador de fumaça.
10) Carpule + agulhas.
11) Flaconetes de lidocaína a 1% com ou sem vasoconstritor.
12) Porta-agulhas longo.
13) Fio de *vicryl* 0.
14) Máscara.
15) Instruções a paciente.

Anatomia Cirúrgica

A efetividade do tratamento dependerá da total retirada da área correspondente a ZT.

Apesar da displasia se manifestar em áreas visualizadas pela colposcopia, outros locais da ZT também poderão apresentar o envolvimento do HPV oncogênico. Uma terapia de sucesso necessita da remoção de áreas do colo nas quais existe metaplasia ativa, isto é, toda a área correspondente a zona de transformação.[11]

A profundidade deverá ser de 10 mm quando a ZT for de tipo 1; nos casos da lesão ser visualizada no terço inferior do canal, a excisão deverá abranger cerca de 15 mm em direção ao estroma (ZT2). E, quando o limite cranial da área comprometida não for visualizado, a profundidade deverá compreender entre 15 a 25 mm (ZT 3).[15]

As margens ideais deverão ser de 3 a 5 mm.

Técnica do Procedimento

- Colocar o espéculo galvanizado para a visualização total do colo e área de fórnice vaginal.
- Embrocação com solução de lugol para definir o contorno da lesão.
- Infiltração anestésica com lidocaína a 1% às 3/9/12 e 6 horas; deixar as 6 horas por último por este ponto ser o mais doloroso.
- Selecionar o tamanho da alça para retirar a peça em uma só vez. Cuidar para não lesionar a vagina. A passagem deverá ser feita lado a lado, com preferência da esquerda para a direita, se o cirurgião for destro.
- Ligar o aparelho e o aspirador antes de iniciar o procedimento para testar o equipamento e explicar para a paciente, tornando a mesma familiarizada com os sons.
- Orientar a paciente a não se mover.
- O procedimento começa com o acionamento do pedal e ativação do gerador com a alça acima da superfície do colo.
- A alça é passada tangencialmente e lateralmente, e aprofundada em relação ao estroma.
- Se a alça travar, ela deverá ser retirada e colocada para iniciar o procedimento do lado oposto.
- Remover a peça com uma pinça anatômica.
- Fulgurar com a bola de 3 mm nos pontos sangrantes, muito importante utilizar o eletrodo esférico pequeno de 3mm por causa da sensação de calor que será sentida nas paredes vaginais.
- Evitar a coagulação perto do canal cervical para evitar estenose do mesmo.
- Tampão por 24 horas.
- Preparo da peça com fixação da mesma com uma agulha as 12 h sobre um pedaço de isopor ou cortiça e, então, fazer imersão na solução de formol a 10%.

Técnica da Cirurgia de Alta Frequência Passo a Passo (Figs. 9-13 a 9-26)

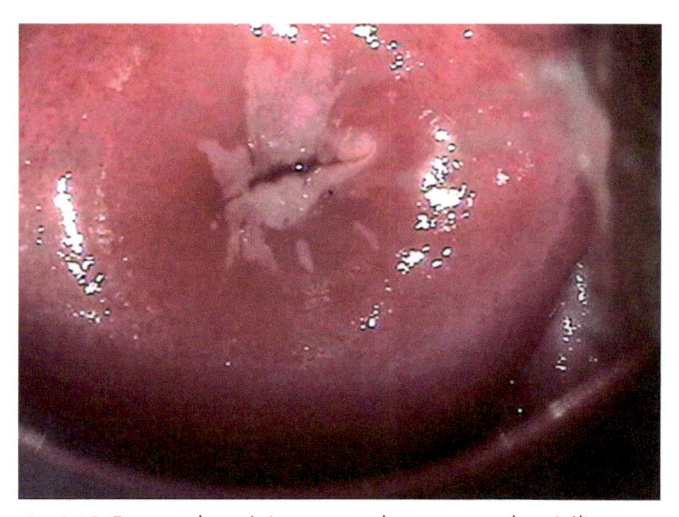

Fig. 9-13. Exame colposcópico mostrando a presença de epitélio branco denso periorificial. (Cortesia: Dr. Ricardo Rossi Cardoso.)

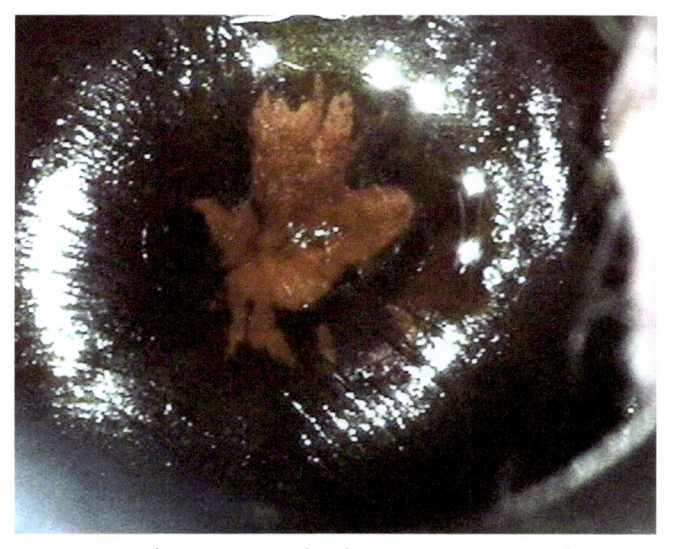

Fig. 9-14. A embrocação com o lugol é importante para a melhor delimitação da área a ser excisada. (Cortesia: Dr. Ricardo Rossi Cardoso.)

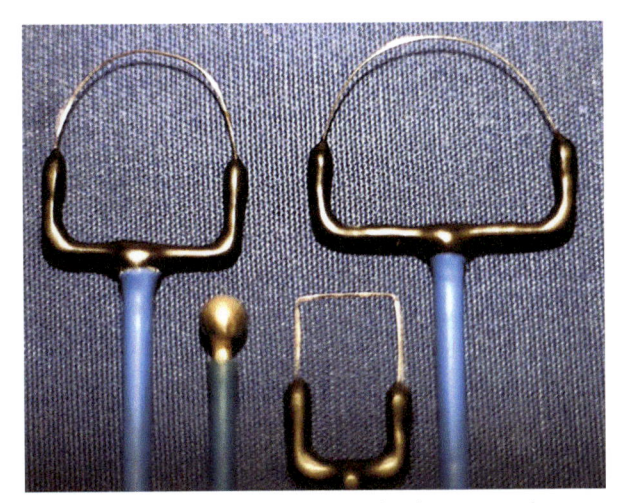

OPÇÕES TERAPÊUTICAS PARA AS LESÕES INTRAEPITELIAIS CERVICAIS DE ALTO GRAU

Fig. 9-15. Tipos de alça comumente utilizados. O tamanho da alça deverá ser o suficiente para a retirada total da lesão. (Cortesia: Dr. Ricardo Rossi Cardoso.)

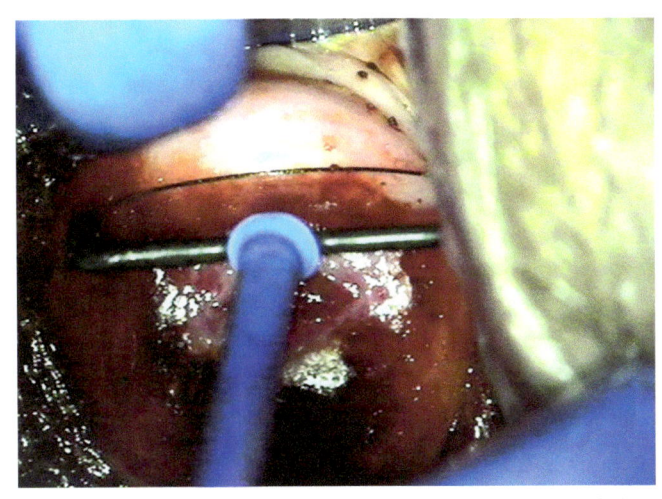

Fig. 9-18. Modo diferente de passada, superior para inferior. Cuidados deverão ser tomados em relação a bexiga e reto. (Cortesia: Dr. Ricardo Rossi Cardoso.)

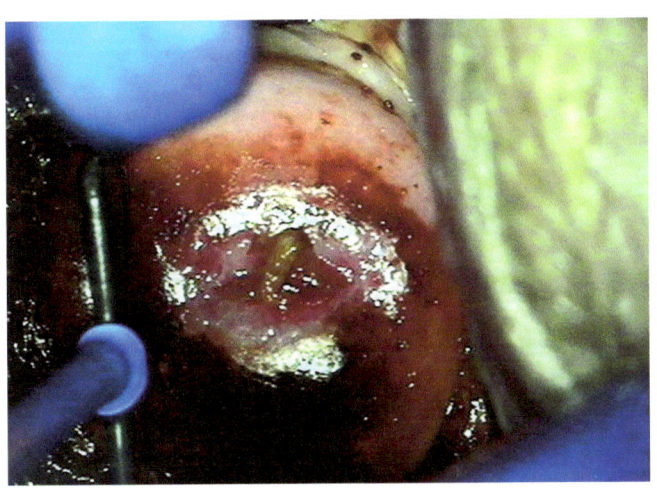

Fig. 9-16. Passagem da alça com movimento da esquerda para a direita. Este tipo de passada é mais comum para os destros. (Cortesia: Dr. Ricardo Rossi Cardoso.)

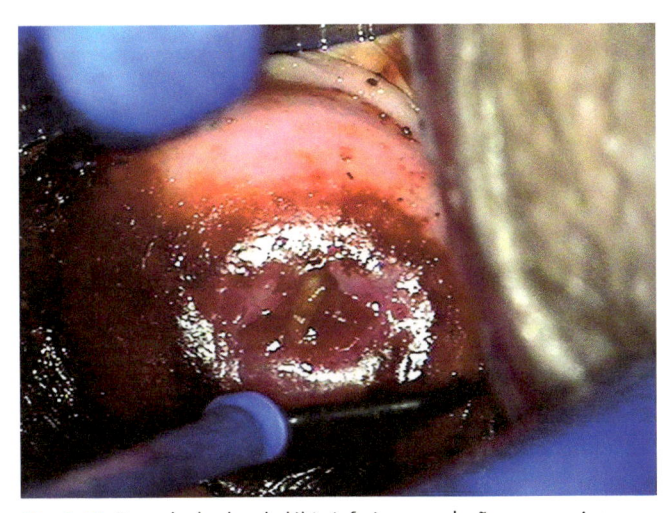

Fig. 9-19. Passada da alça do lábio inferior em relação ao superior. Levar em consideração a proximidade do reto e da bexiga. (Cortesia: Dr. Ricardo Rossi Cardoso.)

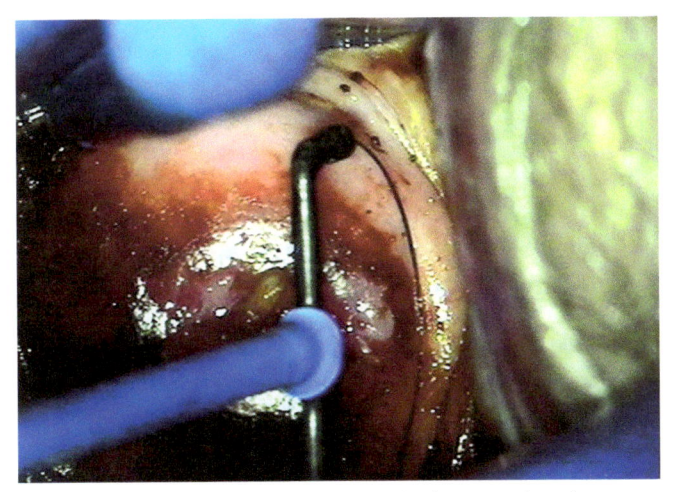

Fig. 9-17. Outra possibilidade de passada de alça. Quando a alça travar após ser inserida, deveremos retirar a mesma e passar do lado oposto. (Cortesia: Dr. Ricardo Rossi Cardoso.)

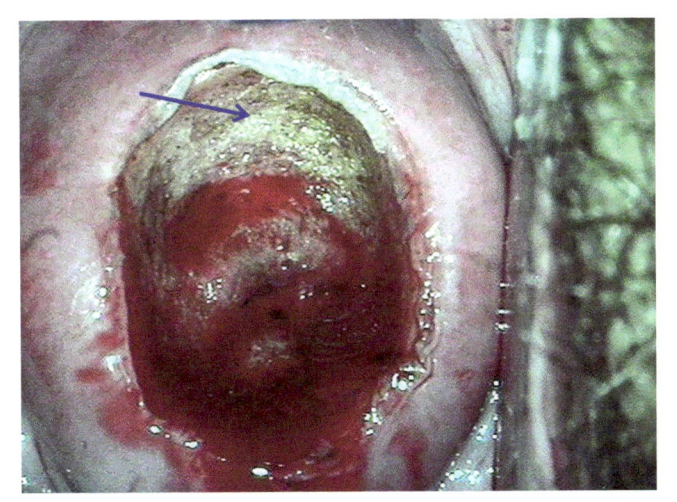

FIG. 9-20. Coto cirúrgico após a retirada da peça. Nota-se presença de tecido conjuntivo compacto, o que demonstra a profundidade correta do procedimento. A cauterização deverá ser realizada somente nos pontos sangrantes. (Cortesia: Dr. Ricardo Rossi Cardoso.)

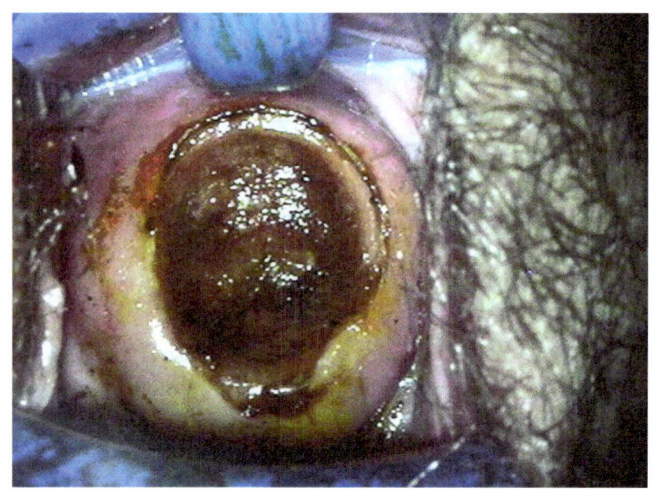

Fig. 9-21. Coto cirúrgico após a hemostasia. Foi realizada cauterização dos vasos sangrantes e, em seguida, foi aplicada a solução de percloreto férrico. (Cortesia: Dr. Ricardo Rossi Cardoso.)

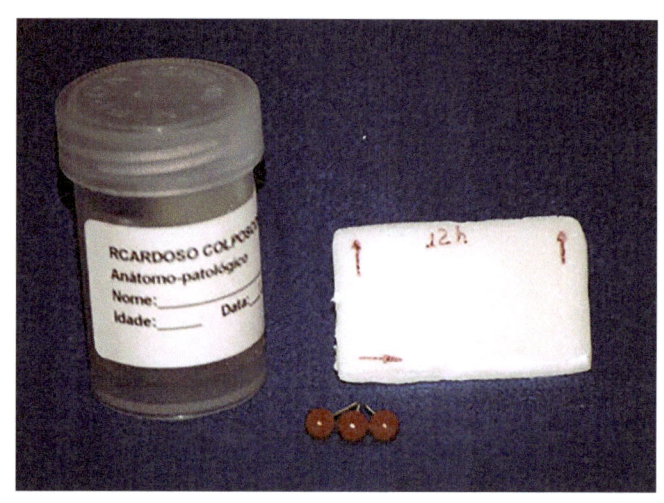

Fig. 9-24. A peça cirúrgica deverá ser orientada em uma placa de isopor ou cortiça antes de ser colocada na formalina. (Cortesia: Dr. Ricardo Rossi Cardoso.)

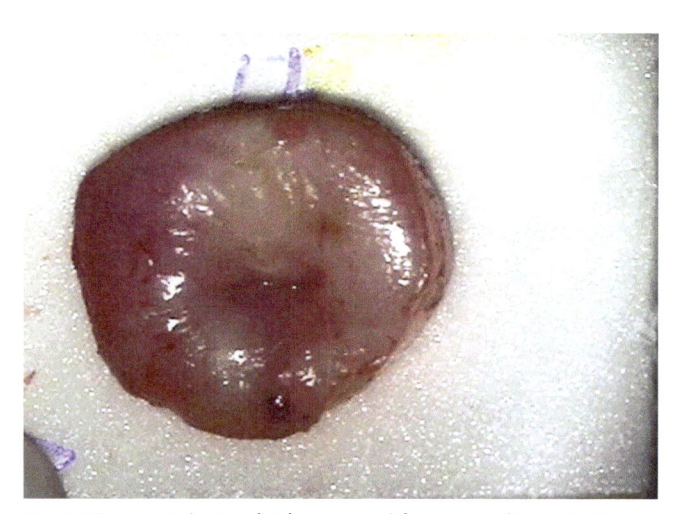

Fig. 9-22. Peça cirúrgica obtida em um só fragmento. (Cortesia: Dr. Ricardo Rossi Cardoso.)

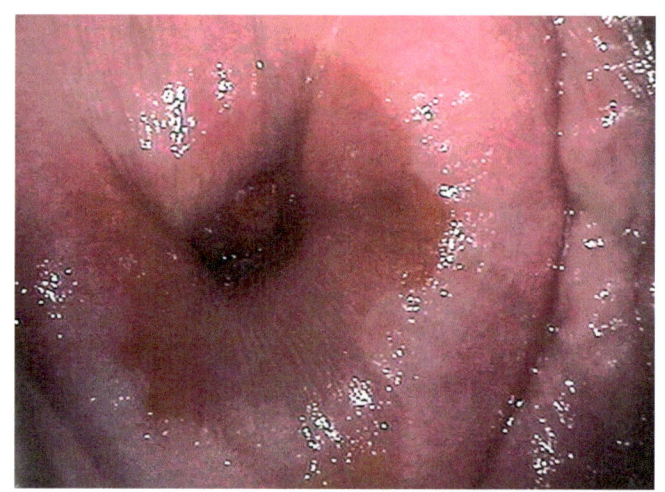

Fig. 9-25. Colo uterino totalmente epitelizado após 45 dias do procedimento cirúrgico. (Cortesia: Dr. Ricardo Rossi Cardoso.)

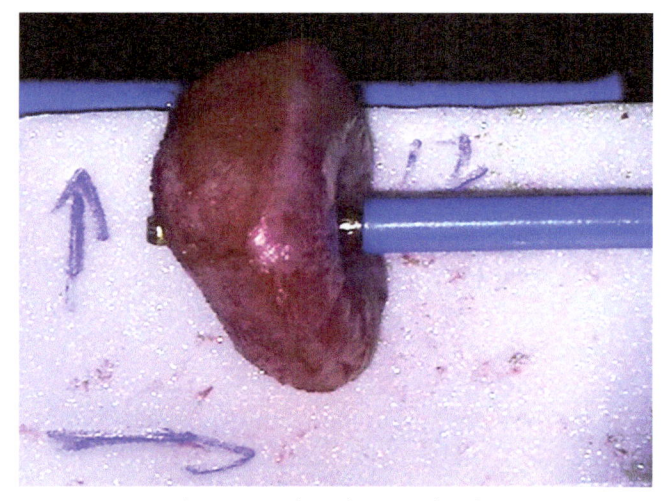

Fig. 9-23. Peça cirúrgica. Vista lateral mostrando o formato cônico da mesma. Nota-se presença do tecido conjuntivo compacto, o que demonstra a obtenção da profundidade desejada. (Cortesia: Dr. Ricardo Rossi Cardoso.)

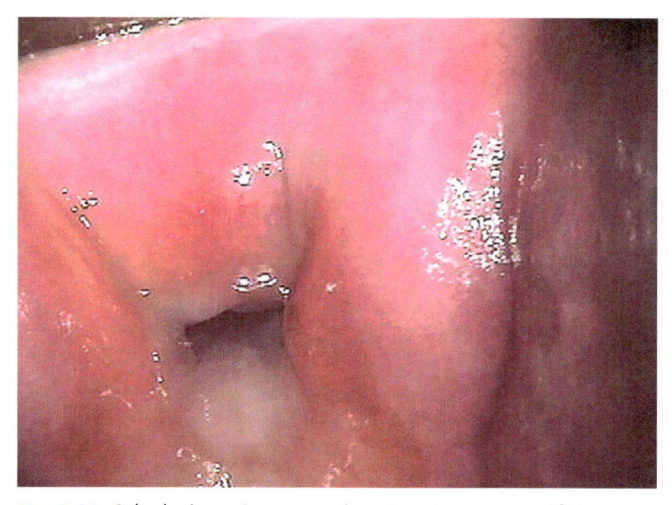

Fig. 9-26. Colo do útero 6 meses após a cirurgia. Nota-se orifício cervical externo pérvio. (Cortesia: Dr. Ricardo Rossi Cardoso.)

Instruções Pós-Operatórias

1) Abstinência sexual por 4 semanas.
2) Evitar duchas ou uso de tampões vaginais.
3) Orientar a paciente quanto a presença de corrimento amarelado logo no início do período pós-operatório, pois o mesmo poderá se prolongar pelos 30 dias.
4) Prescrever diclofenaco potássico 50 mg 3 × ao dia durante 3 a 5 dias em consequência da probabilidade de desconforto no baixo ventre.
5) Prescrever creme vaginal de policresuleno durante 10 dias consecutivos com posterior uso em dias alternados durante os outros 20 dias.
6) Orientar a paciente quanto a ocorrência de um corrimento espesso decorrente do uso do referido creme.

Complicações

Cerca de 1 em 500 mulheres irão ter complicações hemorrágicas principalmente sangramento na localização correspondente às 3 e 9 h que são os locais das artérias cervicais descendentes.

O sangramento difuso ocorre principalmente nos colos pós-parto, nos inflamados cronicamente, nas pacientes portadoras de discrasias sanguíneas e nas pacientes em uso de aspirina.

O controle do sangramento é feito com pressão na área sangrante com solução de percloreto férrico ou fulguração, ou sutura hemostática com *vicryl* 0 e tampão vaginal.[4,16]

Poderá ocorrer dano pela laceração e queimadura das paredes vaginais.

Uma queixa frequente é o desconforto pela inserção do espéculo, pois o mesmo deverá ser de um tamanho mais amplo que o comum para se obter a exposição completa do colo e a proteção das paredes vaginais.

É comum o relato de dor difusa no baixo ventre, como cólicas menstruais, que respondem bem ao uso de anti-inflamatórios não hormonais.[14] Um processo infeccioso no pós-inflamatório poderá se manifestar de várias maneiras, incluindo inflamação local, endometrite, parametrite, salpingite ou abcesso pélvico. Ainda não existem evidências da utilidade da antibioticoterapia profilática.[17] A infecção pode ser provocada pela vaginose bacteriana, e esta deverá ser tratada no pré-operatório.

Poderão ocorrer problemas em relação à fertilidade com taxa maior de PP ou BP ao nascer 4 vezes maior do que na população geral.

PONTOS IMPORTANTES

1. Os métodos excisionais têm preferência porque fornecem peça para o estudo histopatológico, tornando possível a análise das margens e a exclusão de doença invasora.
2. Necessário o conhecimento da topografia e tamanho da zona de transformação.
3. Cada tipo de zona de transformação tem um tipo de excisão correspondente.
4. A profundidade na excisão de tipo 1 será de 10 mm; a de tipo 2, de 15 mm e a de tipo 3 será entre 15 a 25 mm.
5. As margens ideais deverão ser de 3 a 5 mm.
6. Toda a zona de transformação deverá ser retirada em um só fragmento.
7. As principais complicações são: hemorragia, infecção, estenose e danos ao futuro obstétrico, como o parto prematuro e a rotura prematura das membranas.

Excisão da Zona de Transformação de Tipo 3 com Eletrodo Reto (SWETZ)

A ressecção cirúrgica com a alça diatérmica só permite a retirada de um fragmento que consiga ser englobado pelo tamanho do dispositivo, pois ele é inflexível e predeterminado. Muitas vezes, a peça é retirada em mais de um fragmento o que poderá dificultar a análise histopatológica. Outro aspecto importante é a impossibilidade de controlar e visualizar a profundidade da incisão, principalmente quando a lesão se estende para o interior do canal cervical.[18]

A conização do colo uterino está indicada quando a ZT tem localização na endocérvice ou a lesão é glandular. Este tipo de abordagem é conhecida como excisão de tipo 3.[19,20] Um dos pontos importantes na escolha do tratamento são as possíveis complicações como o sangramento e as alterações no futuro obstétrico das pacientes que estão associadas às grandes retiradas de tecido, bem como a estenose do canal cervical a qual prejudica o acesso para a coleta do esfregaço citológico no período do seguimento.

A exérese com o eletrodo reto permite retirada de lesões que se encontram dentro do canal cervical com uma menor morbidade, uma taxa menor de excisões incompletas e com menor probabilidade de fragmentação da peça cirúrgica.[19]

É importante ressaltar a necessidade da colposcopia durante o transcorrer do procedimento.[19]

Equipamento

1) Ácido acético a 5%.
2) Lugol.
3) Percloreto férrico.
4) Histerômetro.
5) Gerador de 40-60 W de potência com CUT/BLEND 2.
6) Eletrodo reto de tungstênio de 1 × 0,2 cm.
7) Bolas de 3 a 5 mm.
8) Placa.
9) Aspirador.
10) Espéculo galvanizado com tubo evacuador de fumaça.
11) Carpule + agulhas.
12) Flaconetes de lidocaína a 1% com ou sem vasoconstritor.
13) Porta-agulhas longo.
14) Fio de *vicryl* 0.
15) Máscara.
16) Instruções à paciente.

Técnica do Procedimento

A exérese com eletrodo reto deve ser realizada na sala de cirurgia na modalidade hospital-dia. A anestesia é local com sedação.

Um espéculo vaginal galvanizado é inserido para a exposição total do colo. Uma embrocação com lugol é feita para delimitar a área da lesão. A infiltração anestésica é feita às 12, 3, 6 e 9 h, conforme os ponteiros do relógio.

O eletrodo utilizado tem 1 cm de comprimento por 0,2 cm de diâmetro no *blend* 2 com 40 W. Nas lesões grandes poderá ser necessária a potência de 60 W. Após a realização de uma incisão circular, o eletrodo é direcionado progressivamente em direção ao estroma, dando formato ao cone. A peça é retirada em um só fragmento o que garante uma boa qualidade para o estudo histopatológico. A hemostasia é feita por meio da coagulação do coto cirúrgico com o eletrodo bola no *blend* 2 com 40 W.

Técnica do SWETZ Passo a Passo (Figs. 9-27 a 9-39)

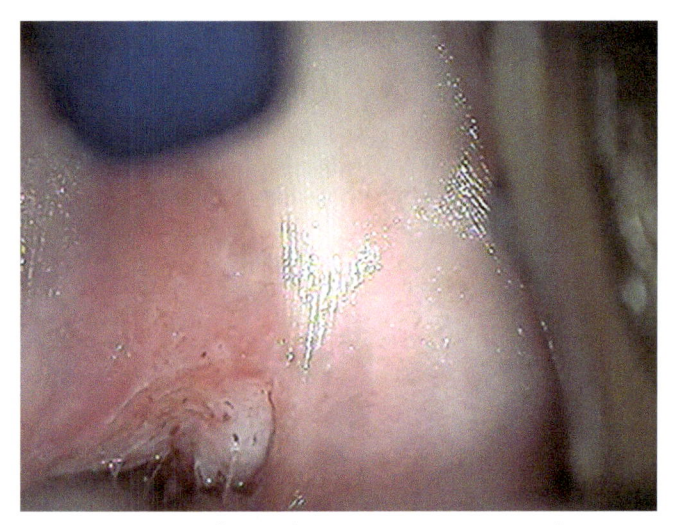

Fig. 9-27. Lesão acetobranca densa que se exterioriza parcialmente em ectocolo em paciente com citologia de HSIL. (Cortesia: Dra. Maria José de Camargo.)

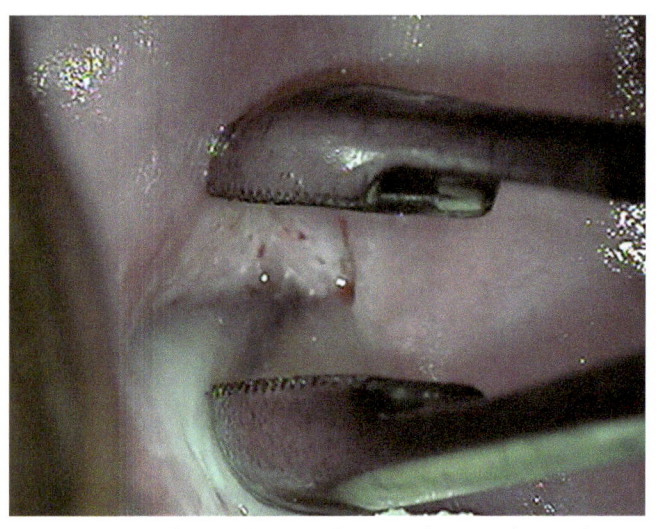

Fig. 9-28. Lesão adentrando ao canal, não sendo possível a visualização do limite cranial da mesma. Paciente com ZT3. (Cortesia: Dra. Maria José de Camargo.)

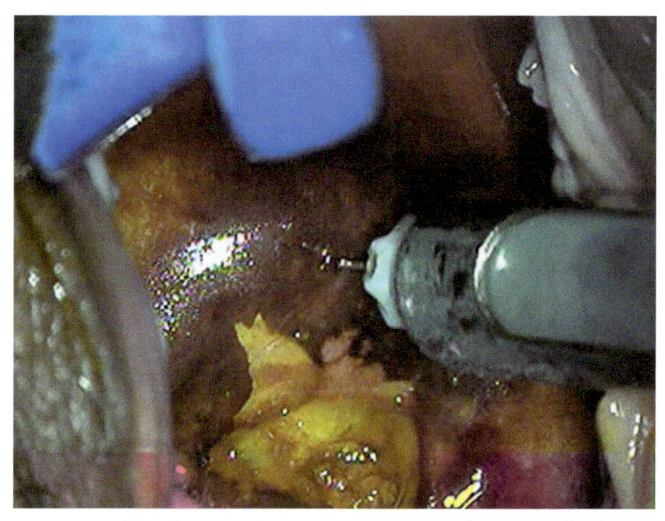

Fig. 9-29. Infiltração anestésica com seringa carpule com agulha fina, o que diminui o desconforto da paciente. (Cortesia: Dra. Maria José de Camargo.)

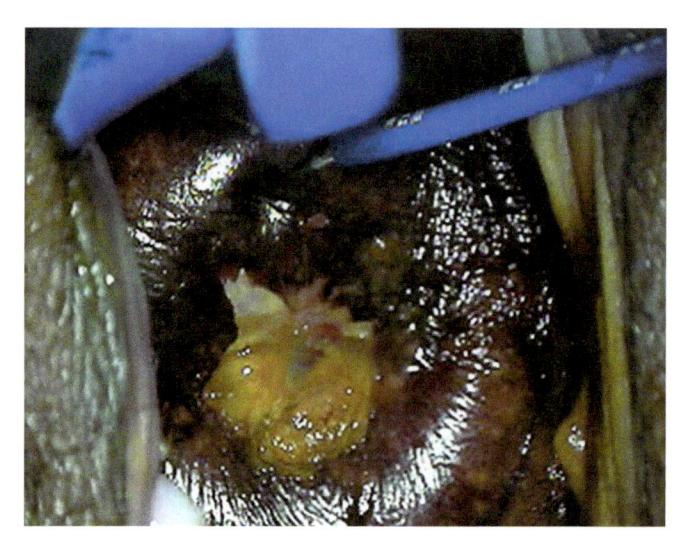

Fig. 9-30. Início da incisão com o eletrodo reto. (Cortesia: Dra. Maria José de Camargo.)

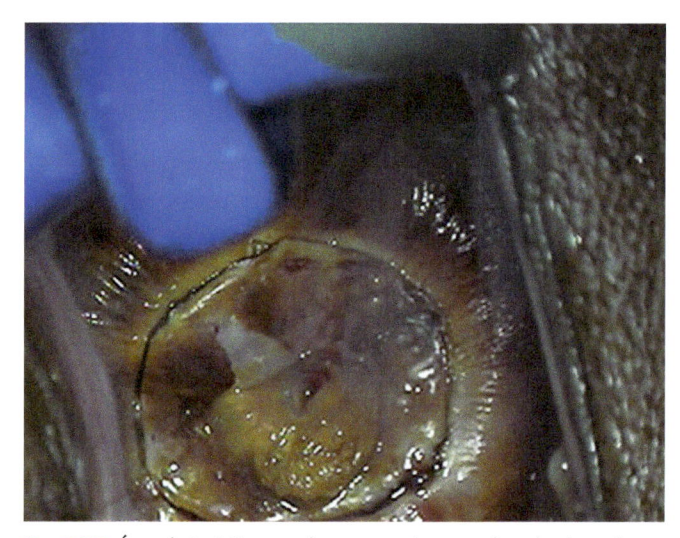

Fig. 9-31. Área de incisão completamente demarcada pelo eletrodo reto. (Cortesia: Dra. Maria José de Camargo.)

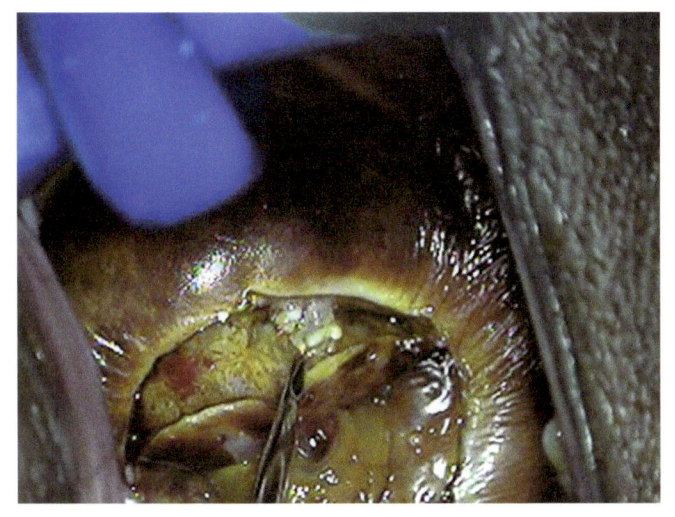

OPÇÕES TERAPÊUTICAS PARA AS LESÕES INTRAEPITELIAIS CERVICAIS DE ALTO GRAU

Fig. 9-32. Apreensão do lábio superior com o gancho para possibilitar a obtenção de um plano de clivagem. (Cortesia: Dra. Maria José de Camargo.)

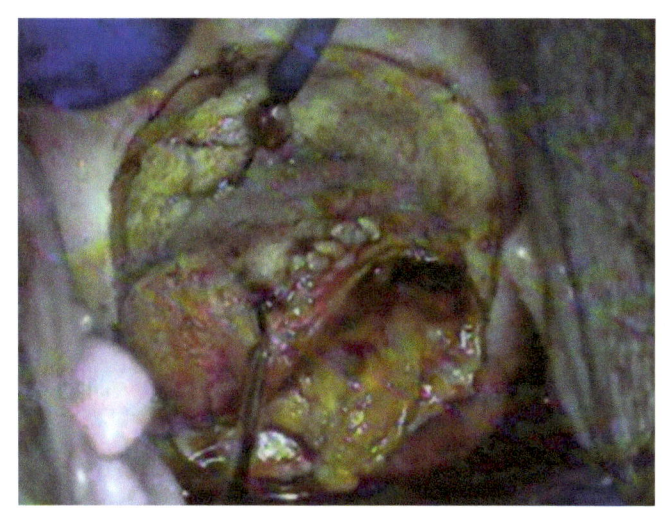

Fig. 9-35. Retração da peça com visualização parcial da cratera. (Cortesia: Dra. Maria José de Camargo.)

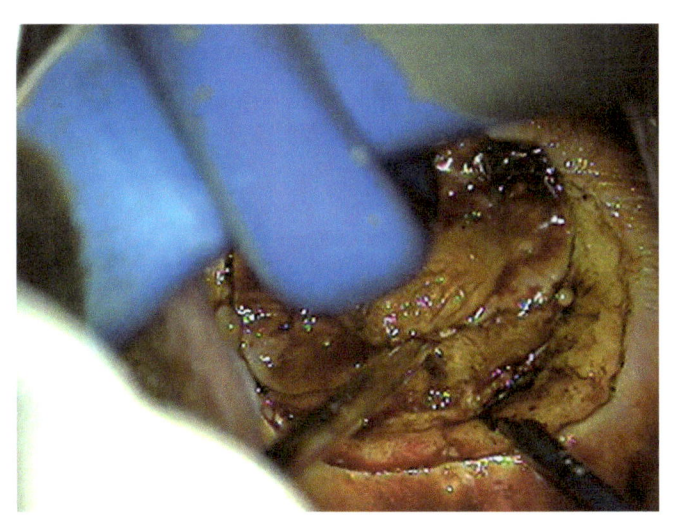

Fig. 9-33. Aprofundamento da incisão em direção ao córion em lábio posterior de colo. (Cortesia: Dra. Maria José de Camargo.)

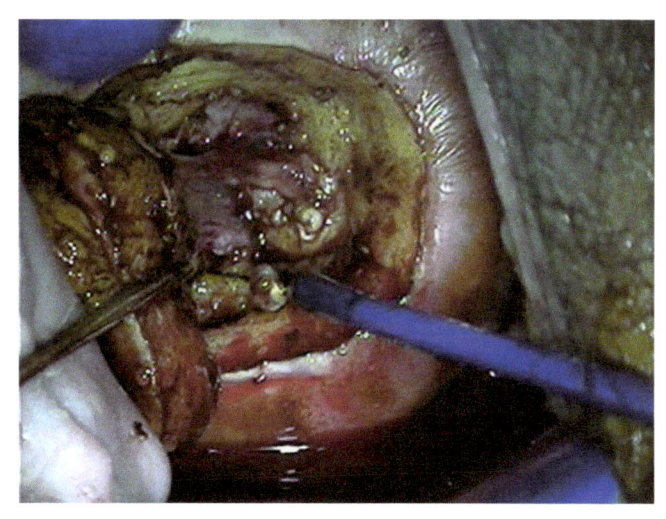

Fig. 9-36. Processo final da ressecção da peça cirúrgica, plano lateral esquerdo. (Cortesia: Dra. Maria José de Camargo.)

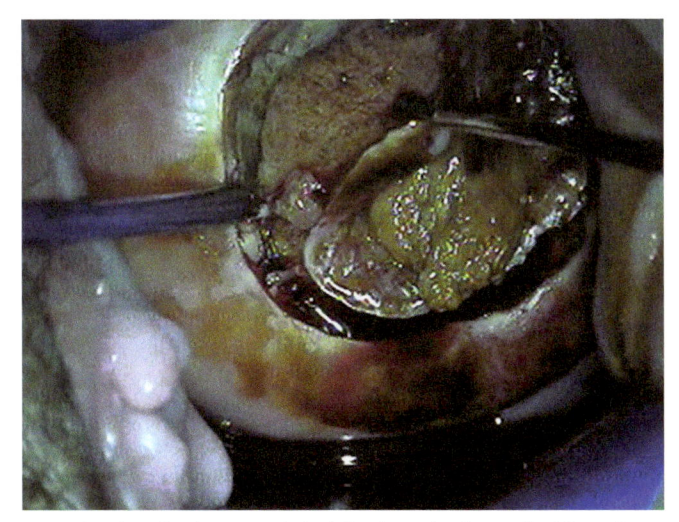

Fig. 9-34. Aprofundamento da incisão circundando o colo. (Cortesia: Dra. Maria José de Camargo.)

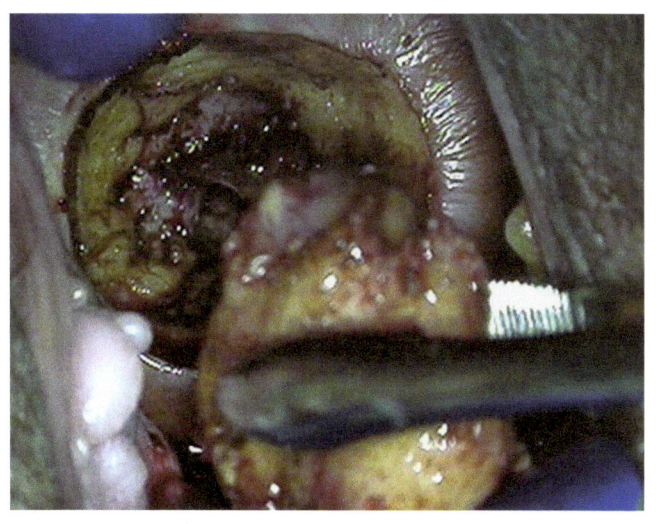

Fig. 9-37. Desprendimento final da peça cirúrgica. (Cortesia: Dra. Maria José de Camargo.)

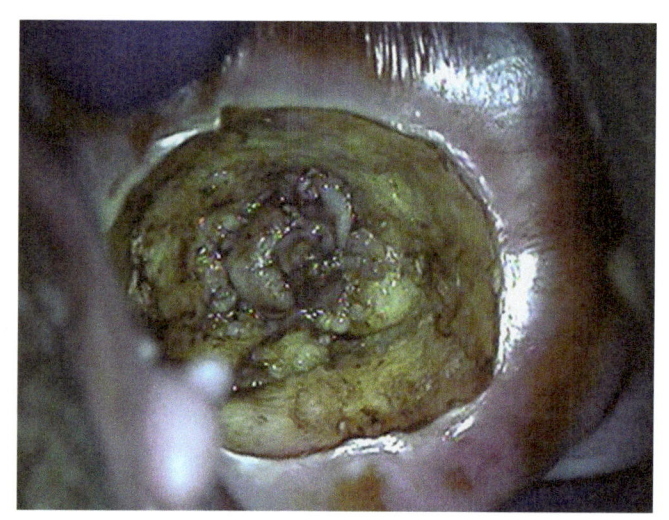

Fig. 9-38. Coto cirúrgico. Nota-se presença de tecido conjuntivo compacto denotando que a incisão teve a profundidade adequada. (Cortesia: Dra. Maria José de Camargo.)

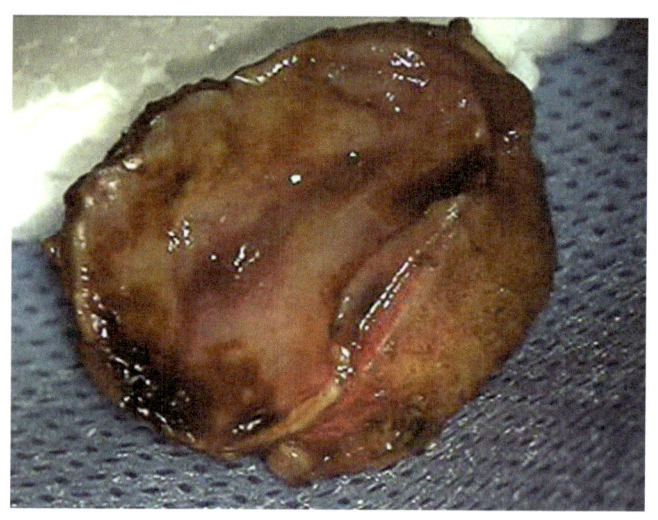

Fig. 9-39. Peça cirúrgica resultante do procedimento anterior. (Cortesia: Dra. Maria José de Camargo.)

Instruções Pós-Operatórias

1) Abstinência sexual por 4 semanas.
2) Evitar duchas ou uso de tampões vaginais.
3) Orientar a paciente quanto a presença de corrimento amarelado logo no início do período pós-operatório, pois o mesmo poderá se prolongar por 30 dias.
4) Prescrever diclofenaco potássico 50 mg 3 × ao dia durante 3 a 5 dias pela probabilidade de desconforto no baixo ventre.
5) Prescrever creme vaginal de policresuleno durante 10 dias consecutivos com posterior uso em dias alternados durante os outros 20 dias.
6) Orientar a paciente quanto a ocorrência de um corrimento espesso decorrente do uso do referido creme.

Complicações

As complicações poderão ocorrer em 5,6% dos procedimentos para tratamento das lesões de alto grau de colo uterino.[20] Cerca de 1 em 500 mulheres terão complicações hemorrágicas, principalmente, sangramento na localização correspondente às 3 e 9 h que são os locais das artérias cervicais descendentes.

O controle do sangramento é feito com pressão na área sangrante com solução de percloreto férrico ou fulguração, ou sutura hemostática com *vicryl* 0 e tampão vaginal.[16]

Poderão ocorrer danos nas paredes vaginais principalmente no fundo de saco vaginal.

Poderá haver relato de dor tipo cólica nas fossas ilíacas que respondem bem ao uso de anti-inflamatórios não hormonais.[14] Ainda não existem evidências da utilidade da antibioticoterapia profilática.[17] A infecção pode ser provocada pela vaginose bacteriana, e esta deverá ser tratada no pré-operatório.

Ocorrência de problemas em relação à fertilidade com taxa maior de PP ou BP ao nascer 4 × maior do que na população geral.

PONTOS IMPORTANTES

1. Indicação nas excisões de tipo 3.
2. Nas lesões que se estendem dentro do canal, o SWETZ tem menor taxa de excisão incompleta e menor probabilidade de fragmentação.
3. A taxa de complicações é de 5,6% nas portadoras de HSIL.
4. A principal complicação é o sangramento.

Excisão da Zona de Transformação de Tipo 3 com Bisturi a Frio

A excisão de tipo 3 com o bisturi está indicada nas pacientes que apresentam uma zona de transformação de tipo 3, principalmente quando há suspeita de doença microinvasora e nas lesões glandulares.

Técnica Operatória

A conização com bisturi a frio é realizada sob raquianestesia.

A paciente deverá ser colocada em posição de litotomia dorsal.

Os afastadores de Breisky são posicionados, permitindo a total visualização do colo.

A embrocação da cérvice deverá ser feita com a solução de lugol para a delimitação da área de lesão. Este procedimento ajuda a guiar o cirurgião na ambição da forma e do tamanho do cone.

Os lábios superior e inferior são aprendidos pela pinça de Pozzi. Suturas hemostáticas são feitas às 3 e 9 h, abaixo da junção cervicovaginal para a ligadura das artérias cervicais descendentes com *vicryl* 0.

Uma incisão é realizada em toda a circunferência do colo com um bisturi de lâmina 11 e cabo longo distalmente ao limite externo da ZT. A incisão tem início no lábio superior às 12 h e é aprofundada em direção ao canal cervical. A circunferência é completada quando uma pinça de Allis é colocada no coto anterior e outra no coto posterior para facilitar a apreensão dos mesmos de maneira a evitar que eles se retraiam quando, então, a peça é retirada. Quanto maior for a tração aplicada nas pinças de Pozzi e mais angulado for a posição da lâmina do bisturi, mais profunda será a retirada da peça cirúrgica.

O coto cirúrgico é recoberto com a mucosa vaginal redundante pelos pontos de Stumdorf modificados com o *vicryl* 0.

É colocado um tampão vaginal por 24 horas.

Preparação da peça cirúrgica com um ponto às 12 h e posterior imersão na solução de formol a 10%.

Técnica de Conização com o Bisturi a Frio Passo a Passo (Figs. 9-40 a 9-43)

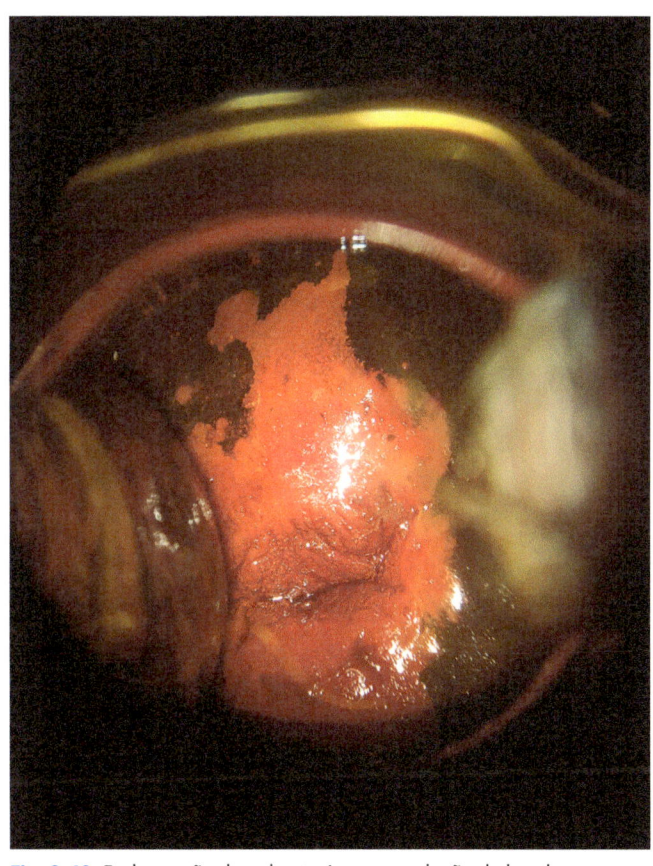

Fig. 9-40. Embrocação do colo uterino com solução de lugol para demarcação da área a ser excisada. (Fonte: Rita Maira Zanine.)

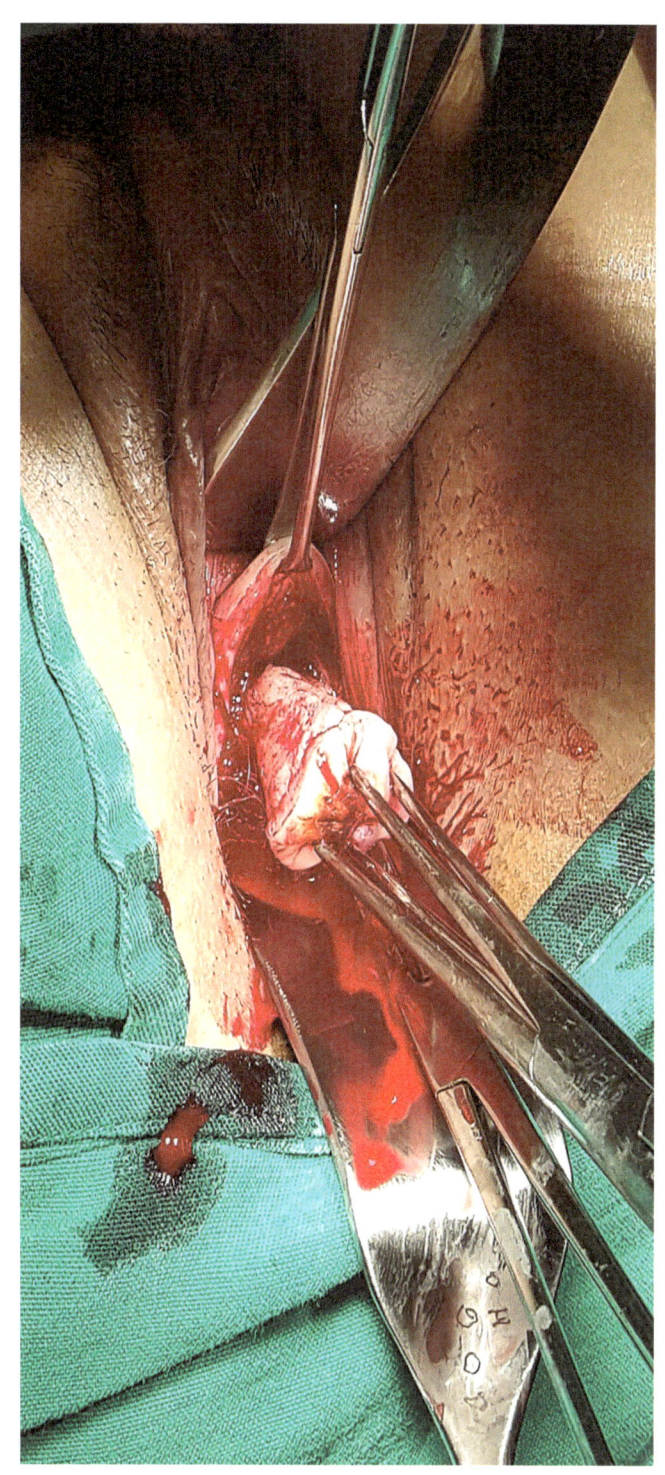

FIG. 9-41. Incisão circular do colo com aprofundamento progressivo do bisturi em direção ao canal cervical. Notar o formato geométrico do cone da peça cirúrgica. Visualiza-se a apreensão do coto com as pinças de Allis. (Fonte: Rita Maira Zanine.)

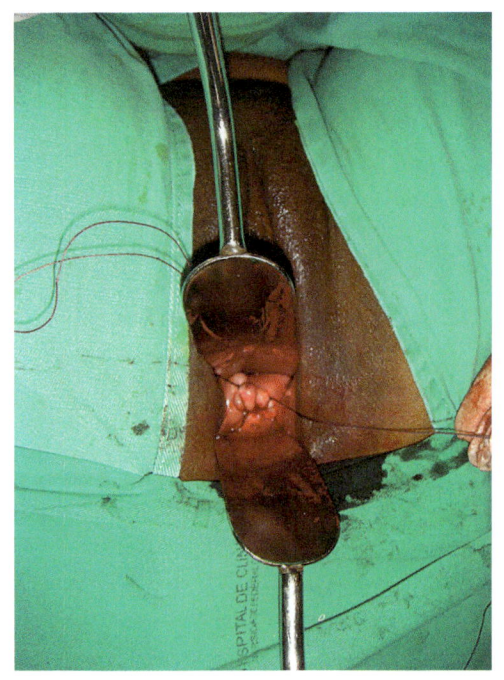

Fig. 9-42. Aproximação dos pontos de Stumdorf modificados: tempo final da cirurgia de conização. Nota-se OCE pérvio. (Fonte: Rita Maira Zanine.)

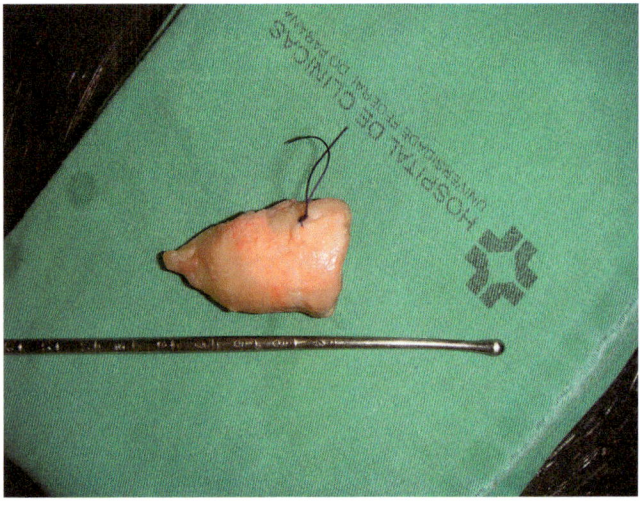

Fig. 9-43. Peça cirúrgica produto de cone com bisturi. Notar o volume da mesma e o formato geométrico de um cone. (Fonte: Rita Maira Zanine.)

Instruções Pós-Operatórias
- Abstinência sexual de 4 semanas.
- Retorno em 40 dias no ambulatório.
- Prescrever diclofenaco potássico 50 mg, 1 comprimido VO 3 × ao dia durante 3 a 5 dias.
- Orientar a paciente quanto à presença de corrimento amarelado logo no início do período pós-operatório, e que o mesmo poderá se prolongar por 30 dias.
- Evitar o uso de duchas e tampões vaginais.
- Não realizar a coleta da citologia oncótica nos primeiros 3 meses em razão da presença de *debris*, células metaplásicas e leucócitos, que tornarão a interpretação difícil.

Complicações

A principal complicação é o sangramento no transoperatório ou no pós-operatório imediato. O coto cirúrgico deverá ser visualizado à procura de pontos de sangramento. Poderá ser realizada a cauterização dos mesmos, e, na presença de sangramento arterial, deverão ser feitos pontos hemostáticos com fio de *vicryl* 0 em forma de chuleio. Importante a colocação de um tampão vaginal por 24 horas.

A dor em baixo ventre também poderá se fazer presente, respondendo bem ao uso de anti-inflamatórios não hormonais.[14] Infecção no pós-operatório poderá se manifestar de várias maneiras, incluindo inflamação local, endometrite, parametrite, salpingite ou abcesso pélvico. Ainda não existem evidências da utilidade da antibioticoterapia profilática.[17] A infecção pode ser provocada pela vaginose bacteriana, e esta deverá ser tratada no pré-operatório.

Uma das principais complicações tardias são os problemas em relação à fertilidade com taxa maior de parto prematuro ou baixo peso ao nascer 4 × maior do que na população geral. Outro achado importante é a estenose de canal cervical que poderá dificultar o exame colposcópico e poderá também resultar na presença de hematometra.

PONTOS IMPORTANTES

1. Indicado na excisão de tipo 3.
2. Método de escolha na abordagem da doença microinvasiva em decorrência da boa qualidade da peça.
3. Indicado na abordagem da doença glandular por causa da multifocalidade da mesma.
4. A principal complicação é a hemorragia tanto transoperatória como no pós-operatório.
5. Dentre as técnicas anteriormente apresentadas, nenhum resultado mostra superioridade em relação à eficácia e à segurança.

Comparação entre os Métodos CAF × Bisturi

Nenhum dos métodos mostra superioridade em relação à eficácia e à segurança.[21]

Comparado com o cone com bisturi, o CAF tem um tempo operatório mais curto (WMD, 9,5 minutos; IC95% = 6,4-12,6 min), uma menor taxa de sangramento (WMD, 42.4 mL; 95% IC = 21,3-106 mL) e uma estadia hospitalar menor (WMD, 1,5 dia; IC95% = 1,1-1,8 dia). A incidência de sangramento pós-operatório não foi significante entre os procedimentos. Em relação a presença de infecção pós-operatória, a mesma foi reportada mais frequentemente após o CAF (0,2 × 2%, RR 0,31; IC95% = 0,08-1,10).

A taxa de estenose referente ao procedimento com o CAF é de 4% e de 8,3% no cone com bisturi. Porém, em termos de doença pós-tratamento, o CAF apresenta um risco maior (RR 2,3; IC95% = 1-5,5) em relação ao cone com bisturi.[21]

A conização com o bisturi está relacionada com um maior dano no futuro obstétrico da paciente.[22] As evidências dão suporte para que a escolha entre o CAF ou o bisturi não seja puramente técnica, mas devem pesar os benefícios a curto e a longo prazo e as complicações que ainda não estão inteiramente elucidadas pela literatura.

REFERÊNCIAS BIBLIOGRÁFICAS

1. Instituto Nacional de Câncer José Alencar Gomes da Silva. Coordenação de Prevenção e Vigilância- Rio de Janeiro; INCA 2017. Estimativa 2018: incidência de câncer no Brasil. Rio de Janeiro: INCA; 2017. 128 p.
2. Martin-Hirsh PL, Bryant A. Interventions for preventing blood loss during the treatment of cervical intraepithelial neoplasia. Cochrane Database Syst Rev 2013 Dec;4(12):CD001421.
3. Zanine RM, Russo E. Quando indicar captura híbrida e testes DNA do papilomavírus humano. In: Urbanetz AA, Luz SH. PROAGO Programa de atualização em ginecologia e obstetrícia. Porto Alegre: Artmed Panamericana; 2016. p. 111-37.
4. Zanine RM, Santos B. Prevenção secundária do câncer no trato genital inferior. In: Urbanetz AA, Luz SH. PROAGO Programa de atualização em ginecologia e obstetrícia: ciclo 19. Porto Alegre: Artmed Panamericana; 2019. p. 91-126.
5. Prendiville W. The treatment of CIN: What are the risks? Cytopathology 2009 Jun;20(3):145-53.
6. Zanine RM. Lesões precursoras do câncer de colo de útero. In: Urbanetz AA. Ginecologia e obstetrícia Febrasgo para o médico residente. São Paulo: Manole; 2016. p. 195-215.
7. Bornstein J, Bentley J, Bösze P, Girardi F, Haefner H, Menton M, et al. 2011 colposcopic terminology of the International Federation for Cervical Pathology and Colposcopy. Obstet Gynecol 2012 Jul;120(1):166-72.
8. Zanine RM, Maffini CF, Bittencourt DD. Diagnóstico e conduta nas complicações após cirurgia no colo uterino. In: Urbanetz AA. Urgências e emergências em ginecologia e obstetrícia. São Paulo: Manole; 2019. p. 836-47.
9. Keijser KG, Kenemans P, van der Zanden PH, Schijf CP, Vooijs GP, Rolland R. Diathermy loop excision in the management of cervical intraepithelial neoplasia: diagnosis and treatment in one procedure. Am J Obstet Gynecol 1992 Apr;166(4):1281-7.
10. Hilal Z, Rezniczek GA, Alici F, Kumpernatz A, Dogan A, Alieva L, et al. Loop elecrosurgical excision procedure with and without intraoperative colposcopy: a randomized trial. Am J Obstet Gynecol 2018 Oct;219(4):377.e1-377.e7.
11. Basu P, Taghavi K, Hu SY, Mogri S, Joshi S. Management of cervical premalignant lesions. Curr Probl Cancer 2018 Mar-Apr;42(2):129-36.
12. Santesso N, Mustafa RA, Wiercioch W, Kehar R, Gandhi S, Chen Y, et al. Systematic review and meta-analysis of benefits and harms of cryotherapy, LEEP and cold knife conization to treat cervical intraepithelial neoplasia. Int J Gynaecol Obstet 2016 Mar;132(3):266-71.
13. Mor-Yosef S, Lopes A, Pearson S, Monaghan JM. Loop diathermy cone biopsy. Obstet Gynecol 1990 May;75(5):884-6.
14. Newkirk GR. Electrosurgical loop excision of the cervix. Primary Care: Clinics in Office Practice 1997 Jun;24(2):281-302.
15. Ghaem-Maghami S, De-Silva D, Tipples M, Lam S, Perryman K, Soutter W. Determinants of success in treating cervical intraepithelial neoplasia. BJOG 2011 May;118(6):679-84.
16. Lipscomb GH, Roberts KA, Givens VM, Robbins D. A trial that compares Monsel's paste with ball electrode for hemostasis after loop electrosurgical excision procedure. Am J Obstet Gynecol 2006 Jun;194(6):1591-4.
17. Claman AD, Lee N. Factors that relate to complications of cone biopsy. Am J Obstet Gynecol 1974 Sep;120(1):124-8.
18. Panoskaltsis T, Ind TE, Perryman K, Dina R, Abrahams Y, Soutter WP. Needle versus loop diathermy excision of the transformation zone for the treatment of cervical intraepithelial neoplasia: a randomized controlled trial. BJOG 2004 Jul;111(7):748-53.
19. Camargo MJ, Russomano FB, Tristão MA, Huf G, Prendiville W. Large loop versus straight-wire excision of the transformation zone for treatment of cervical intraepithelial neoplasia: a randomised controlled trial of electrosurgical techniques. BJOG 2015 Mar;122(4):552-7.
20. Russomano FB, Tristão MA, Cortes R, Camargo MJ. A comparison between type 3 excision of the transformation zone by straight wire excision of the transformation zone (SWETZ) and large loop excision of the transformation zone (LLETZ): a randomized study. BMC Womens Health 2015 Feb;15(12):1-9.
21. El-Nashar SA, Shazly SA, Hopkins MR, Bakkum-Gamez JN, Famuyide AO. Loop electrosurgical excision procedure instead of cold-knife conization for cervical intraepithelial neoplasia in women with unsatisfactory colposcopic examinations: a systematic review and meta-analysis. J Low Genit Tract Dis 2017 Apr;21(2):129-136.
22. Kyrgiou M, Koliopoulos G, Martin-Hirsch P, Arbyn M, Prendiville W, Paraskevaidis E. Obstetric outcomes after conservative treatment for intraepithelial or early invasive cervical lesions: systematic review and meta-analysis. Lancet 2006 Feb 11;367(9509):489-98.

NEOPLASIA INTRAEPITELIAL VAGINAL

Rita Maira Zanine

ANATOMIA DA VAGINA

A vagina está localizada entre o reto em sua face posterior e a bexiga na parte anterior. O canal vaginal tem em média 9 cm de comprimento, sendo mais estreito na sua porção superior e também no terço inferior.

As paredes vaginais são elásticas para poder permitir a atividade sexual e a passagem do concepto durante o parto. A parede muscular é composta por duas camadas de fibras musculares, sendo uma interna mais frágil e circular e uma camada externa mais forte e longitudinal.

Abaixo do tecido muscular existe o tecido conjuntivo contendo vasos sanguíneos, ductos linfáticos e fibras nervosas. Esta camada de tecido conjuntivo se une a bexiga, reto e a outras estruturas pélvicas.[1]

O epitélio vaginal responde aos estímulos ovarianos aumentando a sua espessura com novas camadas ou descamando as mais antigas.

A espessura das camadas de células varia conforme a quantidade de estrogênio liberada pelo ovário, e o revestimento é mais espesso e elástico durante a ovulação e a gestação. A mucosa vaginal tem muitas pregas que permitem a sua expansão quando necessária.[2] Elas tendem a desaparecer nas mulheres mais velhas e nas puérperas.

Não existem glândulas nas paredes vaginais. O muco que lubrifica a vagina é proveniente do colo uterino ou das glândulas de Bartholin.

As células que compõem o revestimento vaginal contém grandes quantidades de glicogênio. As bactérias do meio vaginal fermentam o glicogênio por meio do qual o ácido lático é produzido. Este faz com que a superfície do epitélio fique ácida, transformando-se em fator protetor contra os micro-organismos patogênicos que adentraram ao canal. A vagina pode ser acometida por várias patologias, como as infecciosas e as neoplásicas.[1,2]

CONCEITO E INTRODUÇÃO

Com a melhora dos programas de rastreamento para o câncer de colo uterino por meio da citologia cervicovaginal e com o uso da colposcopia como método complementar para o diagnóstico das suas lesões precursoras, foi possível observar um crescimento na detecção precoce das alterações intraepiteliais presentes na vagina.

A neoplasia intraepitelial de vagina (NIVA) é uma condição pré-maligna rara do epitélio vaginal, sua incidência corresponde a 0,2 casos por 100.000 mulheres e ela é responsável por 0,4% das doenças pré-invasivas do trato genital inferior. Esta patologia é 100 vezes menos frequente que a encontrada no colo do útero e tem sido muito mais diagnosticada com a melhora dos métodos de diagnose, como a citologia oncótica e a colposcopia.[3]

A média de idade das mulheres com diagnóstico de NIVA é de 53 anos, e existe uma associação positiva entre o grau da doença e a idade mais avançada. Nas últimas duas décadas, o diagnóstico tem sido feito em mulheres mais jovens, muitas das quais na faixa etária dos 25 anos. Este fenômeno é explicado pela disseminação da infecção pelo HPV.[4]

A incidência da NIVA nas mulheres que realizaram histerectomia por diagnóstico de neoplasia intraepitelial cervical (NIC) e que completaram 10 anos de seguimento é de 0,91%, e o risco da transformação desta patologia em doença invasora durante a vida varia entre 9 a 10%.[5] A progressão para a doença invasora após ter sido tratada oscila entre 2 a 5% dos casos, sendo dez vezes mais frequente do que ocorre no colo uterino, cuja taxa de progressão encontra-se entre 0,3 a 0,5%.[4]

A coexistência da doença precursora da vagina com a neoplasia intraepitelial do colo uterino ocorre em 65% dos casos, sendo encontrada a associação da mesma com a doença precursora da vulva em 10% dos casos, o que vem a confirmar o efeito oncogênico de campo no trato genital inferior.[6]

A classificação histológica da patologia pré-invasiva da vagina é a mesma utilizada para o colo uterino, ou seja, lesão de baixo grau correspondendo a NIVA I e lesão de alto grau que abrange a NIVA II e III. Da mesma maneira, a história natural da doença vaginal é pouco conhecida e é um reflexo da que ocorre na cérvice uterina, pois as similaridades epidemiológicas e de comportamento biológico entre a NIVA e o câncer invasor de vagina levaram alguns autores a concluir o potencial invasor da neoplasia intraepitelial vaginal.[7]

O principal agente etiológico é o papilomavírus humano (HPV), e outros fatores de risco são: baixo nível socioeconômico, histerectomia prévia, história de procedimentos anteriores para tratamento de NIC, imunossupressão e passado de radioterapia para carcinoma de colo de útero.[8] Evidências acumuladas recentemente sugerem o papel de vários tipos de HPV tanto no desenvolvimento como no risco de recorrência ou progressão das NIVA. Um estudo de Bogani et al., em 2017, mostrou que a persistência da infecção pelo HPV está intimamente ligada às recorrências das lesões de alto grau na vagina, sendo estas mais comuns nos primeiros 3 anos após o tratamento da doença. Os tipos de vírus encontrados no momento do diagnóstico correlacionaram-se com um risco diferenciado de recorrência das lesões, sendo a presença do HPV 31 um fator independente para o surgimento de recorrência da lesão de alto grau vaginal.[9]

DIAGNÓSTICO

O principal método diagnóstico é a citologia seguida pela colposcopia, que tem um papel preponderante na demarcação da topografia da lesão e também colabora na hora da escolha da opção terapêutica; a sua presença é mais comum no terço superior da vagina e, frequentemente, tem caráter multifocal, o que dificulta ainda mais a abordagem terapêutica.[10]

Existem poucos estudos da correlação entre anormalidade citológica e a neoplasia intraepitelial vaginal. No trabalho de Gunderson *et al.*, em 2013, foi reportado o achado de anormalidade citológica em 89% dos casos de lesão de alto grau de vagina. Em contrapartida, Sopracordevole *et al.*, em 2015, encontraram cerca de 44,8% de esfregaços citológicos anormais dentre as portadoras de NIVA de alto grau, e estas alterações eram de menor gravidade. Isto demonstra um cenário diferente ao encontrado nas lesões de colo uterino, onde a maioria das lesões de alto grau é precedida de achados citológicos de alto grau. Apesar das disparidades reportadas nos trabalhos, a citologia é uma importante ferramenta para a detecção das lesões precursoras de vagina, pois, no caso de um esfregaço alterado, a paciente será referida para a unidade de colposcopia, sendo, então, possível a localização da lesão com a posterior realização de biópsia.

A detecção de um esfregaço alterado requer um exame colposcópico com uma observação apurada de todo o trato genital inferior. Isto se faz necessário tanto para a identificação das lesões como para poder planejar o tratamento das mesmas, impedindo a sua progressão para a doença invasora.

O exame colposcópico da vagina pode ser tecnicamente mais difícil, principalmente nas mulheres histerectomizadas, pois o acesso à cúpula vaginal é dificultado pela presença da linha de sutura que fica sepultada nos ângulos do fundo vaginal. Outra situação que impede uma boa *performance* da colposcopia é o estado hipoestrogênico. Vale salientar que, nas mulheres em pós-menopausa, está indicado o uso do estrogênio tópico para a melhora do trofismo epitelial.[11]

A abordagem da vagina pelo colpóscopio deverá ser feita após a aplicação do ácido acético a 3 ou 5%, e, muitas vezes, será necessário o uso de uma haste plástica flexível para a exposição melhor dos fórnices vaginais em mulheres com a presença de colo uterino. O espéculo deverá ser rodado para permitir a inspeção das paredes anterior e posterior do órgão. A embrocação com a solução de lugol é imprescindível para a melhor demarcação das lesões que, muitas vezes, passam despercebidas pelo ácido acético, principalmente nas pacientes com pregueamento pronunciado da mucosa. A presença de alterações na vascularização como pontilhado é comum na vaginoscopia, principalmente nas mulheres com atrofia, inflamação ou displasia. Estes achados deverão ser bem avaliados e, naquelas mulheres em estado de hipoestrogenismo, os cremes de estrogênio estão indicados. Importante lembrar que o pontilhado difuso é característico de benignidade e o pontilhado localizado em áreas restritas é mais comum nas doenças malignas.[12]

O diagnóstico padrão-ouro é a histopatologia das peças de biópsia. As alterações colposcópicas presentes na vagina não são tão específicas como as do colo do útero, tornando a análise histopatológica obrigatória. O terço superior e o médio da vagina não tem sensibilidade dolorosa, e a tomada de biópsia nestas áreas não requer infiltração anestésica, sendo reservada para as lesões situadas no terço inferior da mesma.[12] Um teste de sensibilidade pode ser feito por meio da tração do local a ser biopsiado com um gancho ou mesmo uma pinça de Pozzi. Uma pinça de bordos cortantes e delicada deve ter preferência, pensando na qualidade do material retirado e no conforto da paciente. Uma boa opção é a pinça de Tischler. O sangramento poderá ser controlado com a solução de percloreto férrico em uma haste flexível ou *swab* aplicado no local de origem. Se as tomadas de biópsia forem realizadas em locais diferentes, deverão ser imersas em vidros devidamente rotulados com a especificação dos locais, e deve ser sempre lembrado que os aspectos colposcópicos das lesões não são muito específicos e que podem coexistir vários graus de NIVA em uma mesma mulher (Figs. 10-1 a 10-7).[10]

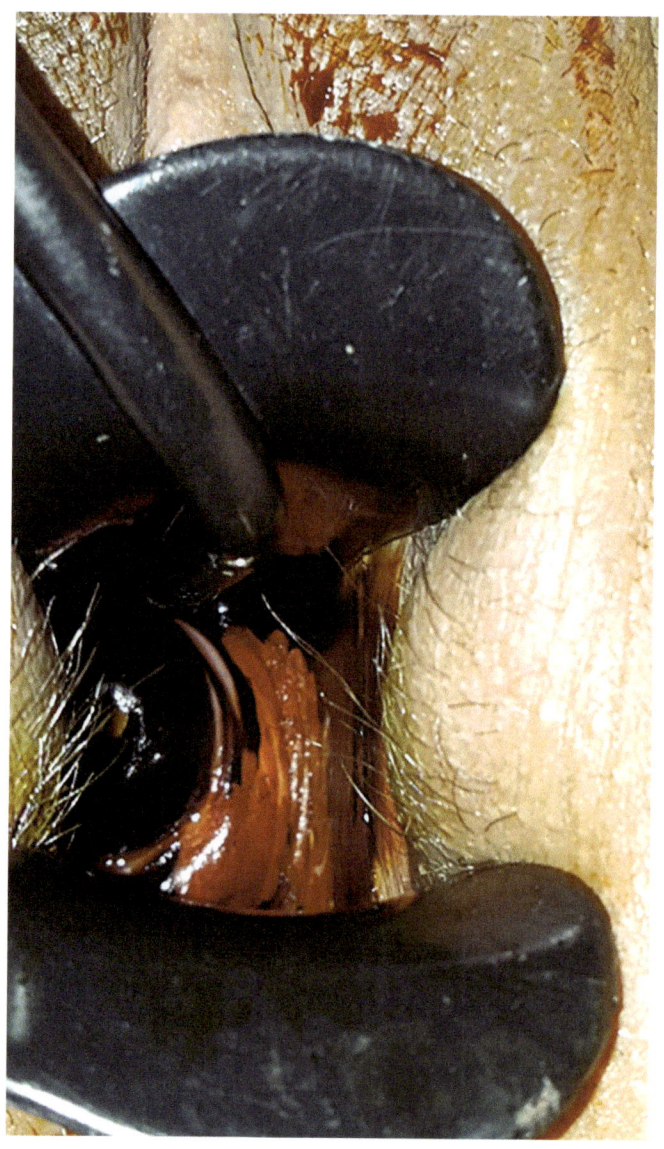

Fig. 10-1. Extensa lesão iodo-negativa em parede vaginal direita estendendo-se pelos três terços da vagina. Paciente portadora de citologia HSIL. Colo uterino sem alterações colposcópicas. (Fonte: Rita Maira Zanine.)

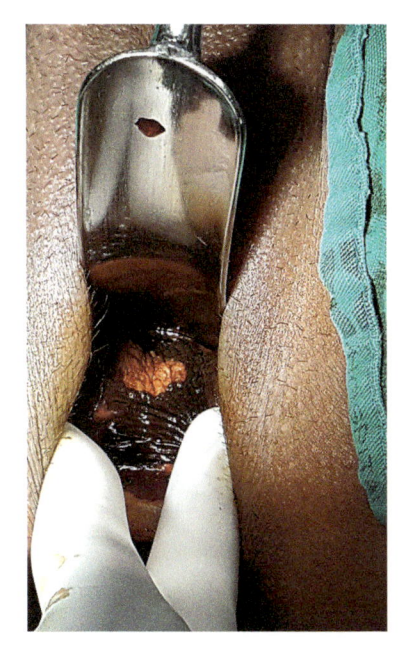

Fig. 10-2. Caso da Figura 10-1 com presença de área iodo-negativa em parede posterior de vagina. Notar a importância da rotação do espéculo para a visualização desta lesão. Laudo histopatológico de NIVA III e microinvasão focal. (Fonte: Rita Maira Zanine.)

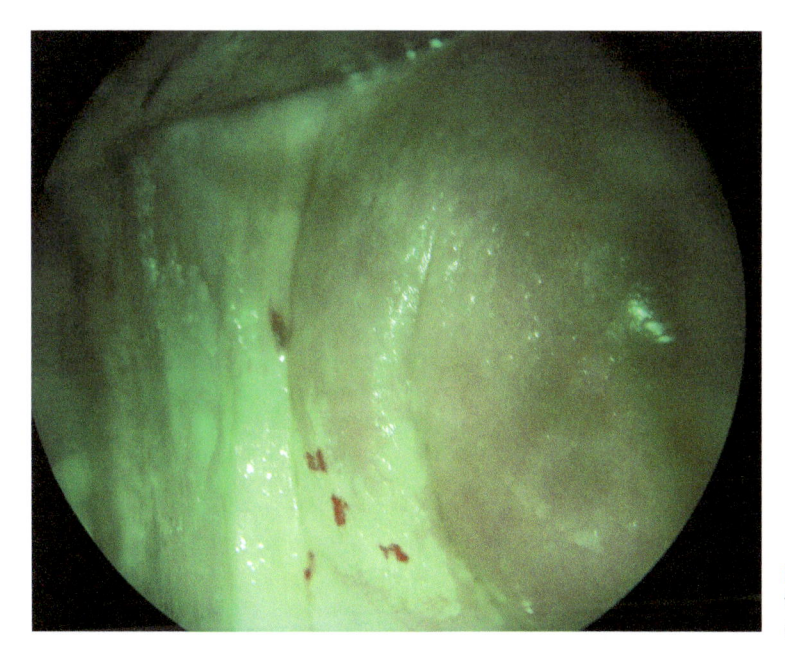

Fig. 10-3. Área de epitélio acetobranco com relevo papilar no fórnice lateral direito em paciente com citologia compatível com HSIL. (Fonte: Rita Maira Zanine.)

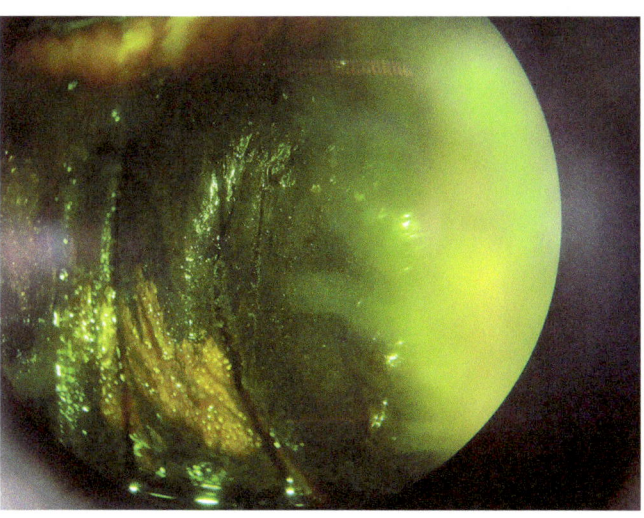

Fig. 10-4. Caso da Figura 10-3 após embrocação com lugol. Nota-se superfície papilar pronunciada sugestiva de infecção por HPV. Na biópsia, NIVA III acompanhada de áreas de NIVA I. (Fonte: Rita Maira Zanine.)

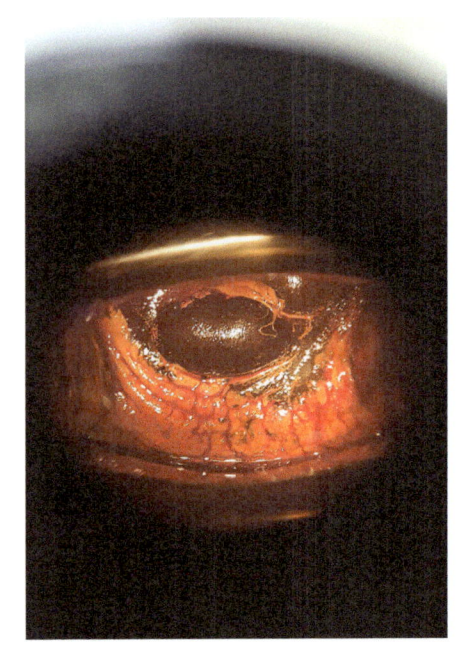

Fig. 10-5. Extensa área iodo-negativa em fundo de saco. Nota-se a importância da abertura do espéculo para que seja possível a visualização desta parte da vagina. A paciente foi referida ao serviço por apresentar HSIL no exame citológico. Colo sem alterações ao exame colposcópico. Realizada a biópsia desta área, o laudo foi compatível com NIVA II. (Fonte: Rita Maira Zanine.)

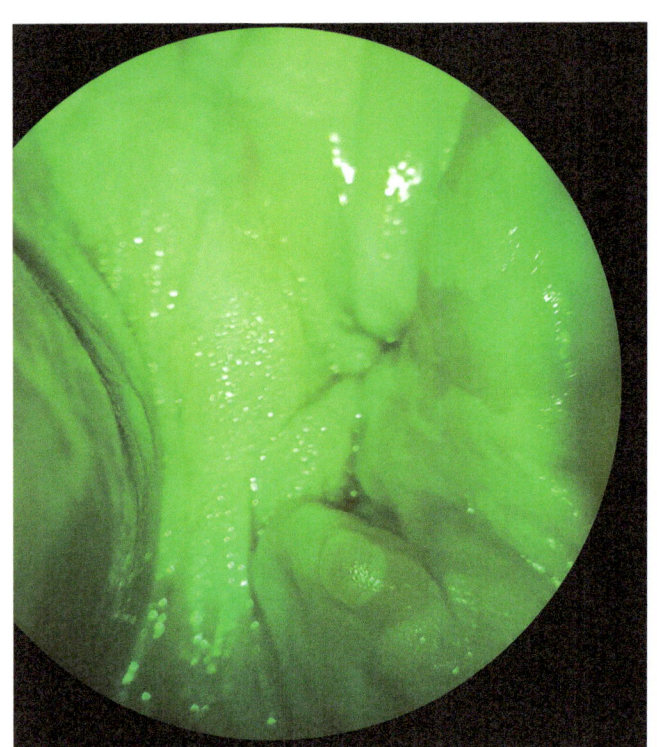

Fig. 10-6. Extensa área acetobranca com relevo papilar em parede e fundo vaginal. Este tipo de superfície é muito comum em lesões de vagina e sugere etiologia viral. Paciente com citologia ASC-H. (Fonte: Rita Maira Zanine.)

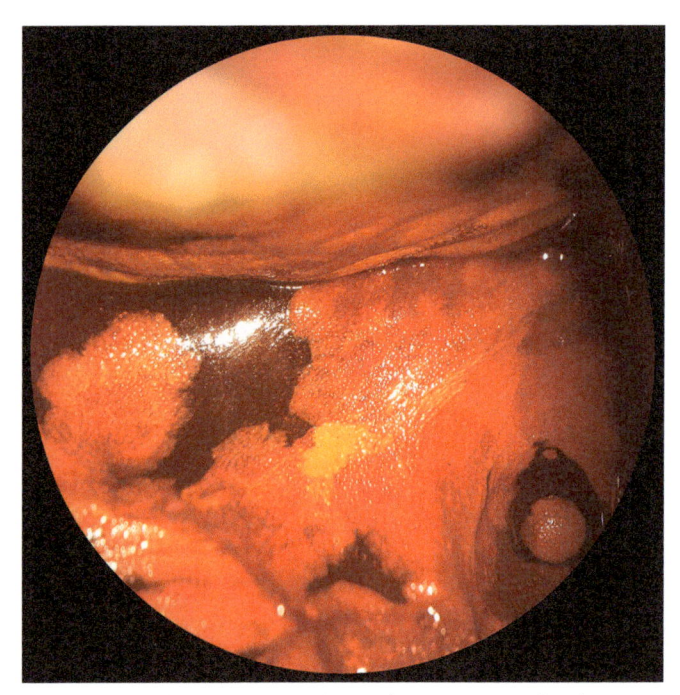

Fig. 10-7. Caso da Figura 10-6 após a embrocação com o lugol. Nota-se área bem demarcada e relevo papilar. Na biópsia, NIVA II. (Fonte: Rita Maira Zanine.)

MODALIDADES DE TRATAMENTO

Não existem na literatura médica protocolos para o tratamento da NIVA, e os mesmos tendem a ser individualizados, pois nenhuma abordagem representa uma modalidade padrão. Isto acontece por causa da precariedade de informações advindas de estudos constituídos de pequenas amostras de pacientes, e, dado a raridade da doença, os relatos são de trabalhos retrospectivos sujeitos a diversos vieses. As principais deficiências encontradas nos trabalhos são: definição clara sobre o que significa remissão e recorrência, a maioria das amostras é pequena, os trabalhos com amostragem compatível foram realizados há mais de 10 anos, muitos estudos misturam as séries de NIVA de baixo grau com as de alto grau e o papel da anormalidade citológica, como um indicador de recorrência, não foi previamente estabelecido entre as mulheres que foram tratadas e estão no seguimento.[13]

A taxa de recorrência na literatura varia de 10 a 42%, então se deve levar em consideração vários fatores antes de escolher a modalidade terapêutica mais adequada para cada tipo de paciente, ou seja, história prévia de histerectomia e radioterapia, idade, se a paciente é sexualmente ativa, comorbidades, características anatômicas da vagina e se houve tratamentos anteriores.

Todos os métodos terapêuticos têm uma taxa razoável de sucesso de acordo com o tempo de seguimento, e os resultados são influenciados pelo tamanho, localização e número de lesões, bem como pelo estado de saúde da paciente, principalmente no que tange a imunidade e também em sua disponibilidade para fazer o seguimento.[5]

Os métodos de tratamento podem ser: cirúrgico, ablativo, radioterápico, clínico e expectante.

Tratamento Cirúrgico

O tratamento excisional é o de escolha quando existe suspeita de doença invasora ou a paciente seja considerada de risco, como aquelas com história prévia de histerectomia por doença de HPV induzida, nas doenças recorrentes ou nas imunocomprometidas.[14] Esta opção terapêutica fornece peça para análise histopatológica, permitindo o estudo das margens e a exclusão da doença invasiva, além de ter as melhores taxas de sucesso que oscilam de 66 a 83%.[15]

Biópsia Excisional

É a opção de primeira linha principalmente na lesão unifocal e bem delimitada. A reação inflamatória que acontece após o tratamento e a exfoliação do epitélio auxiliam na remissão da lesão. Este método tem a vantagem de ser realizado em ambiente ambulatorial e, nas lesões situadas no terço superior e médio da vagina, requer apenas infiltração anestésica local com lidocaína a 1%, com ou sem vasoconstritor, que servirá também para elevar a porção do epitélio onde a lesão está localizada, tornando a região de fácil acesso para a pinça de biópsia. Vários fragmentos poderão ser retirados até a totalidade da lesão, e a hemostasia deverá ser feita utilizando-se a solução de percloreto férrico aplicada diretamente na lesão com o auxílio de um *swab* ou por meio da pasta de Monsel que será veiculada juntamente com um tampão vaginal, devendo permanecer por 24 horas no local. O uso do termocautério está contraindicado pela possibilidade de causar retrações no canal vaginal com consequências danosas para a vida sexual da paciente, e, de acordo com alguns estudos, este procedimento tem uma taxa de cura de 64 a 67% (Figs. 10-8 a 10-11).[16,17]

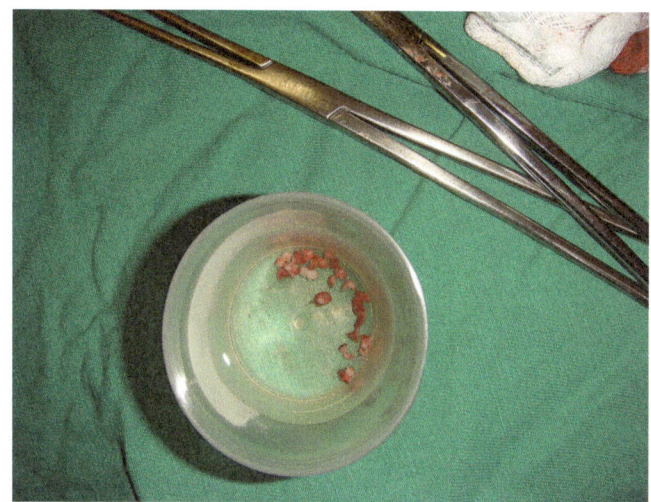

Fig. 10-10. Produtos da retirada sequencial de múltiplos fragmentos de biópsia de lesão vaginal. (Fonte: Rita Maira Zanine.)

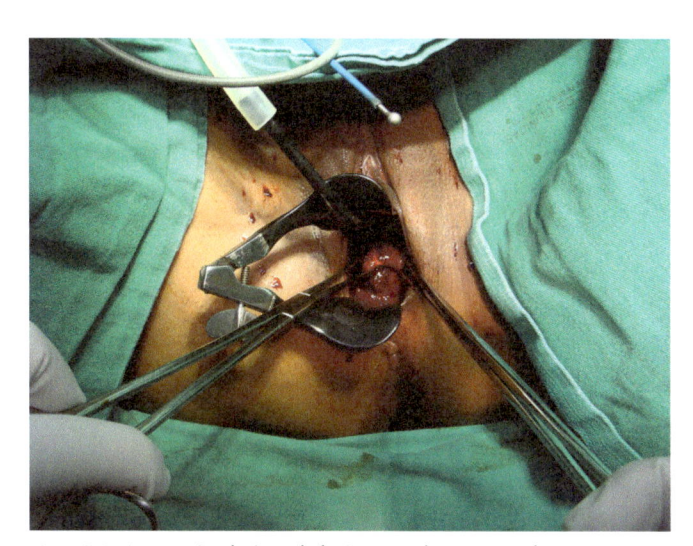

Fig. 10-8. Apreensão da área de lesão com duas pinças de Pozzi para expor o epitélio a ser excisado. Importante a embrocação anterior com a solução de lugol para delimitar bem a área comprometida. (Fonte: Rita Maira Zanine.)

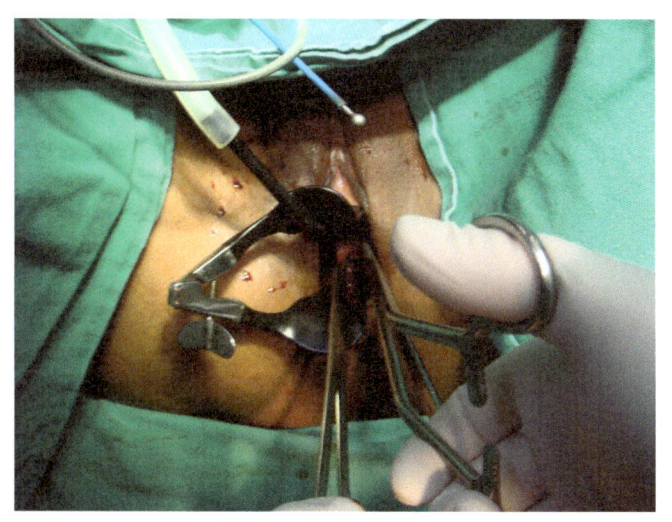

Fig. 10-9. Apreensão da área de lesão com a pinça de Pozzi e colocação da pinça de Gaylor no local a ser biopsiado. (Fonte: Rita Maira Zanine.)

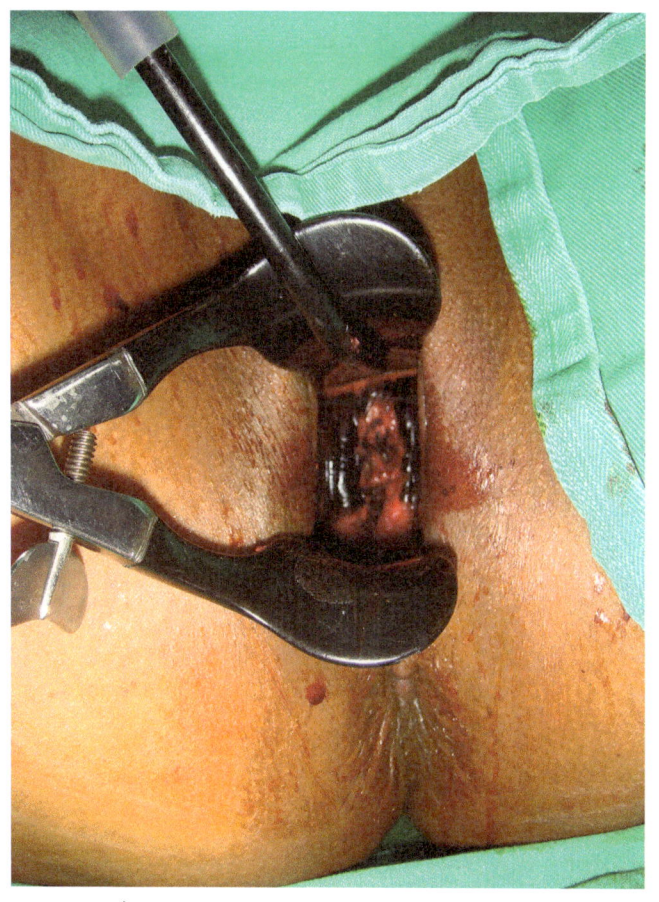

Fig. 10-11. Área cruenta após a realização das biópsias múltiplas. (Fonte: Rita Maira Zanine.)

Cirurgia de Alta Frequência

A utilização da cirurgia de alta frequência no colo do útero, bem como as suas altas taxas de sucesso no tratamento da doença pré-invasiva, já está bem estabelecida, porém existem poucos estudos a respeito da sua utilização na NIVA, e ela requer muita experiência por parte do cirurgião em razão da proximidade da vagina com outros órgãos, como a bexiga urinária e o reto, devendo-se ter em conta o tempo cirúrgico ser mais demorado e a possibilidade de provocar perda sanguínea severa. É preconizado um procedimento em centro cirúrgico ambulatorial com narcose, sendo realizada uma infiltração local anestésica com lidocaína a 1% com epinefrina, que será injetada abaixo da lesão para deslocar a mesma do tecido subjacente e, desta maneira, evitar danos à bexiga e ao reto. Este procedimento resulta em um mínimo dano termal aos tecidos adjacentes. Com um efeito semelhante ao *laser*, esta excisão consiste na retirada da mucosa e de parte da submucosa, tem a vantagem de oferecer peça para o estudo histopatológico, não é feita a cauterização do leito e o epitélio é fechado com pontos separados para evitar hemorragia no pós-operatório. Em um estudo em 23 mulheres portadoras de NIVA histologicamente confirmadas, a taxa de sucesso em 12 meses foi de 86,96% e a de recorrência, de 13,04%. Quando o seguimento foi estendido para 24 meses, a resposta completa foi de 75% e, 25% das pacientes tiveram recorrência da doença. Os autores concluíram ser a cirurgia de alta frequência um método valioso de tratamento, pois produziu peças interpretáveis de toda a lesão por meio de um procedimento que tem um baixo custo financeiro (Figs. 10-12 e 10-13).[18]

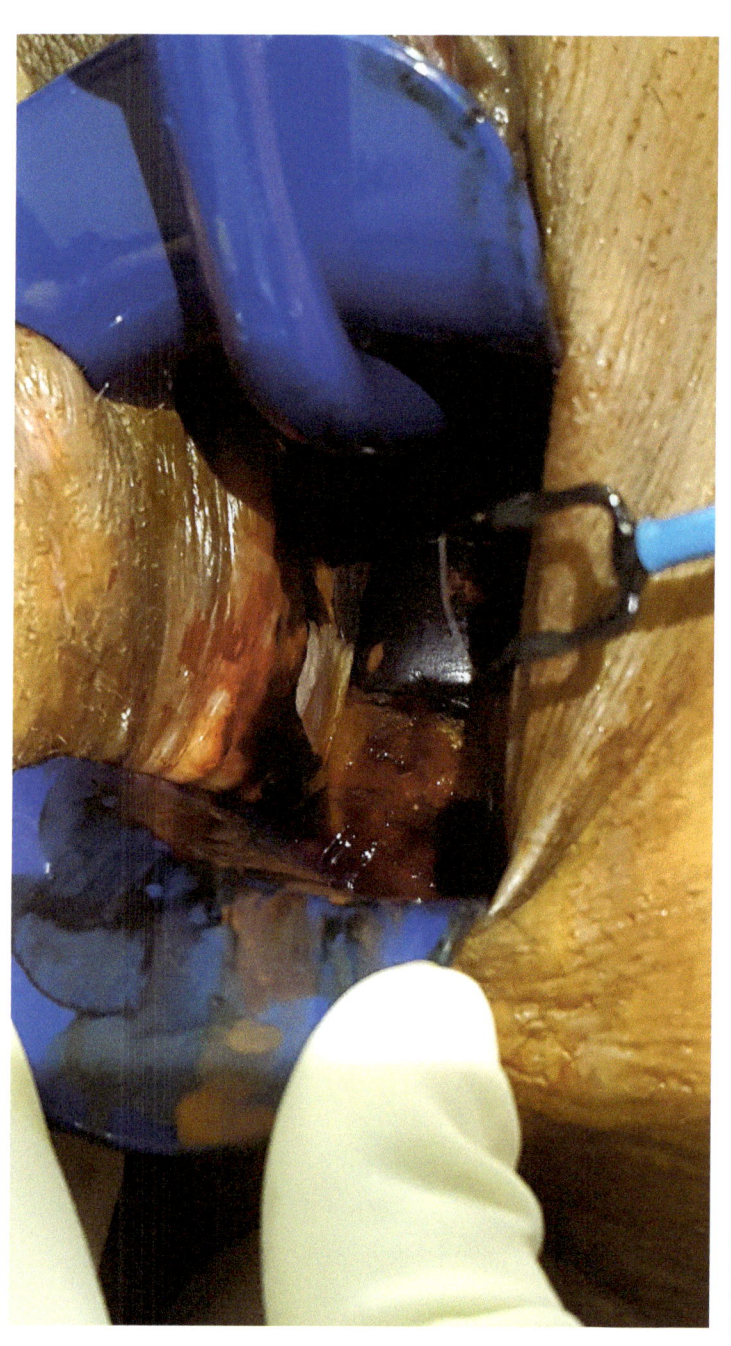

Fig. 10-12. Retirada de lesão em parede vaginal direita com o CAF. Nota-se leito cirúrgico composto pela lâmina própria da vagina. A alça utilizada neste procedimento tem 0,5 cm de profundidade por 1 cm de largura. (Fonte: Rita Maira Zanine.)

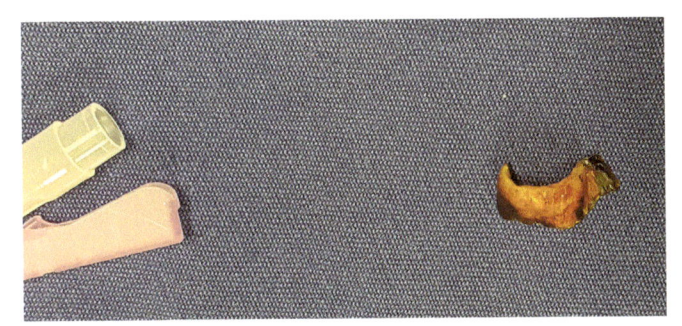

Fig. 10-13. Peça cirúrgica do caso da Figura 10-12. Nota-se integridade da mesma, o que possibilitou o estudo das margens. Resultado de histopatologia correspondente a NIVA III com margens livres. (Fonte: Rita Maira Zanine.)

Excisão Local Alargada

A excisão local alargada é um procedimento cirúrgico realizado com a finalidade de retirar toda a lesão e, juntamente com a mesma, uma porção de tecido sadio. Esta abordagem serve tanto como método de diagnóstico quanto terapêutico, e, por esta razão, é considerada uma cirurgia conservadora que envolve uma área específica da vagina. Em um estudo realizado com 35 mulheres portadoras de NIVA III que receberam tratamento, 12 ($\cong$ 34%) tiveram anormalidades na citologia, sendo 3 com doença residual, 5 apresentaram NIVA recorrente e 4 carcinomas invasores de vagina, enquanto as 23 pacientes restantes ($\cong$ 63%) permaneceram livres de doença num intervalo de 44 meses. As complicações deste procedimento poderão ser graves, principalmente nas mulheres que foram irradiadas previamente em consequência do afinamento do epitélio (Fig. 10-14).[15]

Vaginectomia Parcial

A vaginectomia parcial consiste na remoção do ápice vaginal e a sua principal indicação é o tratamento das lesões de alto grau de cúpula, principalmente quando envolvem a escara após a histerectomia, sendo a taxa de cura de 80%.[19] Existem poucos estudos comparando a vaginectomia com outras formas de tratamento. Ela poderá ser realizada pelo bisturi, corte a *laser* ou também por meio da cirurgia de alta frequência, e só haverá remoção da mucosa da vagina. Deverá haver muita cautela com a profundidade da incisão para não danificar órgãos nobres, como a bexiga e o reto, dada a proximidade da lesão. Esta modalidade é muito indicada nas lesões unifocais de cúpula, e deve-se ter em conta que focos de carcinoma oculto poderão estar presentes dentro da linha de sutura da histerectomia, podendo-se chegar à conclusão de que mulheres portadoras de NIVA em cúpula pós-histerectomia são análogas às mulheres com NIC em colos cuja zona de transformação não é totalmente visualizada.[20] A linha de sutura e os ângulos deverão ser excisados totalmente após um exame colposcópico prévio minucioso, e o encurtamento da vagina não é a regra, principalmente quando se tem o cuidado de não fazer a sutura dos bordos da mucosa. Em lesões maiores, pode-se optar pela retirada da escara por cirurgia, e o restante da lesão poderá ser abordada por outros métodos. O *status* das margens é um preditor da doença recorrente.[20]

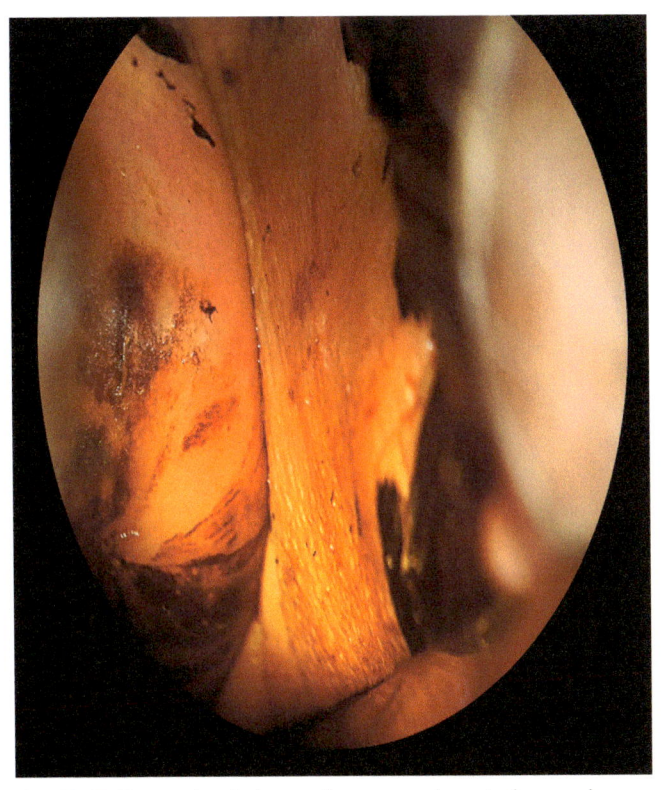

Fig. 10-14. Extensa área iodo-negativa em parede vaginal esquerda estendendo-se para o colo uterino. Paciente relata história pregressa de NIVA anterior tratada em outro serviço. A biópsia realizada teve como resultado NIVA III. Optou-se por uma excisão ampla com o CAF. Exame histopatológico de NIVA III. Foi feita terapêutica complementar com o 5-FU 1 × por semana durante 10 semanas. (Fonte: Rita Maira Zanine.)

A taxa de cura pela vaginectomia parcial varia de acordo com os trabalhos entre 68 a 88%, o que vem a ser a mais alta taxa entre os estudos. Em um estudo retrospectivo onde foram avaliadas 105 mulheres que foram submetidas a vaginectomia parcial, observou-se que, entre as 52 pacientes que completaram o seguimento de 25 meses, 46 (88%) não tiveram recorrência da doença.[21]

As principais críticas contra a vaginectomia são a elevada perda sanguínea durante o procedimento e as complicações intra e pós-operatórias, como danos a estruturas da bexiga e também do reto; desta maneira, foi aventada a hipótese da realização deste procedimento por via laparoscópica. Um estudo descreveu o papel da via laparoscópica na abordagem da NIVA e, num total de 4 pacientes com idade média de 50,8 anos, e diagnóstico de NIVA de alto grau em 3 pacientes e invasão superficial em 1 paciente, observou-se que, num intervalo entre 11 e 29 meses, nenhuma mulher apresentou recorrência da doença, tendo-se como conclusão ser a abordagem laparoscópica uma boa alternativa no manejo da NIVA.[22]

Apesar de a vaginectomia parcial ser um método com as maiores taxas de cura, ele não é uma garantia da não recorrência da doença (Figs. 10-15 a 10-17).[23]

Vaginectomia Total

É um procedimento cirúrgico de última escolha que deverá ser indicado por critérios rigorosos, onde o custo-benefício deverá ser muito bem avaliado. Está associado a várias

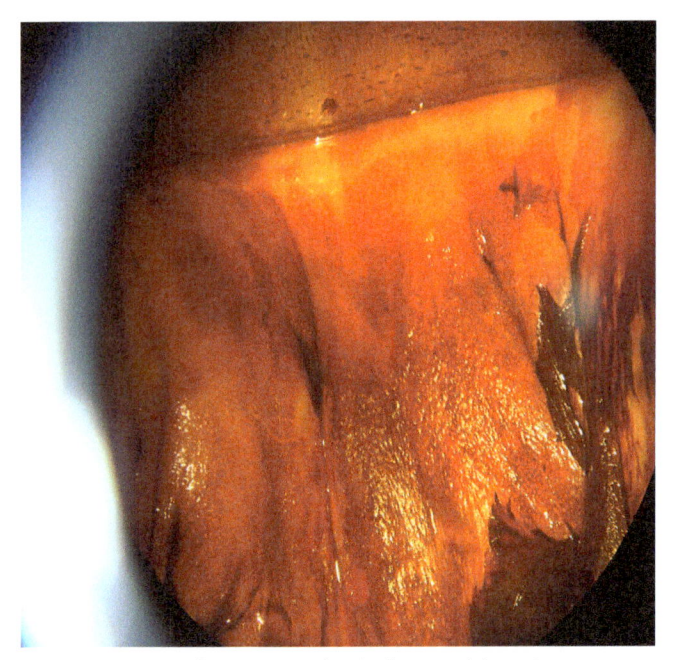

Fig. 10-15. Extensa lesão ocupando cúpula vaginal de paciente histerectomizada. A lesão ocupa a linha de sutura. Optou-se por colpectomia parcial. (Fonte: Rita Maira Zanine.)

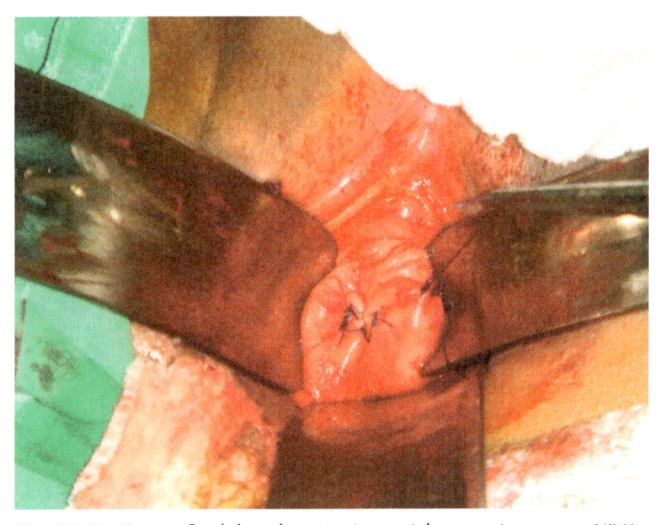

Fig. 10-16. Tempo final de colpectomia parcial em paciente com NIVA III de repetição. (Fonte: Rita Maira Zanine.)

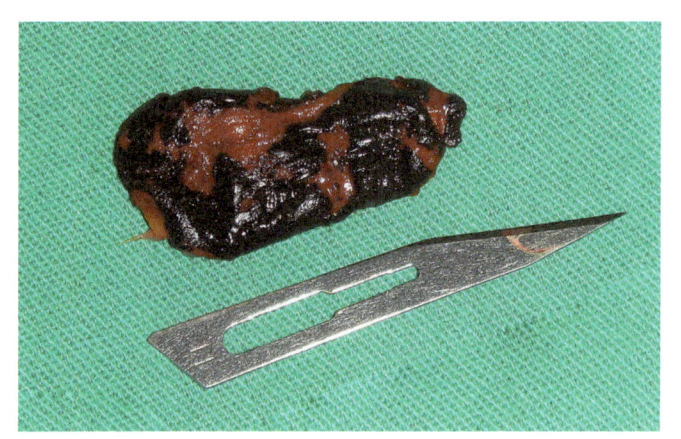

Fig. 10-17. Peça de colpectomia referente ao caso da Figura 10-16. Nota-se área iodo-negativa correspondente à lesão em meio a linha de sutura de uma histerectomia total anterior. (Fonte: Rita Maira Zanine.)

complicações, como as fístulas vesicovaginais ou retovaginais, sendo, em muitas ocasiões, necessário o uso de enxertos cutâneos, o que fará com que o tempo cirúrgico seja maior, e as alterações anatômicas decorrentes deste procedimento dificultarão ou mesmo impedirão o intercurso sexual. Apesar de ser uma intervenção radical, ela poderá apresentar recorrência da doença mesmo nos enxertos.[5]

Tratamento Ablativo

A ablação tem a sua indicação nos casos em que a suspeita de invasão foi afastada por meio de uma biópsia prévia. É a modalidade de eleição nas mulheres jovens sexualmente ativas, sendo de capital importância a total visualização das lesões para evitar a doença residual.[24]

Vaporização pelo Laser

Vem a ser um método muito útil, principalmente nas pacientes portadoras de lesões multifocais, sendo as mesmas bem visualizadas e onde se pretende preservar a função sexual. Este método não proporciona peça para análise e, portanto, deverá ser utilizado em casos onde a invasão já foi excluída por meio de biópsia prévia. Desta maneira, esta modalidade é contraindicada nas lesões de cúpula após histerectomia pela dificuldade de acesso e também pelo risco de causar danos às estruturas adjacentes. Em estudos com séries pequenas de casos, a taxa de sucesso ficou entre 69 e 87%, com nenhum caso de carcinoma invasor documentado.[23] As taxas de recorrências ficaram entre 32 e 33%.[8] A destruição epitelial a uma profundidade média de 1,5 mm, incluindo a zona de necrose termal, parece ser suficiente para a destruição da lesão sem causar dano às estruturas subjacentes.[25] A ablação com o *laser* é o método de escolha na doença recorrente quando se faz necessária a preservação da função sexual. É uma boa opção na doença multifocal; nas mulheres jovens; nas lesões presentes em fórnices vaginais, pois, em tracionando o colo, a lesão terá fácil acesso; e nas mulheres que não desejam as modalidades cirúrgicas.

Tratamento Radioterápico

O uso da radiação no tratamento das neoplasias ginecológicas aprimorou-se desde as primeiras descrições na literatura. O tratamento radioterápico tem uma taxa de sucesso entre 86 e 100%, porém tem uma taxa de complicações perto de 36% que inclui estenose de vagina, sangramento retal, falência ovariana precoce e o aparecimento de neoplasia. É um método contraindicado nas pacientes jovens e nas mulheres que já foram irradiadas previamente em decorrência da alta taxa de morbidade. Tem sua indicação nas pacientes onde outros métodos estão contraindicados.

A forma de radioterapia utilizada para a NIVA é a braquiterapia, que consiste na implantação da fonte de radiação perto da área de lesão onde será liberada determinada dose de radiação. Num relato no qual 12 mulheres submetidas à braquiterapia para o tratamento de NIVA pós-histerectomia estavam livres de doença em 26 meses de seguimento, cilindros vaginais contendo 30 mg de rádio foram inseridos no período máximo de 120 horas, pois a braquiterapia por um período muito longo de tempo não é mais utilizada após o surgimento da opção de alta dose. Estudo publicado recentemente, onde foi utilizada baixa dose (60 Gy) para o tratamento de NIVA III durante um período de 25 anos em uma mesma instituição, observou 25 mulheres e demonstrou uma taxa de 93% de cura com apenas um caso de recorrência.[26]

Tratamento Clínico

Pela sua praticidade, o tratamento feito com os agentes tópicos ganhou espaço dentre o arsenal terapêutico para a NIVA.

Ácido Tricloroacético

O ácido tricloroacético é um ceratolítico que ao ser aplicado no epitélio coagula as proteínas destruindo todo o tecido. É amplamente utilizado no tratamento das hiperpigmentações cutâneas, tendo também efeito terapêutico nas verrugas induzidas pelo HPV. Este composto é utilizado para o tratamento das lesões intraepiteliais, e a maioria dos relatos a respeito de seus efeitos vem de especialistas e não de estudos publicados. Um estudo realizado em 2005 relata o efeito do uso do ácido tricloroacético a 50% aplicado 1 vez por semana durante 1 a 4 semanas em 28 mulheres portadoras de NIVA de vários graus. Foi realizado um seguimento com citologia e colposcopia e biópsia, quando necessário, a cada 3 meses durante 1 ano. Das 28 pacientes, 20 entraram em remissão (71,4%), e, das 11 mulheres portadoras de NIVA I, todas estavam livres de doença no final do estudo, mas 9 dentre as 17 mulheres com lesão de alto grau (53%) entraram em remissão ao final do seguimento. Os autores encontraram associação positiva entre a gravidade da lesão e a recorrência, chegando a conclusão que este é o principal fator preditor para a doença persistente ou recorrente. Os efeitos colaterais foram mínimos e bem tolerados.[27]

Fluorouracil

A morbidade dos procedimentos excisionais somada a probabilidade das recorrências nas lesões de alto grau de vagina tornou o uso do fluorouracil uma opção viável no arsenal terapêutico para estas lesões.[28,29]

O fluorouracil (5-FU) é um antimetabólito de DNA que é frequentemente utilizado em uma variedade de patologias malignas epiteliais. O seu sucesso no tratamento das lesões associadas à infecção pelo HPV no trato genital inferior advém da sua habilidade em penetrar nas superfícies epiteliais sem causar efeitos colaterais tóxicos sistêmicos. O tratamento tópico com o 5-fluorouracil (5-FU) tem sua indicação maior nas lesões multifocais e nas recorrentes, e existem bons resultados com este tipo de tratamento na literatura. Os efeitos colaterais desta droga fazem com que ela não tenha uma boa aceitação por parte das mulheres. Os mais comuns são queimação, prurido e ulcerações, especialmente nas mulheres na pós-menopausa, em decorrência do epitélio atrófico. Em um estudo realizado no México com 28 mulheres portadoras de NIVA, foi utilizado o 5-FU, uma vez por semana, 1,5 gramas em um aplicador vaginal, durante 10 semanas. Foi feito seguimento com citologia, colposcopia e biópsia, quando necessário, por um período de 1 ano, e 23 mulheres entraram em remissão (77%) com uma série de tratamento, 3 (10%) tiveram NIVA III recorrente e 1 (3%) carcinoma invasor.

Os autores concluíram ser uma boa opção terapêutica, pois os efeitos colaterais foram mínimos, tendo sua melhor indicação na doença multifocal extensa e nas lesões de alto grau de vagina. Outro estudo foi realizado na Itália, em 2017, onde 104 pacientes foram analisadas, sendo 47 tratadas com creme de 5-FU, 35 com procedimento excisional e 22 com vapor de *laser*. Os autores verificaram após um seguimento de 18 meses que 74% das mulheres que usaram o 5-FU não tiveram recidiva, 57% das com tratamento excisional também estavam livres de doença e 41% do grupo do *laser* não demonstraram recorrência das lesões, o que nos faz concluir ser o fluorouracil um agente ativo para o tratamento das lesões de alto grau de vagina.[28] Alguns estudos enfatizam a presença de ulcerações nas paredes vaginais, o que poderá melhorar quando a medicação tem descontinuidade e também quando for evitada a prescrição da mesma por um período de mais de 10 semanas contínuas.[30] O uso de pomada de óxido de zinco na região vulvar apresenta um efeito protetor em relação às queixas de irritação e ardor.[28]

Esquema de uso do creme de fluorouracil preconizado no Setor de TGI do CHC/UFPR

1. Aplicar uma camada da pomada de óxido de zinco em toda a superfície vulvar, principalmente na face interna dos pequenos lábios e no introito vaginal.
2. Inserir um aplicador com 1 grama profundamente na vagina antes de dormir.
3. Usar o creme 1 vez na semana, durante 10 semanas, com um absorvente.
4. Ao amanhecer, lavar a área com água morna ou um banho de chuveiro e aplicar a pomada de óxido de zinco na região. Continuar aplicando a pomada por 3 a 4 dias.
5. Fazer abstinência sexual durante 3 dias após a aplicação do creme.
6. Voltar a consulta 4 semanas após o término do tratamento ou se sentir muito desconforto durante este período (Figs. 10-18 a 10-20).

Imiquimode

O imiquimode é um composto químico que teve como sua principal indicação o tratamento das verrugas genitais causadas pelo HPV. Ele é um modificador da resposta imune que mimetiza o que ocorre na resposta imune normal quando o HPV é reconhecido pelo sistema imune, portanto é um agente que tem ação diretamente sobre o fator etiológico da NIVA. Este mimetismo resulta na produção de citocinas que estimulam a indução das células *natural killers* que exibem uma toxicidade para as células infectadas pelo vírus do HPV. Estas citocinas são detectadas cerca de 1 a 2 horas após a aplicação de creme e a sua produção máxima se faz 8 horas mais tarde. Não se sabe por quanto tempo as citocinas se mantêm em alta concentração. Alguns autores relatam ser o pico da droga até 16 semanas. O objetivo do imiquimode é estimular o sistema imune para resistir à infecção pelo HPV e não tratar as lesões decorrentes da infecção.

Num estudo onde o autor utilizou baixa dose do imiquimode creme intravaginal 1,25 gramas 1 vez por semana durante 3 semanas, foi constatada a efetividade em 85% das pacientes com boa tolerabilidade, apesar do autor ter realizado

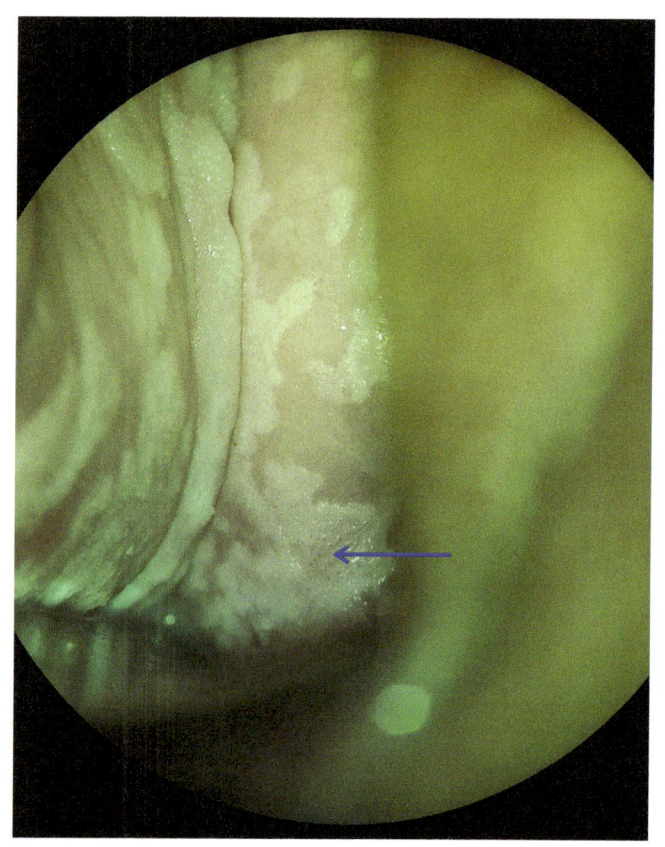

Fig. 10-18. Nota-se múltiplas lesões acetobrancas em parede vaginal direita e fórnice direito. A superfície é papilar acompanhada de área pequena de pontilhado grosseiro (*seta azul*). (Fonte: Rita Maira Zanine.)

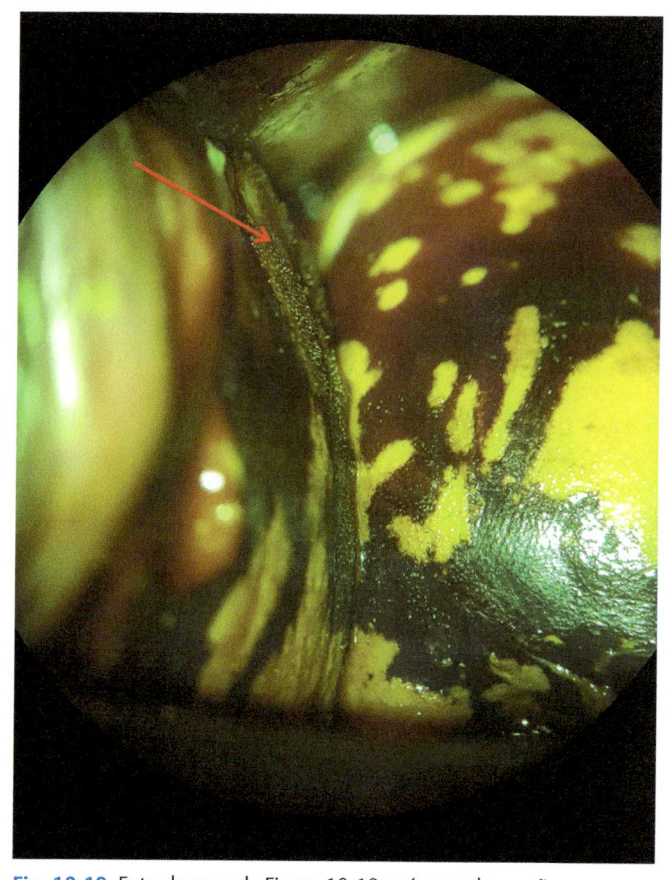

Fig. 10-19. Foto do caso da Figura 10-18 após a embrocação com o lugol. As lesões aparecem mais demarcadas e nota-se a superfície papilar das mesmas (*seta vermelha*). Realizada biópsia, laudo compatível com NIVA II. Tendo em vista o caráter extenso e multifocal da lesão, optou-se pela realização de biópsias múltiplas acompanhadas do uso do 5-FU intravaginal 1 x por semana durante 10 semanas. (Fonte: Rita Maira Zanine.)

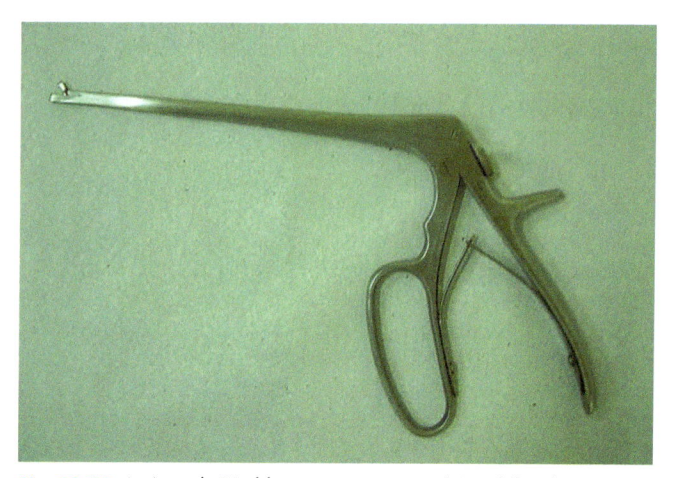

Fig. 10-20. A pinça de Tischler, por sua característica delicada e precisa na empunhadura, é a mais indicada para a abordagem das lesões de vagina. (Fonte: Rita Maira Zanine.)

a confirmação histológica por biópsia, o que pode ter alterado a história natural da doença.

Em um ensaio feito com imiquimode creme em pacientes portadoras de NIVA de alto grau, foram avaliadas sete pacientes HPV-positivas em que foi feita uma aplicação do creme diretamente na lesão sob mira colposcópica, e, destas, duas pacientes tiveram recorrência da doença de alto grau no seguimento e, das outras cinco, três tiveram remissão da doença, mas continuaram positivas para o DNA do HPV e duas tiveram NIVA I, donde os autores concluíram ser o tratamento com o imiquimode uma alternativa para se preservar a função sexual, mas que não tem um caráter permanente, e deve ser indicado em mulheres jovens HPV-positivas portadoras de lesão de alto grau multifocais.[31] Em uma metanálise feita por Tranoulos *et al.*, em 2017, ficou demonstrado ser o imiquimode uma alternativa segura e eficaz para o tratamento da NIVA, principalmente nas mulheres jovens portadoras de lesões multifocais e também em pacientes na pós-menopausa que necessitem de abordagens menos agressivas dada a sua condição atrófica (Figs. 10-21 a 10-23).[32]

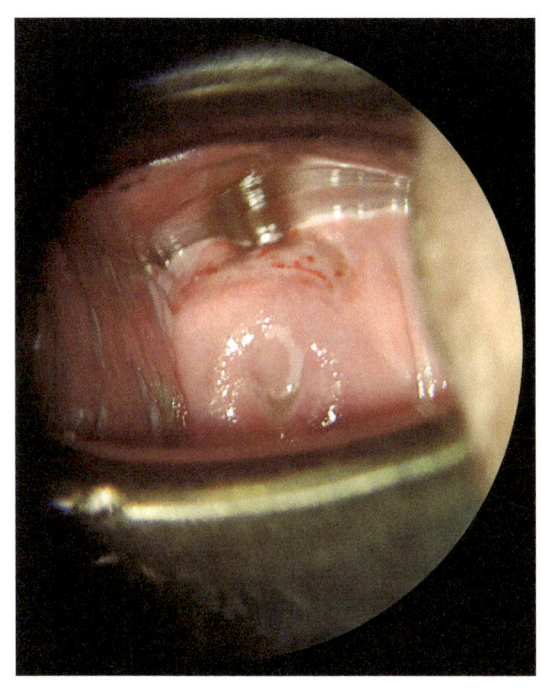

Fig. 10-21. Paciente com citologia HSIL. Colo com achados colposcópicos normais. Abrindo mais o espéculo, nota-se presença de área acetobranca. (Fonte: Rita Maira Zanine.)

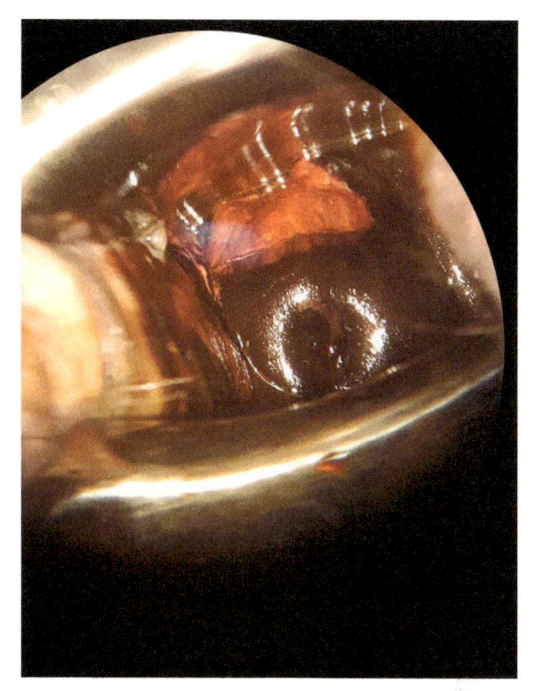

Fig. 10-22. Caso da Figura 10-21 após embrocação com o lugol. Nota-se área iodo-negativa em fórnice anterior bem demarcada. Realizada biópsia, presença de NIVA II. Optou-se por imiquimode 2 x por semana durante 12 semanas. (Fonte: Rita Maira Zanine.)

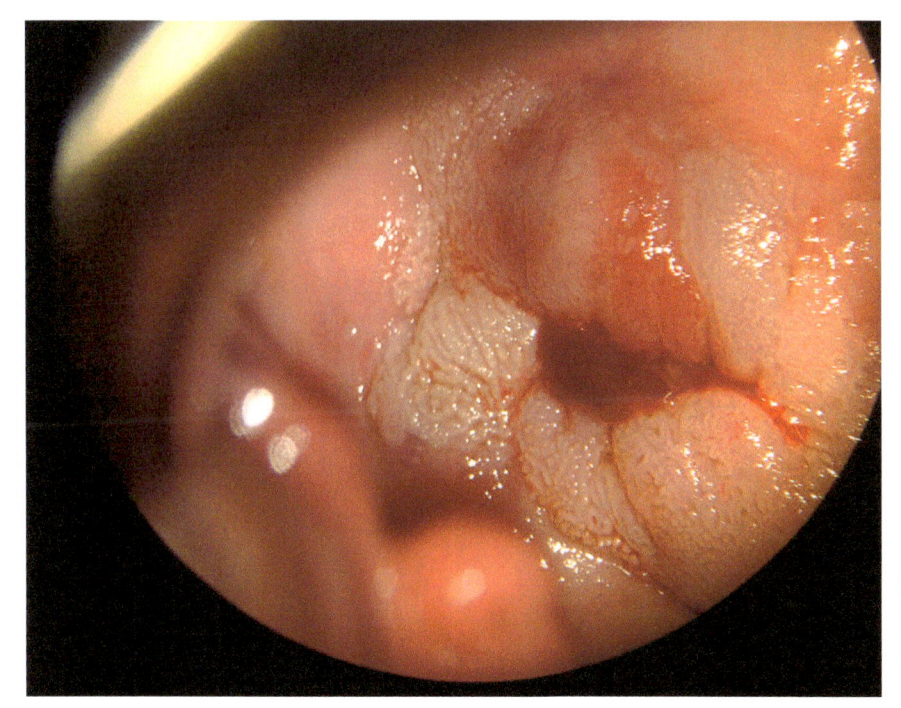

Fig. 10-23. Lesão com circunvoluções comprometendo colo e fundo de saco. Na biópsia, presença de NIC I e NIVA II. Optou-se por tratamento com imiquimode. (Fonte: Rita Maira Zanine.)

SITUAÇÕES ESPECIAIS
NIVA I

A conduta expectante poderá ser adotada na lesão de baixo grau, principalmente nas mulheres jovens, para evitar a morbidade inerente às várias formas de tratamento, e, além do mais, existe uma grande possibilidade de regressão espontânea da mesma. Em um estudo onde foram avaliadas 23 mulheres portadoras de NIVA I, 21 (91%) tiveram remissão completa, não havendo nenhum caso que tenha progredido para carcinoma invasor em um seguimento de 5 anos, de onde se pode concluir que um seguimento rigoroso deverá ser feito até que a remissão completa possa ocorrer (Fig. 10-24).[23]

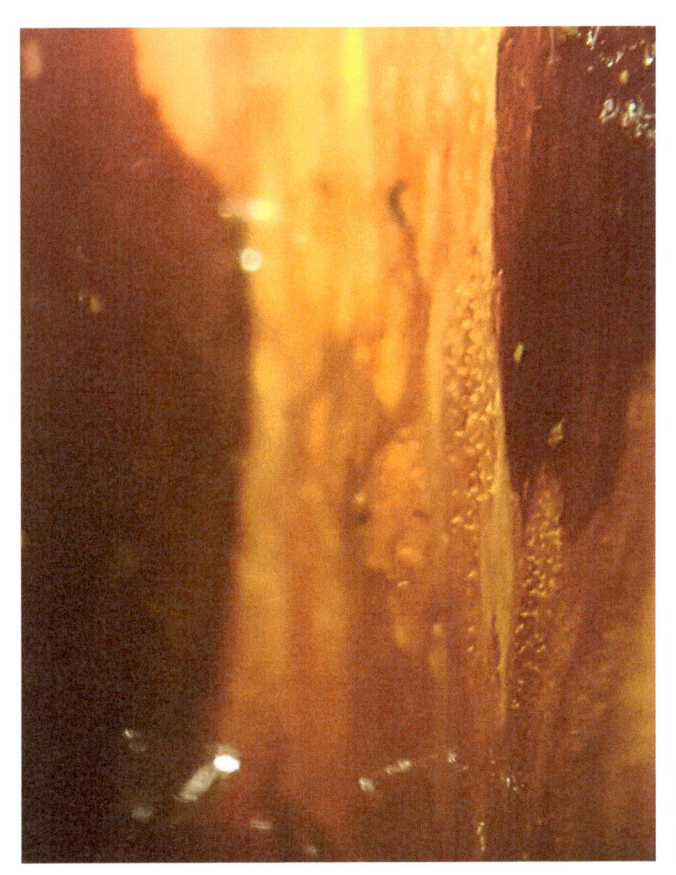

Fig. 10-24. Extensa área iodo-negativa em parede vaginal esquerda. Nota-se superfície espicular da lesão a qual é característica de infecção por HPV. Paciente com citologia compatível com LSIL. Biópsia compatível com NIVA I. Conduta expectante. (Fonte: Rita Maira Zanine.)

NIVA após Tratamento Radioterápico

Algumas mulheres portadoras de NIVA têm história de tratamento radioterápico prévio para carcinoma de colo uterino, sendo o local mais comum o terço superior da vagina, onde os efeitos da radiação são mais proeminentes. O diagnóstico é difícil nesta condição já por ocasião da interpretação do exame citológico, e a abordagem colposcópica também é conflitante em decorrência da coloração pálida da mucosa, acompanhada de telangectasias. A escolha de áreas para biopsiar é difícil além do procedimento em si tornar-se trabalhoso em consequência da fibrose e obliteração da luz vaginal. No caso de citologia anormal e ausência de lesão colposcópica, deve-se pedir revisão de lâmina, e, no caso de confirmação do laudo, fazer uma estrogenização da vagina com estrogênio tópico e repetir a citologia e também a colposcopia após o seu uso. Se o exame citológico sugerir uma anormalidade severa, deve-se pensar em carcinoma oculto com foco na linha de sutura da cúpula.

O tratamento das lesões de alto grau confirmadas em uma vagina que sofreu radiação deve ser muito cauteloso quando de sua indicação, ou seja, deve-se levar em conta a alteração da arquitetura vaginal, o afinamento do epitélio, a localização da lesão na cúpula vaginal com a possibilidade de formação de fístulas decorrentes da terapêutica mais agressiva, e, então, as modalidades clínicas e ablativas terão preferência, como o 5-FU e a vaporização pelo *laser* nos casos em que a lesão for visualizada. A excisão da cúpula vaginal está indicada em casos muito bem selecionados, dadas as dificuldades técnicas que serão encontradas, e alguns pontos deverão ser levados em consideração, como a grande possibilidade de se tratar de uma lesão realmente severa que justifique o risco e a localização anatômica que possa permitir um acesso cirúrgico eficaz.[20]

Pacientes Imunocomprometidas

As mulheres portadoras do vírus do HIV, bem como as transplantadas e portadoras de doenças autoimunes, têm uma maior prevalência das infecções pelo HPV e, consequentemente, doença multicêntrica do trato genital inferior.[3] Estas pacientes são de alto risco para o carcinoma invasivo e têm um risco maior de recorrência, o que torna a abordagem terapêutica um verdadeiro desafio. Muitas delas estão severamente debilitadas, com uma expectativa de vida curta, fazendo então com que as abordagens menos agressivas tenham a preferência, juntamente com um seguimento mais frequente e rigoroso em caráter semestral. Uma droga preconizada é o 5-FU em uso intermitente, deixando as modalidades excisionais no caso de haver forte suspeita de invasão (Figs. 10-25 e 10-26).[20]

Doença Microinvasiva

O carcinoma de vagina é uma doença rara, sendo responsável por 2% dos cânceres ginecológicos.[33]

A neoplasia intraepitelial vaginal é uma forma precursora da doença invasiva, sendo a NIVA III considerada a de maior importância na gênese dos tumores vaginais. Apesar da atenção dada para as formas mais graves da doença e, ultimamente, para as formas intraepiteliais, pouco se sabe sobre a modalidade microinvasora desta neoplasia, e não existem padrões diagnósticos para esta doença.[34]

Em 1985, Peters *et al.* descreveram 6 casos do que eles chamaram de invasão superficial, os quais se caracterizaram por invasão de até 3 mm de profundidade, sem comprometimento linfovascular e cujos focos de invasão surgiram de uma neoplasia intraepitelial de alto grau vaginal.[35] As pacientes por

NEOPLASIA INTRAEPITELIAL VAGINAL

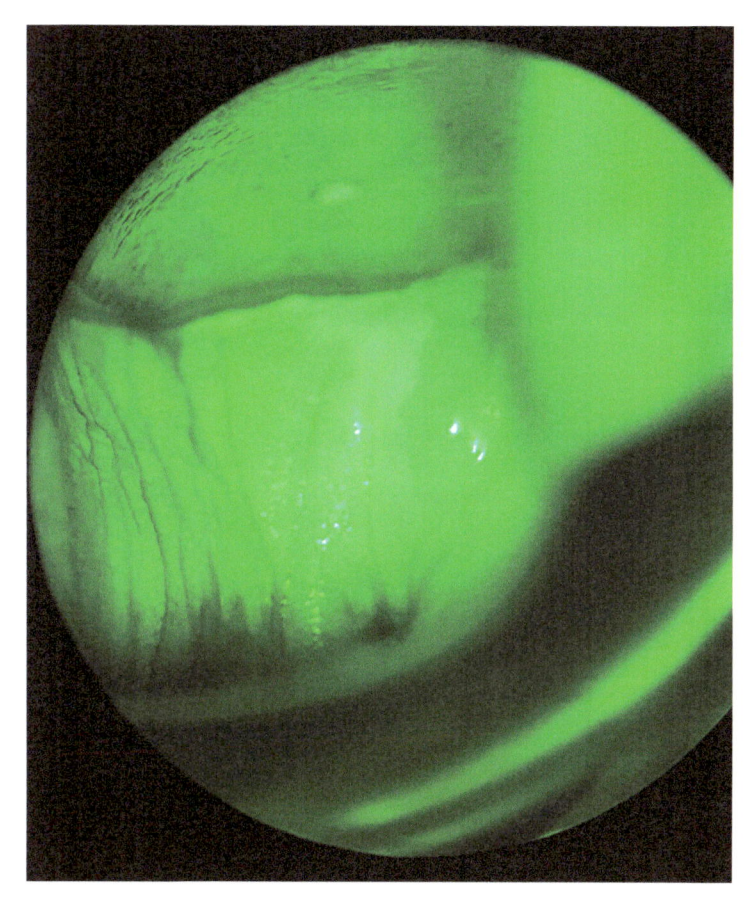

Fig. 10-25. Paciente portadora do vírus do HIV. Nota-se extensa lesão acetobranca com relevo papilar em toda a parede vaginal direita estendendo-se para a porção ectocervical do colo uterino. Na biópsia, presença de NIVA III. (Fonte: Rita Maira Zanine.)

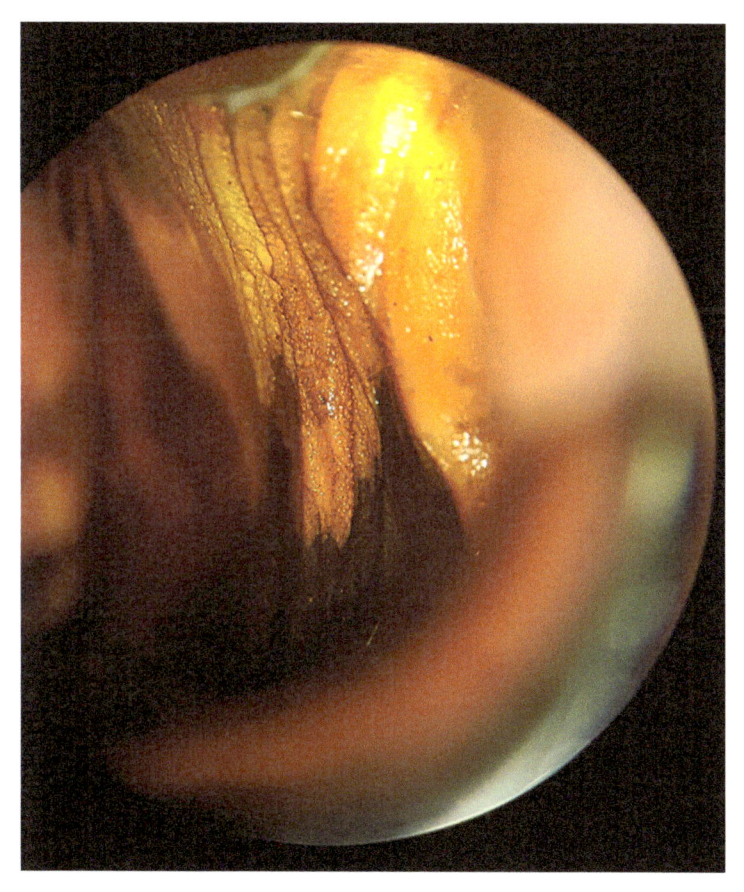

Fig. 10-26. Mesmo caso da Figura 10-25 após a aplicação do lugol. O relevo papilar fica mais evidenciado. A embrocação com a solução de lugol é imperiosa para o diagnóstico das alterações na vagina. (Fonte: Rita Maira Zanine.)

eles analisadas foram submetidas a colpectomia total ou parcial e não apresentaram recidiva num seguimento de 51 meses. Fazendo uma analogia com as formas microinvasoras de colo e da vulva, a invasão superficial inicial poderá ser tratada de uma forma mais conservadora apesar do pouco conhecimento sobre o comportamento clínico desta entidade. É importante ressaltar que o diagnóstico final só poderá ser realizado por meio de peça cirúrgica oriunda de uma colpectomia total ou parcial.[36]

As principais modalidades terapêuticas na invasão inicial da vagina são a colpectomia parcial, colpectomia total e a colpectomia cutânea pelo *laser* (Fig. 10-27).[34]

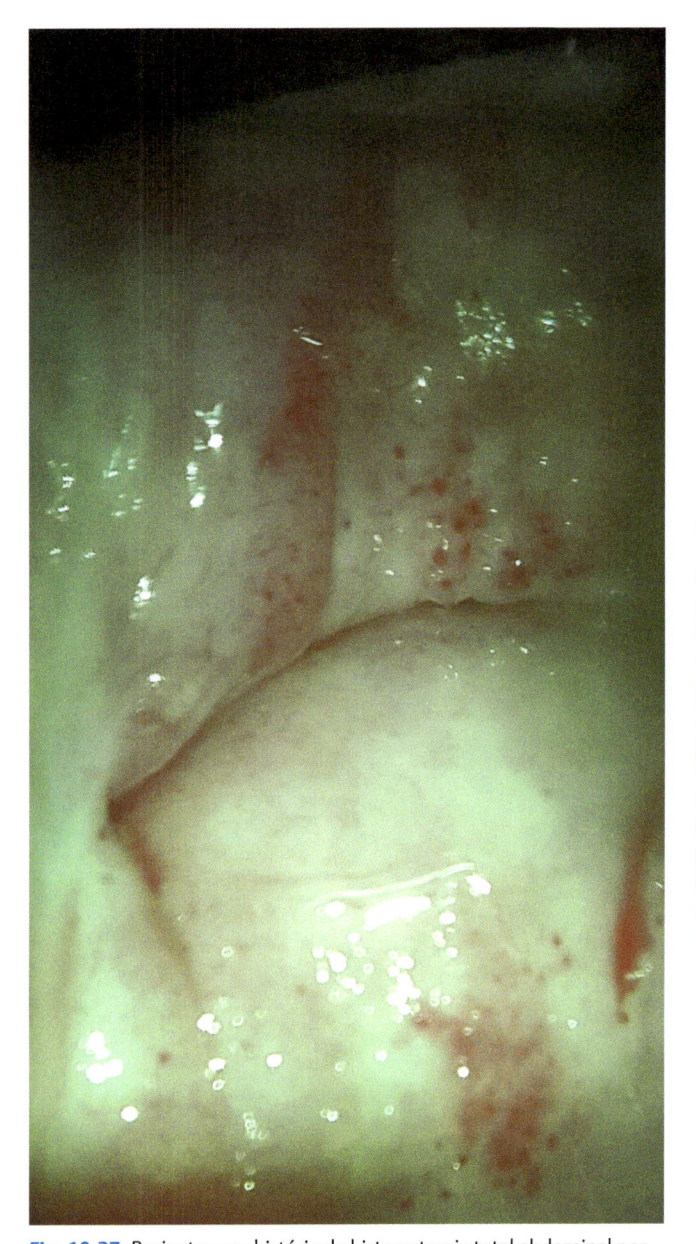

Fig. 10-27. Paciente com história de histerectomia total abdominal por neoplasia intraepitelial cervical e miomatose uterina há 5 anos. Citologia compatível com HSIL. Ao exame colposcópico nota-se a presença de epitélio branco denso na linha de sutura acompanhado de pontilhado grosseiro com relevo bem marcado. A biópsia mostrou NIVA III. Na peça de colpectomia, o exame histopatológico correspondeu a carcinoma microinvasivo de vagina. (Fonte: Rita Maira Zanine.)

SEGUIMENTO

Não existe evidência científica que dê suporte ao que seria a melhor forma e o tempo ideal de seguimento das mulheres portadoras de NIVA.[5] Como as lesões de vagina se encontram muitas vezes associadas com as de colo uterino, o seguimento tem sido realizado de forma semelhante. Em um estudo retrospectivo com 121 pacientes foi observada a taxa de recorrência da doença nas mulheres que foram tratadas com vaginectomia parcial, ablação pelo *laser* e com a aplicação de 5-FU, e as taxas correspondentes foram de 0%, 38% e 59% respectivamente.[8] A multifocalidade é considerada o maior fator de risco para a recorrência. Então, o seguimento preconizado por alguns autores será realizado por meio do exame citológico e colposcópico semestral durante 2 anos e, a partir daí, anualmente. Não há consenso de quando se deva parar com os controles anuais, pois estas mulheres são grupo de risco para desenvolver um outro tumor de vagina ou em qualquer outro local do trato genital inferior. Especial atenção deve ser dada às pacientes imunossuprimidas, às portadoras de lesão de cúpula vaginal, onde não foi realizada a excisão da mesma, às irradiadas previamente e às que foram submetidas à braquiterapia.[24]

PONTOS IMPORTANTES

1. As modalidades de tratamento excisionais têm preferência por fornecerem peça para análise histopatológica. A taxa de sucesso oscila entre 66 e 88%. As pacientes portadoras de lesão de alto grau em cúpula de vagina pós-histerectomia deverão ser submetidas a tratamento excisional por causa da possibilidade de existência de uma lesão invasora dentro da escara pós-cirúrgica.
2. O tratamento ablativo com o *laser* de CO_2 apresenta uma alta taxa de eficácia, entre 69 e 87%, com um percentual de recorrência de 33%, porém a presença de lesão invasora deve ser afastada.
3. A radioterapia tem um papel limitado como tratamento de primeira linha, mas é importante nos casos refratários a outras modalidades de tratamento, e a sua taxa de cura varia entre 86 e 100%. Apresenta sérias complicações, como vaginite actínica, estenose e obliteração do canal vaginal, o que dificulta a sua indicação nas mulheres jovens e sexualmente ativas.
4. O creme de 5-FU está indicado nas pacientes com doença multifocal, previamente irradiadas, e naquelas com a imunidade comprometida. Tem uma eficácia de 77%, porém apresenta muitos efeitos colaterais.
5. A indicação do ácido tricloroacético está limitada a pequenas lesões, de preferência unifocais, e a taxa de cura é de 50%, enquanto o imiquimode está ainda em fase experimental com apenas dois trabalhos na literatura médica, ambos apresentando um número amostral pequeno.
6. A conduta expectante é aconselhada nas mulheres que apresentam lesão de baixo grau, principalmente naquelas que se encontram na menopausa em razão das condições atróficas do epitélio. A taxa de cura na conduta expectante para NIVA I é de 91%.
7. Qualquer que seja a opção de tratamento utilizada, um período de seguimento longo deve ser preconizado.

REFERÊNCIAS BIBLIOGRÁFICAS

1. Apgar BS, Brotzman GL, Spitzer M. Colposcopy principles and practice. In: Apgar B, Brotzman L. Vagina: normal, premalignant, and malignant. Philadelphia: Saunders; 2008. p 311.
2. Coppleson M, Pixley E, Reid B. Colposcopy a scientific and practical approach to the cervix, vagina and vulva in health and disease: the vagina. In: Coppleson M, Pixley E, Reid B. Springfied: Charles C Thomas Publisher; 1986. p. 403.
3. Sillman FH, Fruchter RG, Chen YS, Camilien L, Sedlis A, McTigue E. Vaginal intraepithelial neoplasia: Risk factors for persistence, recurrence, and invasion and its management. Am J Obstet Gynecol 1997 Jan;176(1):93-9.
4. Frega A, Sopracordevole F, Assorgi C, Lombardi D, DE Sanctis V, Catalano A, et al. Vaginal intraepithelial neoplasia: a therapeutical dilemma. Anticancer Res 2013 Jan;33(1):29-38.
5. Gurumurthy M, Cruickshank M. Management of vaginal intraepithelial neoplasia. J Low G T Dis 2012 Jul;16(3):306-12.
6. Vinokurova S, Wentzensen N, Einenkel J, Klaes R, Ziegert C, Melsheimer P, et al. Clonal history of papillomavirus-induced dysplasia in the female lower genital tract. J Natl Cancer Inst 2005 Dec;97(24):1816-21.
7. Brinton LA, Nasca PC, Mallin K, Schairer C, Rosenthal J, Rothenberg R, et al. Case-control study of in situ and invasive carcinoma of the vagina. Gynecol Oncol 1990 Jul;38(1):49-54.
8. Dodge JA, Eltabbakh GH, Mount SL, Walker RP, Morgan A. Clinical features and risk of recurrence among patients with vaginal intraepithelial neoplasia. Gynecol Oncol 2001 Nov;83(2):363-9.
9. Bogani G, Martinelli F, Ditto A, Taverna F, Lombardo C, Signorelli M, et al. Human papillomavirus persistence and HPV 31 predict the risk of recurrence in high-grade vaginal intraepithelial neoplasia. Eur J Obstet Gynecol Reprod Biol 2017 Mar;210:157-165.
10. Indraccolo U, Baldoni A. A simplified classification for describing colposcopic vaginal patterns. J Low Gen Trac Dis 2012 Apr;16(2):75-9.
11. Sopracordevole F, Mancioli F, Clemente N, De Piero G, Buttignol M, Giorda G, et al. Abnormal Pap Smear and Diagnosis of High-Grade Vaginal Intraepithelial Neoplasia: A Retrospective Cohort Study. Medicine (Baltimore) 2015 Oct;94(42):e1827.
12. Gagné HM. Colposcopy of the vagina and vulva. Obstet Gynecol Clin N Am 2008 Dec;35(4):659-69.
13. Ratnavelu N, Patel A, Fisher AP, Galaal K, Cross P, Naik R. High-grade vaginal intraepithelial neoplasia: can web e selective about who we treat? BJOG 2013 Jun;120(7):887-93.
14. Sopracordevole F, Moriconi L, Di Giuseppe J, Alessandrini L, Del Piero E, Giorda G, et al. Laser excisional treatment for vaginal intraepithelial neoplasia to exclude invasion: what is the risk of complications? J Low Genit Tract Dis 2017 Oct;21(4):311-4.
15. Cheng D, Ng TY, Ngan HY, Wong LC. Wide local excision (WLE) for vaginal intraepithelial neoplasia (VAIN). Acta Obstet Gynecol Scand 1999 Aug;78(7):648-52.
16. Benedet JL, Sanders BH. Carcinoma in situ of the vagina. Am J Obstet Gynecol 1984 Mar;148(5):695-700.
17. Zanine RM. A neoplasia intraepitelial vaginal. In: Primo W, Valença J. (Org.) Doenças do trato genital inferior. São Paulo: Elsevier; 2016. p. 137-46.
18. Terzakis E, Androutsopoulos G, Zygouris D, Grigoriadis C, Arnogiannaki N. Loop electrosurgical excision procedure in Greek patients with vaginal intraepithelial neoplasia and history of cervical cancer. Eur J Gynecol Oncol 2011;32(5):530-3.
19. Diakomanolis E, Rodolakis A, Boulgaris Z, Blachos G, Michalas S. Treatment of vaginal intraepithelial neoplasia with laser ablation and upper vaginectomy. Gynecol Obstet Invest 2002;54(1):17-20.
20. Hoffman M. Vaginal intraepithelial neoplasia: Risky and underrecognized. OBG Management 2004 Jun;16(6):29-41.
21. Indermaur MD, Martino MA, Fiorica JV, Roberts WS, Hoffman MS. Upper vaginectomy for the treatment of vaginal intraepithelial neoplasia. Am J Obstet Gynecol 2005 Aug;193(2):577-80.
22. Choi YJ, Hur SY, Park JS, Lee KH. Laparoscopic upper vaginectomy for post-hysterectomy high risk vaginal intraepithelial neoplasia and superficially invasive vaginal carcinoma. World J Surg Oncol 2013 Jun 3;11:126.
23. Rome RM, England PG. Management of vaginal intraepithelial neoplasia: a series of 132 cases with long-term follow-up. Int J Gynecol Cancer 2000 Sep;10(5):382-90.
24. Atay V, Muhcu M, Çaliskan AC. Treatment of vaginal intraepithelial neoplasia. Cancer Therapy 2007 Jun;5(1):19-27.
25. Benedet JL, Wilson PS, Matisic JP. Epidermal thickness measurements in vaginal intraepithelial neoplasia. A basis for optimal CO2 laser vaporization. J Reprod Med 1992 Sep;37(90):809-12.
26. Blanchard P, Monnier L, Dumas I, Morice P, Pautier P, Duvillard P, et al. Low-dose definitive brachytherapy for high-grade vaginal intraepithelial neoplasia. Oncologist 2011;16(2):182-8.
27. Lin H, Huang EY, Chang HY, Chang-Chien CC. Therapeutic effect of topical applications of trichloroacetic acid for vaginal intaepithelial neoplasia after hysterectomy. Jpn J Clin Oncol 2005 Nov;35(11):651-4.
28. Fiascone S, Vitonis A, Feldman S. Topical 5-Fluorouracil for women with hogh-grade vaginal intraepithelial neoplasia. Obstet Gynecol 2017 Dec;130(6):1237-43.
29. Zanine RM. As opções terapêuticas na neoplasia intraepitelial vaginal: revisão de literatura. Femina 2014 Sep;42(5):235-42.
30. Gonzalez-Sanchez JL, Flores-Murrieta G, Deolarte-Melgarejo JM, Rios-Montiel FA, Hernandez-Manzano A. Effectiveness of 5-Fluorouracil in the treatment of vaginal intraepithelial neoplasia in a mexican population. J Low Genit Tract Dis 1998 Oct;2(4):221-4.
31. Haidopoulos D, Diakomanolis E, Rodolakis A, Voulgaris Z, Vlachos G, Intsaklis A. Can local application of imiquimod cream be an alternative mode of therapy for patients with high-grade intraepithelial lesions of the vagina? Int J Gynecol Cancer 2005 Sep-Oct;15(5):898-902.
32. Tranoulis A, Laios A, Mitsopoulos V, Lutchman-Singh K, Thomakos N. Efficacy of 5% imiquimod for the treatment of vaginal intraepithelial neoplasia - A systematic review of the literature and a meta-analysis. Eur J Obstet Gynecol Reprod Biol 2017 Nov;218:129-36.
33. Dini MM, Park JM. Microinvasive squamous cell carcinoma of the vagina. J Nac Med Ass 1984 Jul;76(7):709-11.
34. Luyten A, Hastor H, Vasileva T, Zander M, Petry KU. Laser-skinning colpectomy for extended vaginal intraepithelial neoplasia and microinvasive cancer. Gynecol Oncol 2014 Nov;135(2):217-22.
35. Peters WA, Kumar NB, Morley GW. Microinvasive carcinoma of the vagina: A distinct clinical entity? Am J Obstet Gynecol 1985 Nov;153(5):505-7.
36. Eddy GL, Singh KP, Gansler TS. Superficially invasive carcinoma of the vagina following treatment for cervical cancer: a report of six cases. Gynecol Oncol 1999 Mar;36(3):376-9.

PROPEDÊUTICA VULVAR

Rita Maira Zanine
Dulcimary Dias Bittencourt

ANATOMIA

A vulva faz parte do trato genital inferior, e tem como limites laterais as pregas genitocrurais, o monte pubiano anteriormente e a área perineal posteriormente.

A vulva inclui os pequenos e grandes lábios, o clitóris, o vestíbulo vulvar, o meato uretral externo e o orifício vaginal.

A maior parte da região vulvar é recoberta por uma pele queratinizada pilosa com exceção do vestíbulo, que é parcialmente recoberto por uma pele não queratinizada sem apêndices e contígua com a vagina. A linha de Hart divide a pele dos pequenos lábios da mucosa glicogenada do vestíbulo.

O vestíbulo tem inúmeras aberturas de orifícios glandulares, como os ductos de Skene e os das glândulas de Bartholin.

VULVOSCOPIA

Consiste no exame da vulva com um colposcópio, o qual foi inicialmente realizado por Broen e Ostergard, em 1971, associado ao teste de Collins.[1] Assim como a colposcopia é útil para o diagnóstico do câncer cervical, a vulvoscopia pode auxiliar na escolha de melhor local de biópsia na suspeita do câncer de vulva, mas é importante que se tenha conhecimento das doenças vulvares para que se possa indicar e interpretar os achados vulvoscópicos.[2]

Técnica

Primeiramente é realizada a inspeção vulvar a olho nu, procurando-se por possíveis alterações. O corpo perineal e a região perianal devem ser incluídos nesta etapa. A seguir o colposcópio é usado, pois o mesmo permite uma ampliação da imagem variando de 6 a 25 vezes. O ácido acético é aplicado na concentração a 5% e deixado agir entre 3-5 minutos. Seu efeito vai ser de acetobranqueamento, que, dependendo do grau, pode definir algumas alterações. Algumas pacientes podem sentir ardor com a solução a 5%, e, neste caso, deve-se manter a área embebida com solução a 2%. É importante que a vulva seja inspecionada antes de ser aplicado o ácido acético, a fim de se identificar áreas brancas de hiperceratose preexistentes. Após a aplicação do ácido acético, um exame minucioso deverá ser feito no introito vaginal, pequenos e grandes lábios e no períneo. Finalmente realiza-se a inspeção do clitóris, meato uretral, área perineal e perianal.

O lugol deve ser aplicado, na sequência, na área correspondente ao vestíbulo vulvar, onde se encontra a linha de Hart que divide a pele dos pequenos lábios da mucosa glicogenada do vestíbulo.

Teste de Collins: O teste de Collins utiliza o azul de toluidina, um corante vital que se fixa no núcleo das células. Quanto maior for o conteúdo de cromatina nuclear e a sua atividade mitótica, maior será a impregnação pelo azul. A técnica do uso do teste de Collins consiste na aplicação do azul de toluidina a 1% sobre a lesão, deixando-se permanecer durante 3 a 5 minutos, lavando em seguida com ácido acético a 1%. No epitélio com atipia, haverá uma coloração azul-rei nas áreas de maior concentração de cromatina. Podem ocorrer resultados falso-positivos nas escoriações e ulcerações benignas, pela exposição das células basais que apresentam um núcleo celular maior. Também é possível resultados falso-negativos nas áreas de hiperceratose, sendo assim pouco utilizado nos dias de hoje.[3]

Indicações

1. Diagnóstico das neoplasias intraepiteliais vulvares (NIV).
2. Indicar o melhor lugar para realizar a biópsia.
3. Demarcar as NIVs no momento do tratamento.
4. Pós-operatório para diagnóstico precoce das recidivas.
5. Doença HPV multicêntrica.
6. Pacientes imunossuprimidas.
7. Queixa de prurido crônico ou vulvodínea.

> **PONTOS IMPORTANTES**
>
> 1. A inspeção vulvar deverá ser realizada incluindo a região perineal e perianal como primeiro procedimento.
> 2. O ácido acético a 5% deverá ser borrifado, e deverá ser obedecido um intervalo entre 2 a 5 minutos até o aparecimento do acetobranqueamento, quando o colposcópio será utilizado nos aumentos 6 × a 16 × nas áreas definidas.
> 3. A vulvoscopia deverá ser utilizada para a melhor orientação da área a ser biopsiada.

BIÓPSIA DA VULVA

A área a ser biopsiada deve ser infiltrada com xilocaína ou lidocaína a 1%. Esse anestésico é injetado na derme papilar subepitelial ou subepidérmica. Um creme anestésico de lidocaína com prilocaína ou lidocaína com tetracaína ou apenas lidocaína a 5% pode ser utilizado 30 minutos antes para diminuir o desconforto da picada.

Pode-se utilizar agulha odontológica fina e injetar 1-2 mL de anestésico, elevando a área a ser biopsiada.

CREME DE LIDOCAÍNA + TETRACAÍNA
▪ Lidocaína 70,0 mg. ▪ Tetracaína 70,0 mg. ▪ Veículo qsp 1 grama. ▪ Creme em bisnaga plástica de 15 gramas (Fig. 11-1).

Pode-se apreender a área a ser excisada com uma pequena pinça dente de rato (pinça de íris) e cortar a base desta região com uma pequena tesoura (tesoura de íris). Dispositivos, como *punches*, saca-bocados ou bisturi, também poderão ser utilizados para se obter o espécime (Figs. 11-2 e 11-3).

Para controle do sangramento, se houver necessidade, pode ser utilizado percloreto férrico 80% solução aquosa ou nitrato de prata em bastão. Se for necessário dar pontos, eles deverão ser simples e o fio de escolha a ser utilizado será o *vicryl* 4-0 ou o fio de *nylon* 4-0. A sutura com categute deverá ser evitada em decorrência da intensa reação inflamatória produzida na área da incisão com posterior deiscência da mesma (Figs. 11-4 e 11-5).

É importante ficar atento para que todas as peças obtidas para exame anatomopatológico sejam bem fixadas e identificadas quanto ao local de retirada, principalmente se houver mais de uma peça. Deve-se fazer um mapeamento dos locais de biópsia no prontuário da paciente. Lembrar que, na suspeita de melanoma, a lesão inteira deve ser removida e a exérese deverá estender-se até a gordura subcutânea, com margens adequadas para avaliação histológica.[4]

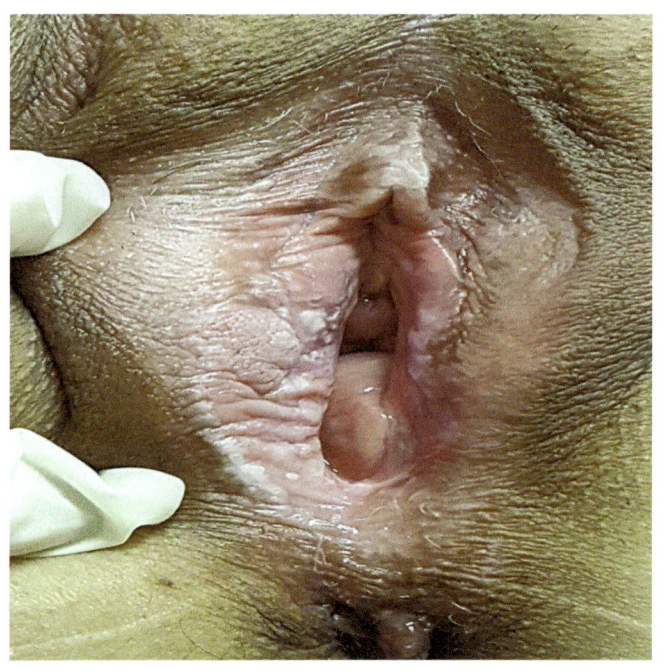

Fig. 11-2. Paciente com 60 anos e queixa de prurido vulvar há 4 anos. Notar placa hiperceratótica branca em face interna de grande lábio direito. Outra placa branca, com menor relevo, em capuz de clitóris. Realizada biópsia, presença de HSIL nas duas localizações. (Fonte: Rita Maira Zanine.)

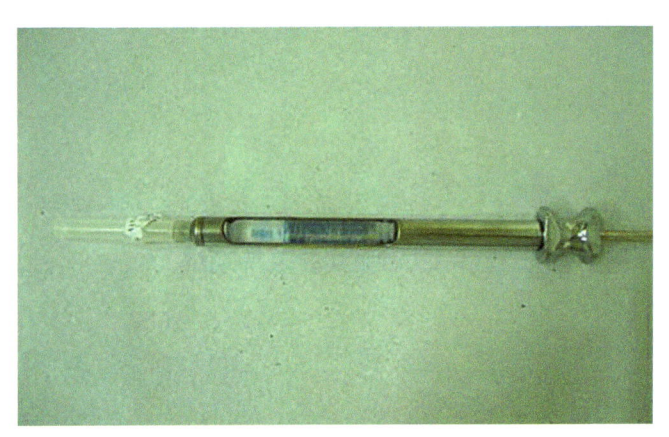

Fig. 11-1. Dispositivo utilizado para a infiltração anestésica em um procedimento ambulatorial de vulva. Ele facilita a anestesia por causa da empunhadura do êmbolo e, como o diâmetro da agulha é muito fino, diminui o desconforto da paciente. (Fonte: Rita Maira Zanine.)

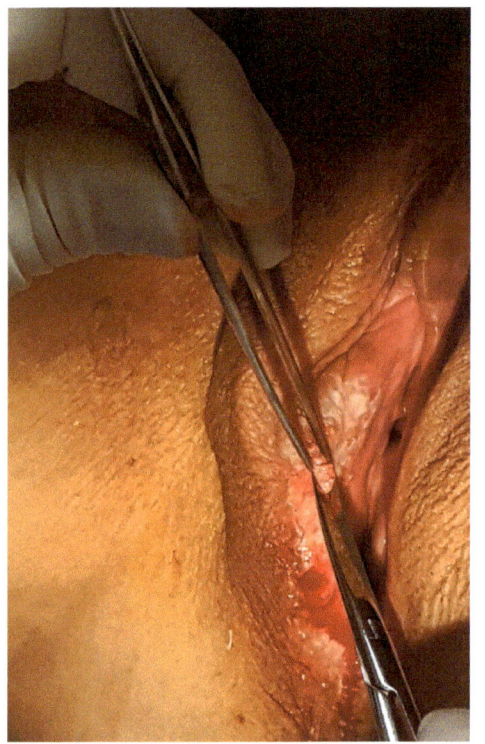

Fig. 11-3. Apreensão da área a ser biopsiada com uma pinça dente de rato. Corte com tesoura de íris que permite chegar à profundidade desejada com segurança. (Fonte: Rita Maira Zanine.)

PROPEDÊUTICA VULVAR

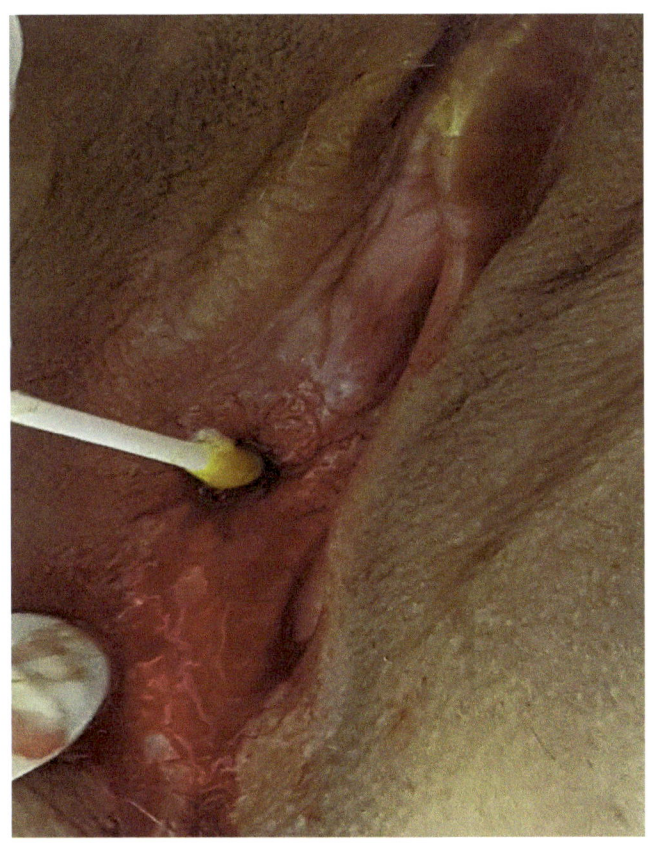

Fig. 11-4. Hemostasia feita com a solução de percloreto férrico embebido em uma haste flexível. Deverá ser feita pressão sobre a área sangrante. (Fonte: Rita Maira Zanine.)

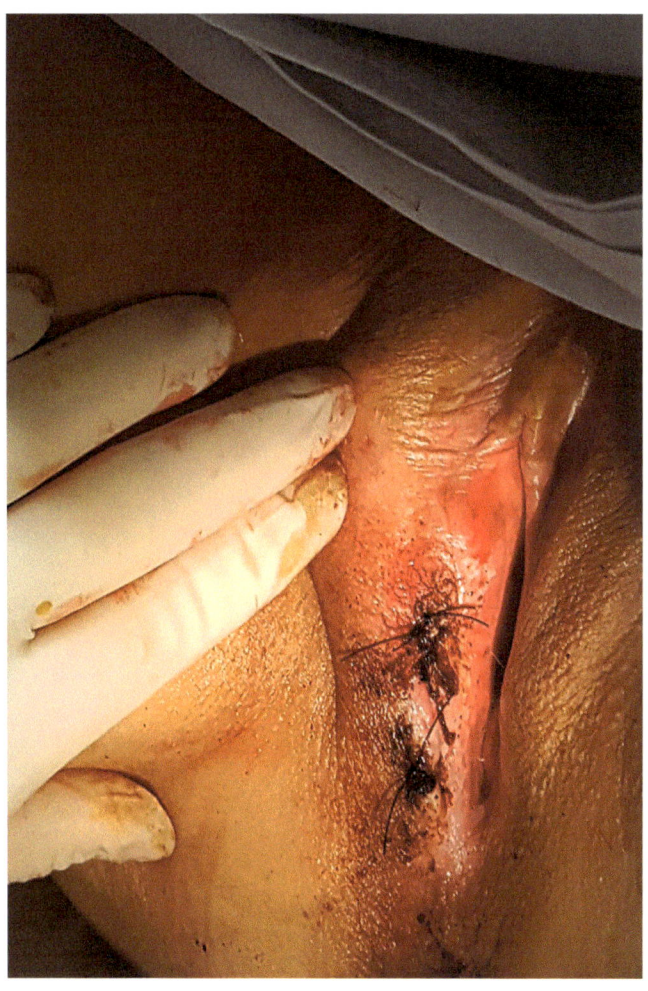

Fig. 11-5. Hemostasia feita por meio de pontos simples com fio de *nylon* 4-0. A paciente não respondeu ao uso do percloreto férrico. Notar os cabos do fio compridos facilitando a retirada dos pontos e proporcionando maior conforto pós-operatório para a paciente. (Fonte: Rita Maira Zanine.)

PONTOS IMPORTANTES

1. Orientação para aplicação de creme de lidocaína + prilocaína ou lidocaína tetracaína 40 a 60 minutos anteriormente a infiltração anestésica.
2. A infiltração deverá ser realizada preferencialmente com o carpule.
3. Hemostasia poderá ser feita com solução de percloreto férrico nas pequenas áreas.
4. Quando houver necessidade de sutura, usar fio de absorção lenta ou mesmo inabsorvíveis, e evitar o uso do categute pela alta probabilidade de deiscência de sutura.
5. Mapear os locais que foram biopsiados no pedido anatomopatológico e também no prontuário da paciente.
6. Retirar a epiderme e o córion subjacente, e colocar as peças em frascos diferentes nas lesões multifocais.

REFERÊNCIAS BIBLIOGRÁFICAS

1. Broen EM, Ostegard DR. Toluidine blue and colposcopy for screening and delineating vulvar neoplasia. Obste Gynecol 1971;38(5):775-8.
2. Wilkinson EJ, Stone IK. Atlas de doenças da vulva. In: Wilkinson EJ, Stone IK. Rio de Janeiro: Revinter; 1997. p. 186.
3. Van Beurden M, Van Der Vangue N, De Craen AJ et al. Normal findings in vulvar examination and vulvoscopy. Br J Obstet Gynaecol 1997;104(3):320-4.
4. Singer A, Monaghan JM. Colposcopia - Patologia e tratamento do trato genital inferior. In: Singer A, Monaghan JM. Vulvar intraepithelial neoplasia. Porto Alegre: Artes Médicas; 1995. p. 186.

DERMATOSES VULVARES

Beatriz dos Santos
Rita Maira Zanine

LÍQUEN SIMPLES CRÔNICO

O líquen simples crônico (LSC) é o estágio final do ciclo coceira-coçar-coceira. Ele afeta ambos os sexos e pode ocorrer em qualquer idade, mas predomina em mulheres adultas. A prevalência e incidência desta doença são desconhecidas.[1]

Fisiopatologia

Os mecanismos fisiopatológicos do líquen simples crônico são os mesmos da dermatite atópica.[2] Os pacientes atópicos possuem um defeito genético na formação de queratina[3] com uma predisposição ao rompimento de barreira cutânea, isto é, têm uma barreira cutânea mais permeável, com perda de água aumentada, resultando em uma pele cronicamente mais seca. A pele seca racha-se com mais facilidade e pode-se tornar porta de entrada para os alérgenos, os irritantes e os patógenos cutâneos. A facilidade de penetração de antígenos significa mais reações alérgicas do tipo IV. Logo, ocorre uma interação complexa das citocinas locais, células T auxiliares, imunoglobulina E (IgE) e outras respostas celulares direcionadas à pele.[4] Nos pacientes atópicos, a irritação e inflamação provocam respostas imunes celulares e humorais, que resultam na coceira. A coceira contínua resulta em liquenificação.[5]

O estresse também desempenha um papel importante, alterando a função de epiderme.[6] Acredita-se que possa existir um componente psicossomático e, comumente, a paciente relata "prazer em coçar".[7]

As condições que podem ser a base do líquen simples crônico são: infecções (candidíase e dermatofitoses), dermatoses (dermatite atópica, dermatite de contato, líquen escleroso, líquen plano, psoríase), condições metabólicas (diabetes, anemia por deficiência de ferro), neoplasias (neoplasia intraepitelial vulvar).[8]

Apresentação Clínica

A característica é o prurido contínuo (leve a intenso), que se agrava com calor, estresse e menstruação.[7,9] Quando a vulva está ferida, os sintomas podem cursar com ardor ou dor.[8]

Não há mudanças na morfologia vulvar.[7]

As lesões podem demonstrar espessamento de pele com aspecto esbranquiçado (hiperceratose), acinzentado ou eritematoso. Geralmente, são unilaterais, mas podem ser bilaterais e múltiplas. Ainda podem apresentar liquenificação e escoriações.[7]

Diagnóstico

O diagnóstico desta entidade é clínico.

A biópsia pode ser necessária para estabelecer os diagnósticos diferenciais ou as condições de base citadas anteriormente.[7,8] (Fig. 12-1)

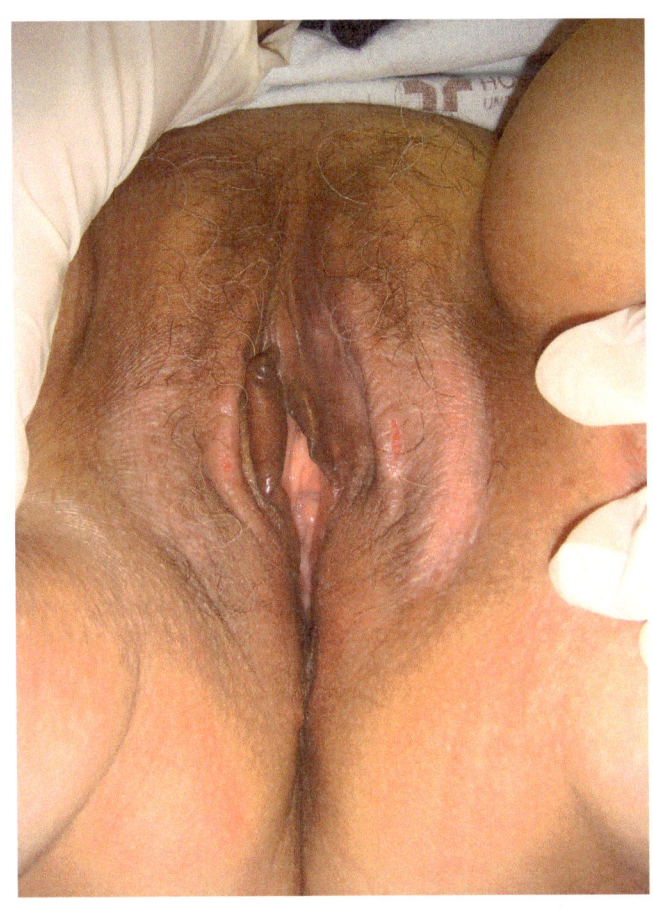

Fig. 12-1. Pele espessada pelo ato da coçadura, esbranquiçada, com hipopigmentação decorrente de processo pós-inflamatório. Nota-se presença de escoriações em grande lábio esquerdo. Líquen simples crônico. (Fonte: Rita Maira Zanine.)

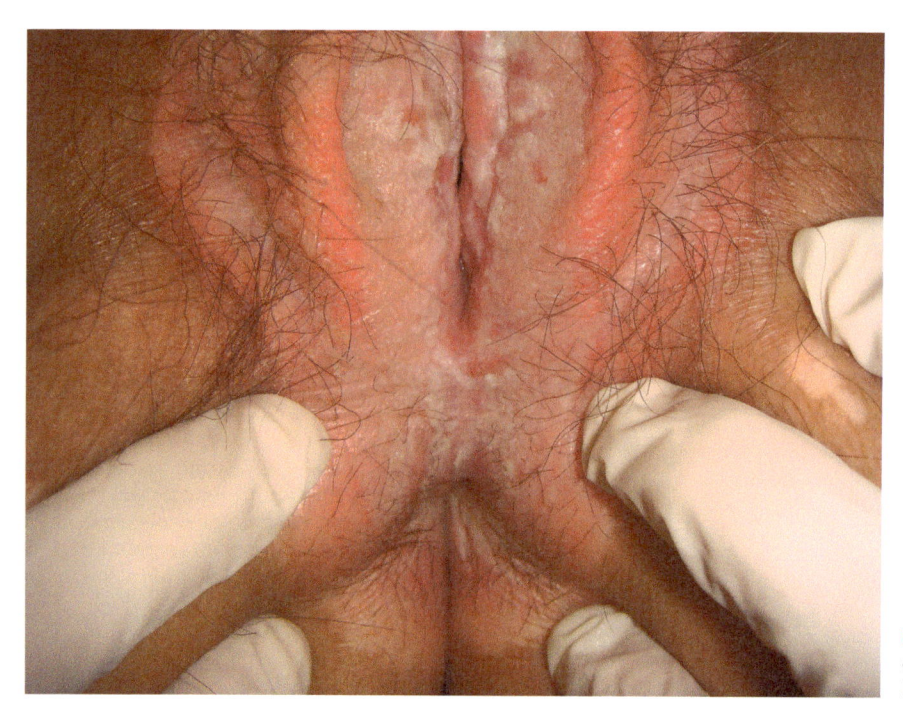

Fig. 12-4. Mesmo caso da Figura 12-2. Nota-se extenso comprometimento perianal. (Fonte: Rita Maira Zanine.)

Em 1995, Dalziel caracterizou o sucesso do tratamento como a obtenção do alívio do prurido e da dor, resolução da hiperceratose, fissuras e equimoses.[22] A atrofia e a despigmentação, às vezes, melhoram. As cicatrizes irão permanecer.

A primeira linha de tratamento consiste em educar a paciente e associar a terapia medicamentosa.

Educar a Paciente

A paciente deve saber que se trata de uma doença crônica e progressiva, com períodos de recidivas e remissões.

Exige longo tempo de seguimento e apresenta um potencial de malignidade.

É uma patologia que pode destruir ou distorcer a anatomia vulvar, mas essa progressão da doença pode ser inibida com tratamento adequado.[17]

Conhecer a anatomia vulvar (usar espelho para acompanhar a evolução e, inclusive, identificar em quais áreas ela deve aplicar o tratamento tópico).

Minimizar contato com fatores irritantes, como sabonetes fortes, contato com urina, absorventes diários, e usar calcinhas brancas e 100% algodão.

O corticoide é considerado o padrão-ouro de tratamento. A preferência é para o uso das pomadas, que deverão ser aplicadas pela própria paciente, com auxílio de um espelho. Espalhar fina camada em toda área afetada (Tabela 12-2).

No setor de patologia do trato genital inferior e colposcopia do Hospital de Clínicas da Universidade Federal do Paraná (CHC/UFPR), utilizamos a sequência da Tabela 12-3.

O propionato de testosterona 0,1 a 0,3% é a última opção utilizada no CHC/UFPR e está restrita aos casos de prurido intenso e sintomas que não responderam aos corticoides tópicos.

O estrogênio tópico, juntamente com os hidratantes/emolientes, deverá ser associado ao tratamento tópico com corticoide tanto no ataque quanto manutenção. Recomendamos o uso dos estrógenos conjugados 0,625 mg/g (PREMARIN) – utilizar 0,5 g, via vaginal, 2 × por semana por 12 meses. Fazer pausa de 1 a 2 meses. É necessário manipular esta apresentação. Como hidratante, sugerimos aplicar a vaselina em base sólida diariamente.

Tabela 12-2. Potências dos Corticoides Tópicos

Potência	Princípio ativo	Formulação	Apresentações comerciais
Média	Furoato de mometasona	Creme ou pomada – 0,1%	Elocom – creme ou pomada Topison – creme Resgat – creme ou pomada
Média	Acetonida de triancinolona	Creme, pomada ou loção – 0,1 ou 0,025%	Oncilom A orabase – creme, pomada Mud – creme, pomada
Muito alta	Propionato de clobetasol	Creme ou pomada – 0,05%	Psorex – creme ou pomada
Baixa	Acetato de hidrocortisona	Creme ou pomada – 1 a 2,5%	Berlison – creme, pomada Stiefcortil – creme, pomada Therasona – creme, pomada

Tabela 12-3. Esquema de Tratamento do Líquen Escleroso Vulvar

Medicamento	Dose
1) Mometasona 0,1% pomada (Seguir Tabela 12-2)	Aplicar 1 polpa digital, no local, 1×/dia, por 30 dias (Seguir fluxograma HC)
2) Manipular: **Estrogênio conjugado 0,625 mg/g** (Seguir tabela de estrogenização)	Aplicar 0,5 g, via vaginal, 1×/noite, por 21 noites. Faça pausa de 7 dias. Após, usar 2×/semana
Associar: ■ **Hidratação local:** ■ (Vaselina sólida, ou Hipoglós®, ou pasta d'água ou Bepantol®)	Aplicar no local, 1×/dia, por 30 dias Após, hidratar o local 2 a 3 vezes por semana
Última opção para pruridos intensos e para irresponsivos aos corticoides: ■ **Testosterona 0,1 a 0,3% em vaselina sólida** ■ Manipular ■ Não usar por longo prazo ■ Não usar em crianças	Aplicar, no local, fina camada: ■ 1×/dia por 30 dias ■ Após, dias alternados por 30 dias ■ E, por fim, dia sim e 2 dias não por 30 dias (Total de tratamento: 3 meses)

PONTOS IMPORTANTES

1. O líquen escleroso é uma dermatose crônica e progressiva, que afeta tanto a derme como epiderme.
2. A etiologia é provavelmente multifatorial.
3. Tem caráter recidivante com potencial para desenvolvimento de atrofia, cicatrizes destrutivas, prejuízo funcional e progressão maligna.
4. Cursa com prurido crônico que piora a noite.
5. Altera a morfologia vulvar, mas não costuma acometer vagina e colo.
6. O diagnóstico é clínico e a biópsia é requerida somente em situações específicas.
7. A remissão espontânea é rara. Não há cura, mas pode ser controlado.
8. Preconiza-se o tratamento precoce (até dois anos do diagnóstico e antes das cicatrizes) para preservar a anatomia vulvar. Tratar as pacientes assintomáticas.
9. Iniciar terapêutica com corticoides tópicos de média potência associados a estrógenos tópicos e hidratação local. A testosterona tópica só deve ser utilizada como última opção.

A morfologia vulvar pode estar modificada, como no líquen escleroso, mas diferencia-se do mesmo por eritema do vestíbulo, muitas vezes com erosão, hiperceratose (estrias Wickham), vagina eritematosa e frequentemente erosiva, com secreção serosanguinolenta (favorecendo infecções), aderências nas paredes vaginais que dificultam o coito e o exame ginecológico (Fig. 12-5).[7,23]

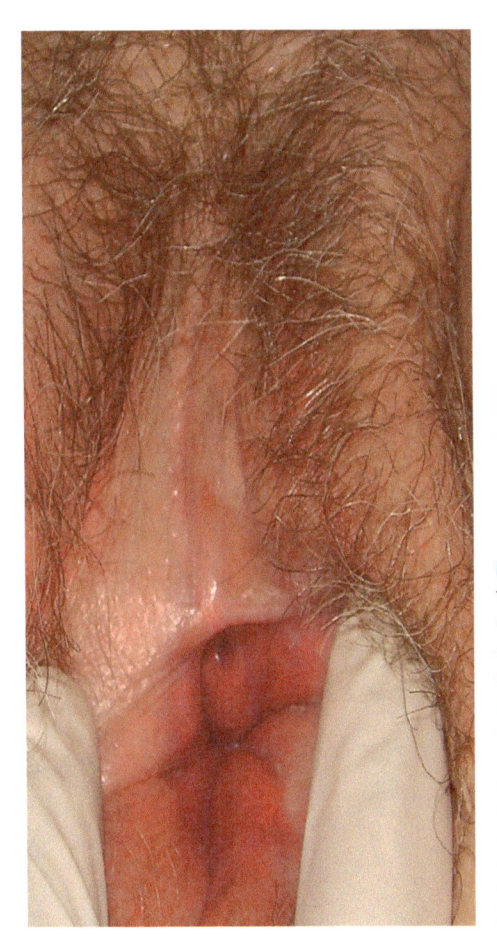

Fig. 12-5. Nota-se fusão de capuz de clitóris, acompanhada de estenose parcial de vagina e importante área eritematosa em introito, correspondendo ao diagnóstico de líquen plano. (Fonte: Rita Maira Zanine.)

LÍQUEN PLANO

O líquen plano é uma dermatose mucocutânea inflamatória rara na ginecologia, de incidência desconhecida.[7,23]

Pode afetar a pele (líquen plano cutâneo), a cavidade oral (líquen plano bucal), a genitália (líquen plano peniano ou vulvar), o couro cabeludo (líquen plano pilar), as unhas ou o esôfago. Em 1982, Monique Pelisse descreveu a síndrome vulvovaginal-gengival.[7]

Tem baixo potencial carcinogênico. Sua patogênese é incerta, mas provavelmente autoimune, mediada por células.[23]

Clínica

Apresenta-se como pápulas lisas violáceas bem demarcadas na pele e como placas leucoplásicas menos demarcadas na mucosa da boca e vulva (placas brancas e reticulares).[7,23]

Diagnóstico

É clínico e confirmado com biópsia.

A biópsia deve incluir a derme e não deve ser realizada nas áreas erosivas (Figs. 12-6 e 12-7).[7]

Tratamento

O tratamento consiste no uso de corticoide tópico, sistêmico e, muitas vezes, associação de antibiótico para abordar as infecções secundárias da vagina.

No ambulatório de patologia do trato genital inferior e colposcopia do CHC/UFPR, é utilizada a associação de corticoide tópico e prednisona oral (40 a 60 mg/dia) (Tabela 12-4).

Existem outras formas de tratamento, mas não são comumente utilizadas em nosso ambulatório.

> **PONTOS IMPORTANTES**
>
> 1. Líquen simples plano é uma patologia rara na ginecologia.
> 2. Síndrome vulvovaginal-gengival.
> 3. Não tem potencial carcinogênico.
> 4. A morfologia vulvar pode estar modificada, como no líquen escleroso.
> 5. Diferencia-se do líquen escleroso por eritema do vestíbulo (estrias Wickham), vagina eritematosa e frequentemente erosiva, com secreção serosanguinolenta (favorecendo infecções) e aderências nas paredes vaginais.
> 6. Diagnóstico clínico e com biópsia (que deve abranger a derme e não ser realizada nas erosões).
> 7. O tratamento consiste no uso de corticoide tópico, sistêmico e, muitas vezes, associação de antibiótico para abordar as infecções secundárias da vagina.

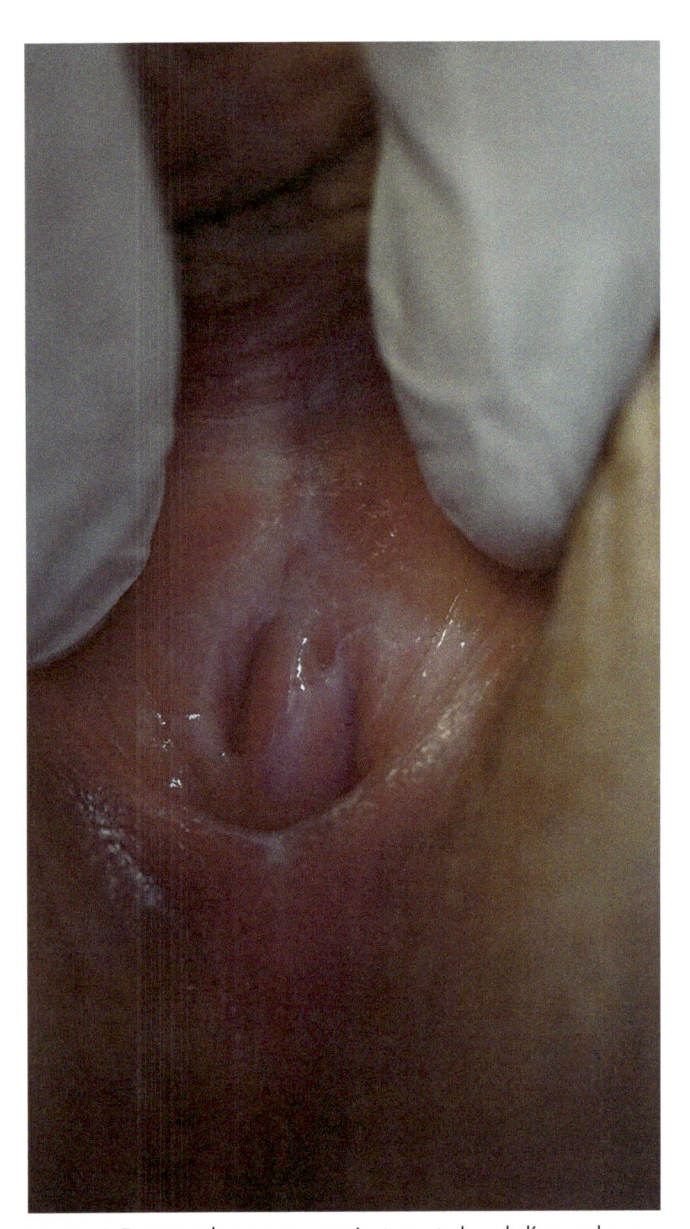

Fig. 12-6. Estenose de uretra em paciente portadora de líquen plano. (Fonte: Rita Maira Zanine.)

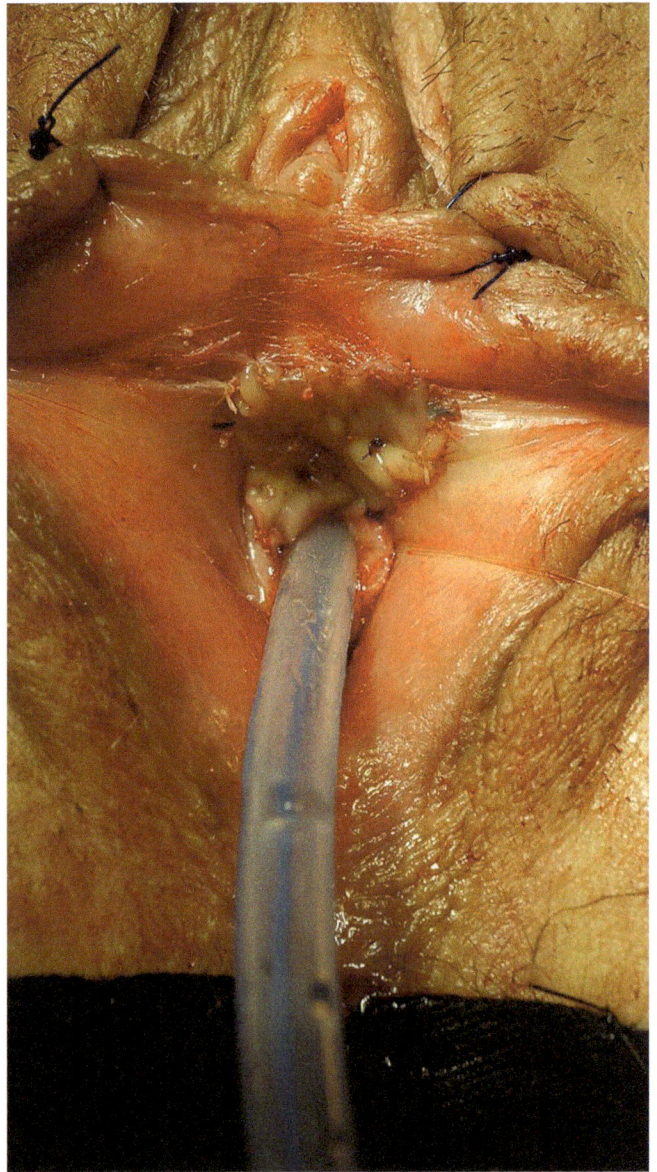

Fig. 12-7. Caso da Figura 12-6 mostrando o tempo final de uma uretroplastia. (Fonte: Rita Maira Zanine.)

Tabela 12-4. Esquemas de Tratamento do Líquen Plano

Medicamento	Dose
1) Mometasona 0,1% pomada (Seguir tabela de corticoide)	Aplicar 1 polpa digital, no local, 1×/dia por 30 dias (Seguir fluxograma do HC)
Associar corticoide via oral: **1) Prednisona 40 mg**	Tomar 1 cp/manhã por 3 dias, ½ cp/manhã no 4º e 5º dias; 10 mg/manhã no 6º e 7º dias e 5 mg/manhã no 8º dia.
* Hidratação local com: Vaselina sólida, ou pasta d'água, ou hipoglós ou B panthol	Aplicar no local 1×/dia, por 30 dias. Após, manter hidratação local 2 a 3 vezes por semana.
*Se infecções secundárias – associar antibioticoterapia	

REFERÊNCIAS BIBLIOGRÁFICAS

1. Lynch PJ. Prurido genital e as doenças eczematosas. In: Edwards L, Lynch PJ. Rio de Janeiro: Revinter; 2011. p. 31-45.
2. Lynch PJ. Lichen simplex chronicus (atopic/neurodermatitis) of the anogenital region. Dermatol Ther 2004;17(1):8-19.
3. Irvine AD, Mclean WH. Breaking the (un) sound barrier: filaggrin is a major gene atopic dermatites. J Invest Dermatol 2006 Jun;126(6):1200-2.
4. Leung DY, Soter NA. Cellular and immunologic mechanisms in atopic dermatitis. J Am Acad Dermatol 2001 Jan;44(Suppl 1):S1-S12.
5. Tofte SJ, Hanifin JM. Current management and therapy of atopic dermatites. J Am Acad Dermatol 2001 Jan;44(Suppl 1):s13-16.
6. Garg S, Anderson RA, Chany CJ 2nd, Waller DP, Diao XH, Vermani K, et al. Properties of a new acid-buffering bioadhesive vaginal formulation (ACIDFORM). Contraception 2001 Jul;64(1):67-75.
7. Maia A. Patologia não neoplásica da vulva – Prurido vulvar. In: Carvalho NS. Patologia do trato genital inferior e colposcopia. São Paulo: Atheneu; 2010. p. 153-91.
8. Margesson LJ. Lesões epiteliais não-neoplásicas da vulva. In: Apgar BS, Spitzer M, Brotzman G. Colposcopia Princípios e Prática. Rio de Janeiro: Revinter; 2010. p. 341-61.
9. Koca R, Altin R, Konuk N, Altinyazar HC, Kart L. Sleep disturbance in patients with lichen simplex chronicus and its relationship to nocturnal scratching: a case control study. South Med J. 2006 May;99(5):482-5.
10. Powell J, Wojnarowska F. Childhood vulvar lichen sclerosus: an increasingly common problem. J Am Acad Dermatol 2001 May;44(5):803-6.
11. Meyrick Thomas RH, Kennedy CT. The development of lichen sclerosus et atrophicus in monozygotic twin girls. Br J Dermatol 1986 Mar;114(3):377-9.
12. Cox NH, Mitchell JN, Morley WN. Lichen sclerosus et atrophicus in non-identical female twins. Br J Dermatol 1986 Dec;115(6):743.
13. Chan I, Oyama N, Neill SM, Wojnarowska F, Black MM, McGrath JA. Characterization of IgG autoantibodies to extracellular matrix protein 1 in lichen sclerosus. Clin Exp Dermatol Sep 2004;29(5):499-504.
14. Cooper SM, Ali I, Baldo M, Wojnarowska F. The association of lichen sclerosus and erosive lichen planus of the vulva with autoimmune disease: a case-control study. Arch Dermatol 2008 Nov;144(1):1432-5.
15. Fistarol SK, Itin PH. Diagnosis and treatment of lichen sclerous. Am J Clin Dermatol 2013 Feb;14(1):27-47.
16. Bleeker MC, Visser PJ, Overbeek LI, van Beurden M, Berkhof J. Lichen sclerosus: incidence and risk of vulvar squamous cell carcinoma. Cancer Epidemiol Biomarkers Prev 2016 Aug;25(8):1224-30.
17. Smith YR, Haefner HK. Vulvar lichen sclerous pathophysiology and treatment. Am J Clin Dermatol 2004;5(2):105-25.
18. Longinotti M, Schieffer YM, Kaufman RH. Lichen sclerosus involving the vagina. Obstet Gynecol 2005 Nov;106:1217-9.
19. Zendell K, Edwards L. Lichen sclerosus with vaginal involvement: report of 2 cases and review of the literature. JAMA Dermatol 2013 Oct;149(10):1199-202.
20. Funaro D. Lichen sclerosus: a review and practical approach. Dermatol Ther 2004;17(1):28-37.
21. Turnbull N, Shim T, Patel N, Mazzon S, Bunker C. Primary melanoma of the penis in 3 patients with lichen sclerosus. JAMA Dermatol 2016 Feb;152(2):226-7.
22. Dalziel KL. Effect of lichen sclerosus on sexual function and parturition. J Reprod Med 1995 May;40(5):351-4.
23. Edwards L. Manchas e placas vermelhas. In: Edwards L, Lynch PJ. Atlas de dermatologia. Rio de Janeiro: Revinter; 2011. p. 57-83.

VULVODÍNIA

Beatriz dos Santos

Caracteriza-se pela presença de, pelo menos, 3 meses de irritação, ardor, sensibilidade, dor vulvovaginal e dispareunia na ausência de infecção ou doença cutânea, causando desconforto. Acomete cerca de 1 em cada 6 mulheres.[1]

A etiologia é multifatorial e simultânea (anomalias de músculos, assoalho pélvico, dor neuropática, ansiedade e depressão).[2]

O Consenso de 2015 modificou a classificação de vulvodínia de 2003.

Consenso 2015 de Terminologia e Classificação de Dor Vulvar Persistente e Vulvodínia

A) Dor vulvar causada por desordem específica[a].
- Infecção (p. ex.: candidíase recorrente, herpes).
- Inflamação (p. ex.: líquen escleroso, líquen plano).
- Neoplasia (p. ex.: doença de Paget, carcinoma de células escamosas).
- Neurológica (p. ex.: neuralgia pós-herpética, compressão ou injúria de nervo, neuroma).
- Trauma (p. ex.: pós-episiotomia).
- Iatrogênica (p. ex.: pós-operatório, quimioterapia e radioterapia).
- Hormonal (p. ex.: atrofia da pós-menopausa, amenorreia da lactação).

B) Vulvodínia: Dor vulvar com pelo menos 3 meses de duração, sem outra causa conhecida, que pode ter vários fatores associados. A seguir estão as descrições:
- Localizada (p. ex.: vestibulodinia, clitorodinia); generalizada ou mista (localizada e generalizada).
- Provocada (p. ex.: contato); espontânea ou mista (provocada e espontânea).
- Primária ou secundária.
- Padrão temporal (intermitente, persistente, constante, imediata, atrasada).

[a] pode haver duas desordens (p. ex.: líquen escleroso e vulvodínia) (Adaptado de Bornstein et al, 2016.1).

A dor neuropática não responde aos corticoides, e o tratamento deve ser direcionado para a erradicação da sensibilidade neuronal. Não há cura.[3]

O tratamento é iniciado com eliminação da irritação (protetores diários, lavagem excessiva, hidrantes irritativos); correção do hipoestrogenismo; e fisioterapia perineal.[2] Um tratamento emergente, mas que ainda precisa de estudos com doses e locais de aplicação padronizados, é a aplicação da toxína botulínica. Até o momento, autores concluíram que ela pode ser aplicada com segurança ambulatorialmente em músculos do assoalho pélvico. Porém, deve-se ter em mente os possíveis efeitos colaterais, tais como: incontinência fecal transitória, constipação, incontinência urinária/retenção urinária.[4]

Em nosso serviço, não realizamos a aplicação da toxina botulínica. Contudo, estudos descrevem que a toxina botulínica deve ser injetada na camada submucosa em cada área dolorosa, após a reconfirmação da dor naquela área. A dose aplicada em cada sítio é de 20 UI e o número total de aplicações em cada sítio deve ser limitado a 5. A dose total mínima foi de 40 UI e a dose máxima foi de 100 UI. A opção pela toxina botulínica deve ser baseada na escolha da paciente ou se não houver reposta após 3 meses de tratamento com gabapentina, nas pacientes com vestibulodinia.[5]

Pomada tópica de lidocaína é tipicamente usada apenas para o controle dos sintomas em curto prazo. O uso episódico de pomada de lidocaína a 2 ou 5% pode atenuar a dor e o desconforto associados à vulvodínia, particularmente, antes de atividades ou relações incômodas.[6] Pode ser aplicada 15 a 20 minutos antes do coito/penetração, e, como pode provocar irritação peniana, deve-se usar *condom*, realizar higiene após o coito e evitar contato oral.

As medicações para dor neuropática também são importantes. Essas incluem: amitriptilina, gabapentina, pregabalina, venlafaxina e duloxetina. Iniciar com doses muito baixas e aumentar gradualmente.[2]

ESQUEMAS DE TRATAMENTO

- Amitriptilina ou nortriptilina: iniciar com doses entre 10 e 25 mg, aumentando em 10 mg a cada 7 a 10 dias para uma média de 50 a 75 mg por dia. A dose máxima é de 150 mg por dia; no entanto, acima de 100 mg por dia, existe um risco maior de morte súbita cardíaca.[7]
- Gabapentina: a dosagem terapêutica pode variar entre 100 e 3.600 mg/dia. Iniciar com uma dose oral de 100 mg na hora de dormir. Após aproximadamente 3 a 4 dias, aumentar a dose para 100 mg, por via oral, três vezes ao dia. Para as mulheres que toleram a dosagem durante o dia, aumentamos a dose, a cada 7 a 14 dias, para três doses divididas de 300 mg ou mais por dose. Para as mulheres que notam sonolência com doses durante o dia, titular a dose única para dormir até 300 mg, em vez do regime de dosagem de três vezes ao dia. Tal como acontece com os antidepressivos tricíclicos, uma vez que eles atinjam uma dose terapêutica, devem estar preparados para permanecer lá por pelo menos quatro a seis semanas antes de se avaliar a eficácia.[8-11]

> **PONTOS IMPORTANTES**
>
> 1. Caracteriza-se pela presença por pelo menos 3 meses de irritação, ardor, sensibilidade, dor vulvovaginal e dispareunia na ausência de infecção ou doença cutânea causando desconforto.
> 2. A etiologia é multifatorial e simultânea (anomalias de músculos, assoalho pélvico, dor neuropática, ansiedade e depressão).[2]
> 3. O tratamento é iniciado com eliminação da irritação (protetores diários, lavagem excessiva, hidrantes irritativos); correção do hipoestrogenismo; e fisioterapia perineal.
> 4. As medicações para dor neuropática também são importantes. Essas incluem: amitriptilina, gabapentina, pregabalina, venlafaxina e duloxetina. Iniciar com doses muito baixas e aumentar gradualmente.
> 5. Toxina botulínica é uma opção emergente de tratamento (especialmente para a vestibulodinia).

REFERÊNCIAS BIBLIOGRÁFICAS

1. Bornstein J, Goldstein AT, Stockdale CK, Bergeron S, Pukall C, Zolnoun D, et al. 2015 ISSVD, ISSWSH and IPPS consensus terminology and classification of persistent vulvar pain and vulvodynia. Obstet Gynecol 2016 Apr;127(4):745-51.
2. Edwards L, Lynch P. Atlas de dermatologia genital. In: Edwards L. Síndromes dolorosas genitais. Rio de Janeiro: Revinter; 2011. p. 46-55.
3. Neill SM, Lewis FM, Tatnall FM, Cox NH. British Association of Dermatologists' guidelines for the management of lichen sclerosus 2010. Br J Dermatol 2010;163(4):672-82.
4. Karp BI, Tandon H, Vigil D, Stratton P. Methodological approaches to botulinum toxin for the treatment of chronic pelvic pain, vaginismus, and vulvar pain disorders. Int Urogynecol J 2019;30(7):1071-81.
5. Jeon Y, Kim Y, Shim B, Yoon H, Park Y, Shim B, et al. A retrospective study of the management of vulvodynia. Korean J Urol 2013;54(1):48-52.
6. Goldstein AT, Pukall CF, Brown C, Bergeron S, Stein A, Kellogg-Spadt S. Vulvodynia: assessment and treatment. J Sex Med 2016;13(4):572-90.
7. Janakiraman R, Hamilton L, Wan A. Unravelling the efficacy of antidepressants as analgesics. Aust Fam Physician 2016;45(3):113-7.
8. Brown C, Bachmann G, Foster D, Rawlinson L, Wan J, Ling F. Milnacipran in provoked vestibulodynia: efficacy and predictors of treatment success. J Low Genit Tract Dis 2015;19(2):140-4.
9. Dobecki DA, Schocket SM, Wallace MS. Update on pharmacotherapy Guidelines for the treatment of neuropathic pain. Curr Pain Headache Rep 2006;10(3):185-90.
10. Ventolini G, Barhan S, Duke J. Vulvodynia, a step-wise therapeutic prospective cohort study. J Obstet Gynaecol 2009;29(7):648-50.
11. Reed BD, Haefner HK, Cantor L. Vulvar dysesthesia (vulvodynia). A follow-up study. J Reprod Med 2003;48(6):409-16.

NEOPLASIA INTRAEPITELIAL VULVAR (NIV)

Rita Maira Zanine
Dulcimary Dias Bittencourt

A neoplasia intraepitelial vulvar (NIV) é uma lesão precursora do câncer de vulva, e sofreu várias mudanças de nomenclatura nos últimos anos. No passado, teve várias denominações, como doença de Bowen, papulose bowenoide, eritroplasia de Queyrat, distrofia hiperplásica com atipias, carcinoma *in situ* de células escamosas.

Em 1982, o termo NIV foi introduzido pela primeira vez, e posteriormente, em 1986, a ISSVD adotou o mesmo termo com a subdivisão em tipo escamoso (NIV I, II e III) e não escamoso, incluindo a doença de Paget e o melanoma *in situ*. Foi acrescentado também o termo NIV diferenciada.

No ano de 2004, a ISSVD apresentou outra classificação que suprimiu as NIV I/II/III, ao mesmo tempo em que se tornou binária com os termos NIV tipo usual associada ao HPV e NIV diferenciada não relacionada ao HPV, caracterizada por um alto grau de diferenciação celular. O termo NIV I foi considerado uma manifestação da infecção pelo HPV.

Quando a nomenclatura LAST foi introduzida em 2012, o termo lesão intraepitelial escamosa foi adotado como padrão em lugar de NIC/NIV, e ele foi graduado em dois sistemas: HSIL e LSIL. Este termo foi adotado por ser mais reprodutível pelos patologistas que os usados anteriormente.[1]

Em 2014, a WHO publicou uma classificação dos tumores femininos onde os termos LSIL e HSIL da classificação LAST foi inserido ao mesmo tempo em que o termo NIV diferenciada. A ISSVD lançou então uma nova classificação em 2015, que divide a NIV escamosa em três categorias:[2]

- Lesão intraepitelial de baixo grau (lesão HPV induzida).
- Lesão intraepitelial de alto grau (NIV do tipo usual ou clássica).
- NIV do tipo diferenciado ou *simplex*.
- NIV não escamosa: melanoma e doença de Paget.

A NIV usual difere da NIV diferenciada na epidemiologia, clínica, histopatologia e potencial de malignidade.

A incidência da NIV aumentou cerca de 4 vezes no período entre 1973 a 2000[3] principalmente nas mulheres jovens, as quais representam 75% dos casos. Isto está relacionado com as mudanças no comportamento sexual, na infecção pelo HPV, tabagismo e também é um reflexo na preocupação com os cuidados de saúde.

Os principais fatores de risco associados a esta doença são: a imunossupressão, as apresentações multifocais ou multicêntricas e a presença de margens positivas nas peças cirúrgicas.[4]

As intervenções profiláticas devem ser feitas em relação ao combate ao tabagismo e ao tratamento das dermatoses vulvares, principalmente o líquen escleroso que está associado ao carcinoma de vulva.

HSIL DA VULVA

Representa 90% das NIVs, com uma incidência de 5/100.000 por ano, acometendo mulheres na faixa etária de 35-50 anos. Está associada mais frequentemente com HPV 16, podendo haver concomitância de NIC, NIVA e NIA.

É mais frequente em mulheres fumantes ou imunodeprimidas, e cerca de 50-70% das pacientes relatam como queixa principal prurido ou ardor. Na maioria das vezes, as lesões são visíveis e multifocais.

Há possibilidade de regressão espontânea ou após a biópsia, como também pode evoluir para a invasão de forma lenta em torno de 10% dos casos.

Os testes biomoleculares de Ki67 e P16 geralmente são positivos. Quanto ao aspecto histopatológico, a NIV usual pode ser dividida em 3 categorias: verrucosa, basaloide ou mista. (Figs. 14-1 a 14-4)

NIV DIFERENCIADA

Representa apenas 2 a 5% das NIVs, considerada carcinoma *in situ* tipo *simplex*, uma lesão altamente diferenciada, com maior risco de invasão, ocorre em mulheres mais velhas e está associada com líquen escleroso, hiperplasia de células escamosas e líquen simples crônico. O teste p53 é geralmente positivo (Fig. 14-5).

TRATAMENTO

O tratamento vai depender do tipo histológico, localização, tamanho e do número de lesões. Também se deve levar em conta as doenças associadas, idade e fatores psicológicos.

O objetivo principal da terapêutica é prevenir o desenvolvimento do carcinoma invasivo ao mesmo tempo em que preserve a arquitetura e a função da vulva. Tanto o tratamento ablativo quanto o tópico e o cirúrgico têm eficácia semelhante, sendo que o último é o padrão-ouro na abordagem da NIV.[5]

A LSIL é equivalente ao condiloma acuminado, não é uma lesão precursora do câncer e não necessita de tratamento se não apresentar sintomas.

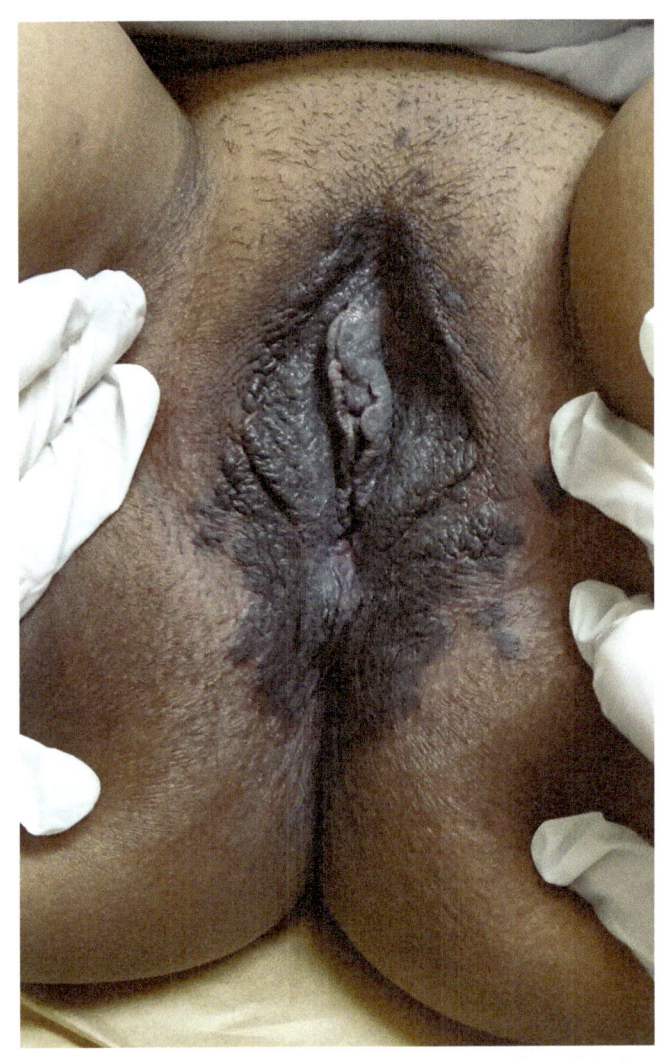

Fig. 14-1. Extensa área com hiperpigmentação acentuada recobrindo a vulva e a região perianal. Ao exame histopatológico, presença de lesão intraepitelial de alto grau vulvar. (Fonte: Rita Maira Zanine.)

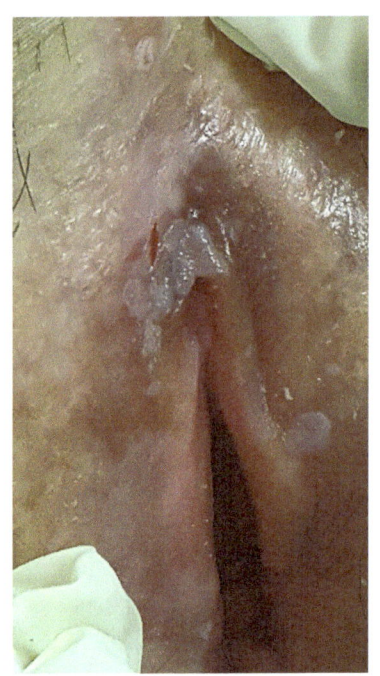

Fig. 14-2. Presença de lesão acetobranca descamativa em clitóris. Nota-se área contígua acetorreativa menos densa em sulco interlabial e face interna de pequenos lábios D e E. Exame histopatológico demonstrando lesão intraepitelial vulvar de alto grau em todas as microrregiões. (Fonte: Rita Maira Zanine.)

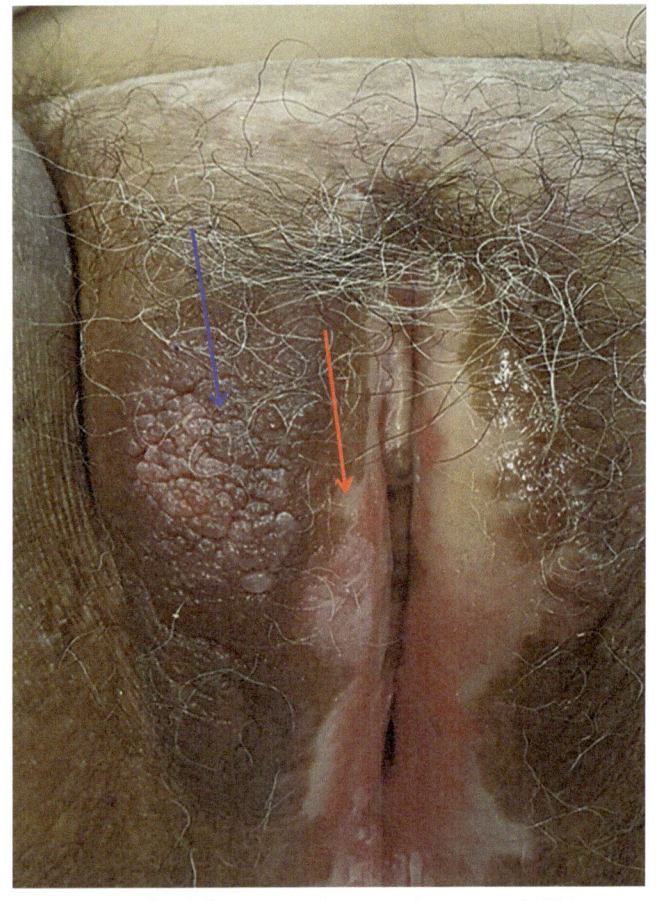

Fig. 14-3. Detalhe da lesão com relevo irregular em grande lábio que foi o motivo da procura da paciente por assistência médica (*seta azul*). Nota-se pequena área de epitélio branco em face interna de pequeno lábio direito (*seta vermelha*). (Fonte: Rita Maira Zanine.)

As principais modalidades terapêuticas são:

1. Excisão local alargada.
2. Vulvectomia cutânea.
3. Terapia ablativa.
4. Tratamento tópico.

Muitas considerações deverão ser levadas em conta antes da escolha da modalidade terapêutica.

Nas pacientes portadoras de HSIL (NIV usual), onde as lesões exibem padrões suspeitos de doença invasiva, como ulcerações e bordas irregulares, ou naquelas mulheres com fator de risco para invasão, como tabagismo, história pregressa de NIV, imunossupressão, idade maior que 45 anos ou líquen escleroso, o tratamento de eleição é o excisional. Este tratamento proporciona peça para estudo anatomopatológico que poderá excluir o componente invasivo, sendo ao mesmo tempo diagnóstico e terapêutico.[5]

Nas mulheres cujas lesões não apresentam características de malignidade, a escolha do tratamento dependerá da extensão da doença e da escolha da paciente.

NEOPLASIA INTRAEPITELIAL VULVAR (NIV)

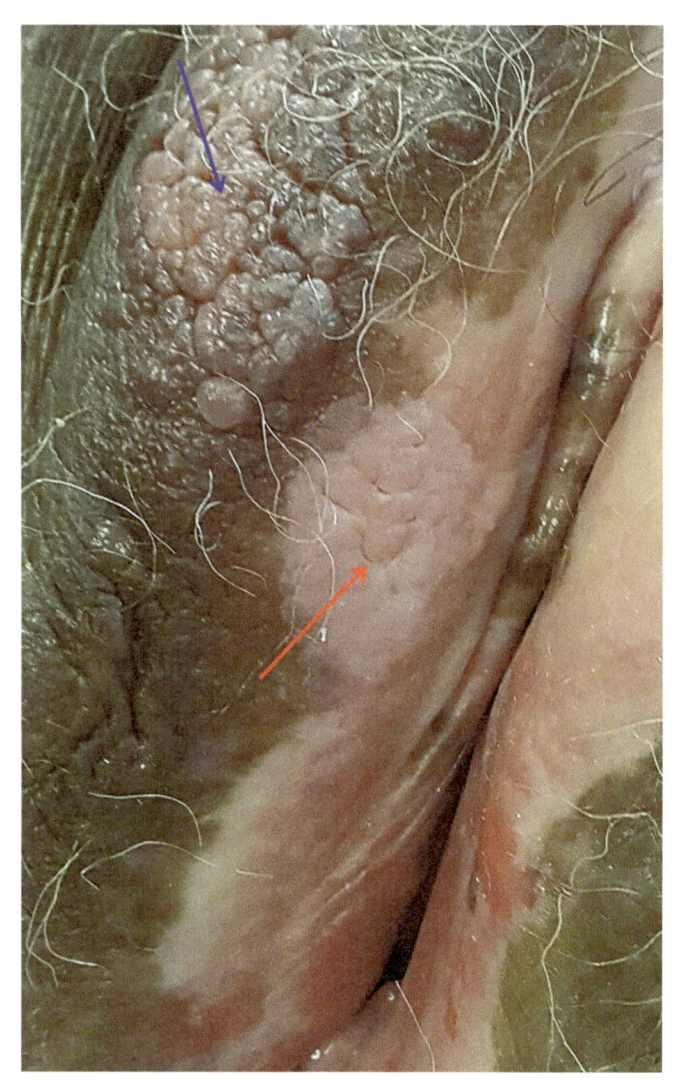

Fig. 14-4. Detalhe da lesão em placa branca hiperceratótica em pequeno lábio direito. O estudo histopatológico da peça de biópsia revelou o achado de NIV III na placa branca (*seta vermelha*) e presença de linfangioqueratoma na lesão em grande lábio direito (*seta azul*). (Fonte: Rita Maira Zanine.)

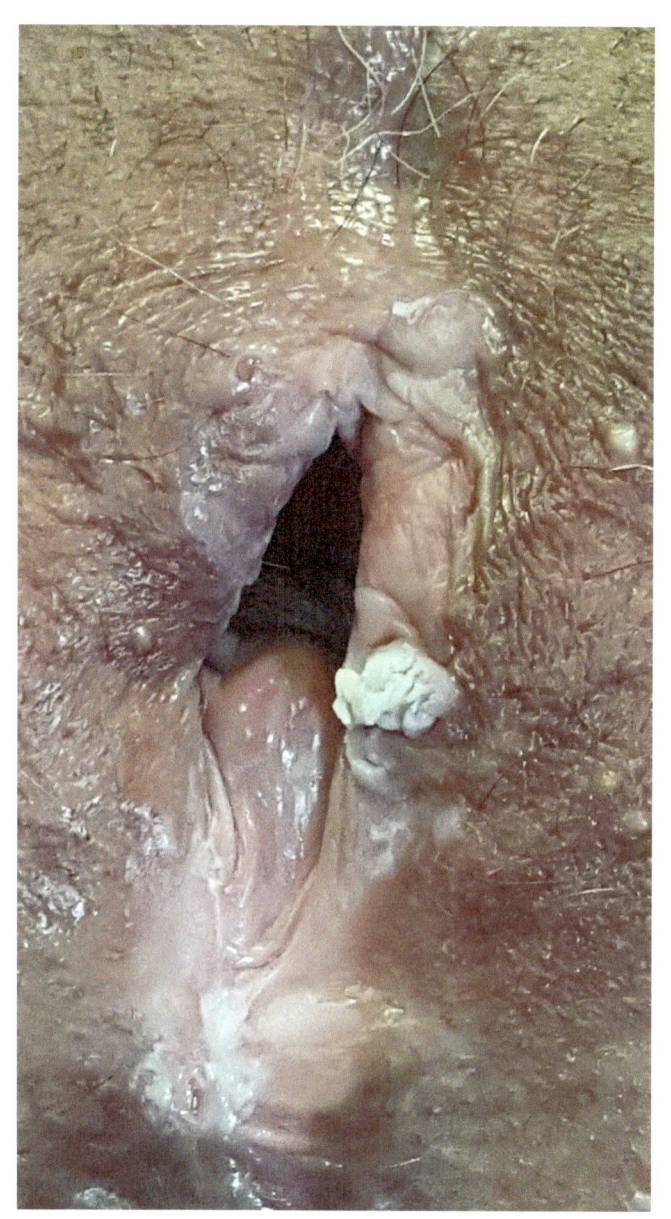

Fig. 14-5. Presença de placa verrucosa hiperceratótica em pequeno lábio direito. Visualiza-se área de epitélio branco próximo ao clitóris. Outra região acetorreativa está englobando o grande lábio esquerdo. Presença de outra área acetobranca em fúrcula. Biópsia NIV III em todas as áreas. (Fonte: Rita Maira Zanine.)

De acordo com alguns cenários, teremos as seguintes opções de manejo:

1. No caso de lesão única que permite sua retirada completa, o tratamento excisional estará indicado.
2. Na mulher jovem portadora de doença multifocal com lesões envolvendo o clitóris, uretra ou ânus e introito vaginal, a vaporização com o *laser* é a melhor alternativa.
3. Nas portadoras de lesão recorrente ou que apresentem risco para recorrência, como as tabagistas severas e as imunocomprometidas, o uso do imiquimode é aconselhado, pois evitará as múltiplas excisões.
4. O fluorouracil é usado como última linha pelos seus efeitos colaterais.

Para as pacientes com NIV diferenciada, a terapia cirúrgica é a opção de eleição em decorrência do grande risco de associação com a doença invasora da vulva.

Descrição das Modalidades Terapêuticas

Excisionais

Excisão Local Alargada

Este tipo de abordagem está indicado na lesão individual quando existe a ambição de se obter 1 cm de margem. A ausência de doença na margem da peça reduz em muito a recorrência da doença no local onde foi retirada, mas não impede a recidiva em outros locais da vulva ao longo do tempo. Quanto à profundidade, a área removida deverá contemplar a epiderme. Quando a camada mais superficial da derme for retirada, maior será a segurança da ausência de doença invasiva. A excisão poderá ser realizada com o bisturi, eletrocautério ou *laser*.

No caso de margens positivas sem lesão residual visível, é recomendado seguimento com colposcopia. Se for visualizada lesão após o tratamento e as margens forem comprometidas, uma nova intervenção é preconizada (Figs. 14-6 a 14-9).[6]

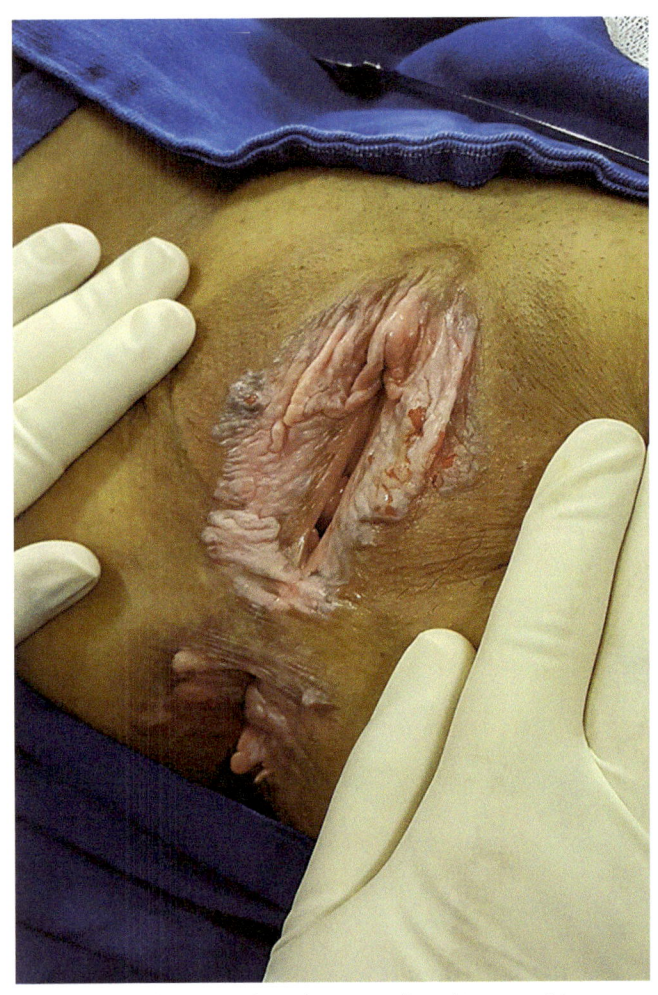

Fig. 14-6. Visualiza-se a vulva coberta por placas hiperceratóticas que se apresentam com uma coloração variada, sendo algumas brancas, e outras vermelhas e marrons. Realizada biópsia, o laudo foi compatível com NIV III. Optou-se pelo tratamento cirúrgico por meio de uma excisão alargada. O resultado da peça foi de NIV III com margens livres de neoplasia. (Fonte: Rita Maira Zanine.)

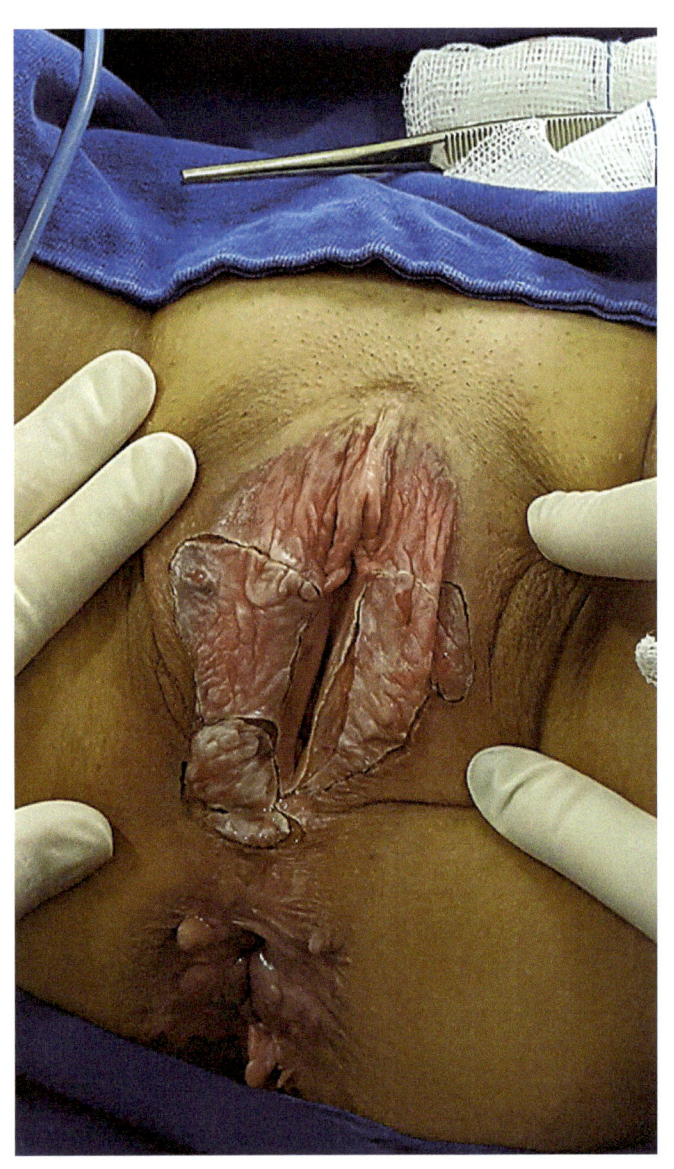

Fig. 14-7. As áreas a serem excisadas foram demarcadas com uma microagulha. Foram realizadas três excisões de modo a preservar o clitóris da paciente. (Fonte: Rita Maira Zanine.)

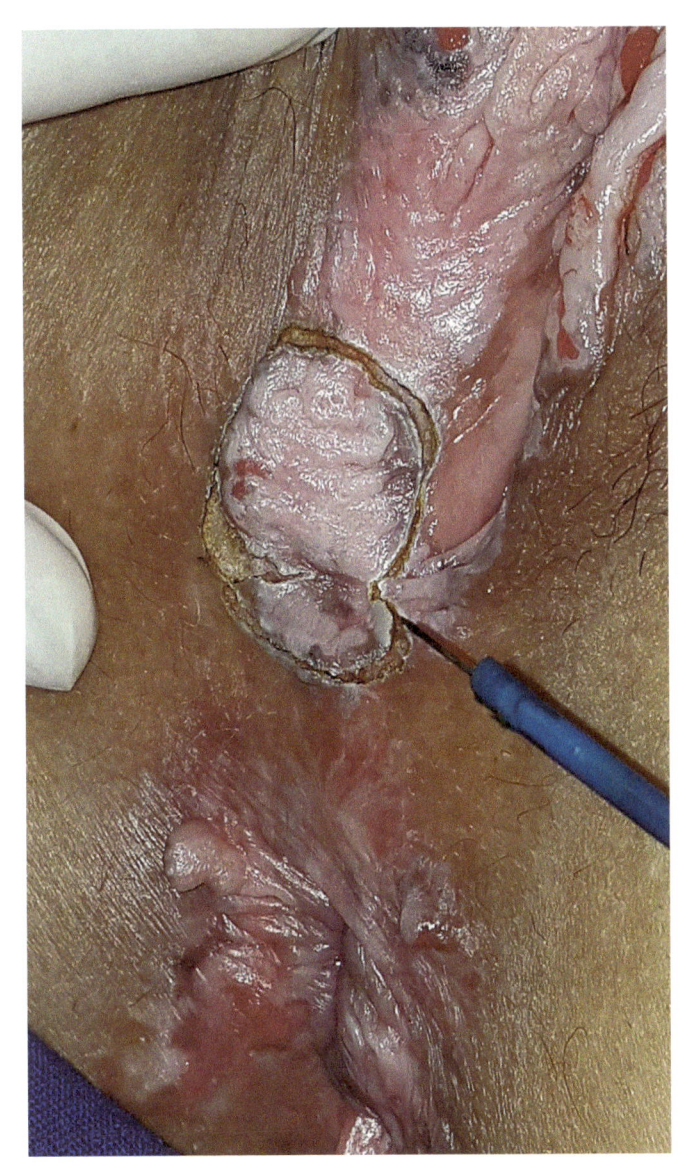

Fig. 14-8. O detalhe mostra o início da dissecação da peça. Nota-se superficialidade da incisão e o não comprometimento do tecido subcutâneo. (Fonte: Rita Maira Zanine.)

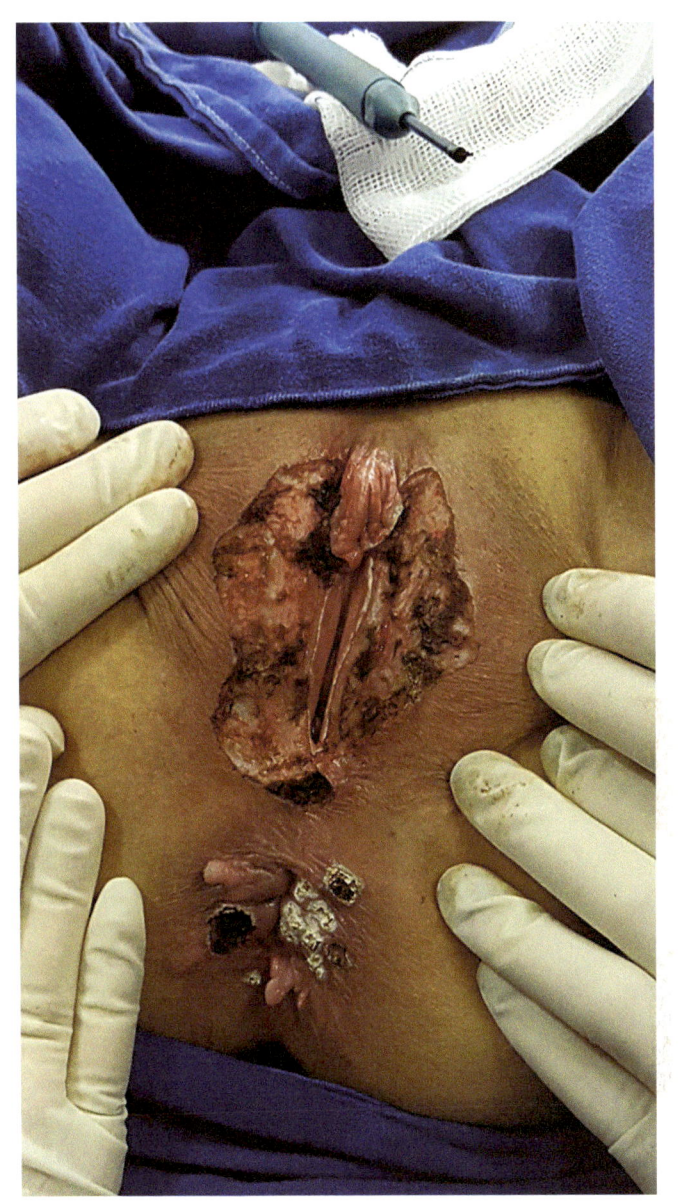

Fig. 14-9. Após a retirada das peças cirúrgicas, foi realizada uma termocauterização cuidadosa do leito cirúrgico. As pequenas placas hiperceratóticas perianais foram tratadas pela cauterização profunda. (Fonte: Rita Maira Zanine.)

Vulvectomia Simples

É o procedimento de escolha quando há suspeita de invasão, nas lesões extensas e multifocais, onde não há possibilidade de se realizar a excisão local alargada.

Este procedimento consiste na remoção total da vulva e períneo com inclusão de uma parte do tecido subcutâneo.[7]

Vulvectomia Cutânea

Está indicada nas lesões extensas e nas refratárias a outros tipos de tratamento, consiste na remoção da pele um pouco abaixo da epiderme, mas com preservação do tecido subcutâneo.[8]

Ablativos

Dentre as modalidades ablativas, o *laser* é o método mais indicado.

Um aspecto de suma importância é que a doença invasora deverá ser descartada por meio de biópsias. O objetivo da ablação é o tratamento de toda a área com lesão.[9]

O controle da profundidade é conseguido pelo uso do colposcópio no momento do tratamento. Atenção deve ser dada para as diferenças nas profundidades nas áreas pilosas e não pilosas. Importante saber que o folículo piloso se estende até 2,5 mm de profundidade, o que mostra ser necessária uma destruição do tecido de cerca de 3 mm nas áreas pilosas, enquanto, nas áreas mucosas, 1 mm já é o suficiente para um tratamento efetivo. A destruição profunda atinge os apêndices da pele causando uma cicatriz hipertrófica.[5]

Tópica

É a modalidade de escolha para as pacientes jovens porque preserva a anatomia vulvar.

Uma avaliação colposcópica acompanhada de biópsias deverá ser realizada para a certificação de que não haja doença invasora no local antes do início do tratamento.[10]

Imiquimode

O imiquimode é um modificador da resposta imune por meio do estímulo local da produção de citocinas e da imunidade celular. Ele é muito eficaz no tratamento da HSIL, mas ainda precisa de maiores estudos.

A droga deve ser aplicada nas lesões individualmente, 3 vezes na semana, durante 16 semanas. Reações inflamatórias de leve a severa poderão ocorrer no local da aplicação. Conforme a intensidade dos efeitos, as aplicações poderão ser mais espaçadas. Alguns autores recomendam o seguinte esquema:

- Imiquimode 1 vez por semana, durante 2 semanas, seguido de:
  - Imiquimode 2 vezes por semana, durante 2 semanas, seguido de:
    - Imiqumode 3 vezes por semana até completar 12 semanas (Figs. 14-10 e 14-11).[11]

Fluorouracil

O 5-FU tem uma boa taxa de resposta, e o modo de ação é a descamação da lesão, mas não é bem tolerada por conta da sua intensa reação inflamatória, que poderá cursar com dor, queimação e ulceração. Em decorrência dos efeitos colaterais, não é droga de escolha de primeira linha.[12]

Terapia Combinada

As terapias ditas combinadas ainda estão sendo estudadas, principalmente a associação entre a excisão com a vaporização com o *laser*. Estas associações deverão ser utilizadas fundamentalmente em lesões extensas e multifocais que requeiram vários tipos de abordagens por causa de seu pleomorfismo.[9]

Um tópico que merece atenção por suscitar muitas dúvidas é o tratamento da NIV na gestação.

A ocorrência da NIV na gestante é rara, porém toda a lesão deverá ser biopsiada e o manejo poderá ser por meio da exérese ou ablação das lesões, ou, então, pela conduta expectante, principalmente se o diagnóstico for ao terceiro trimestre da gestação.

Poderá ocorrer regressão da doença, principalmente nas mulheres de menos de 30 anos com doença pigmentada multifocal.

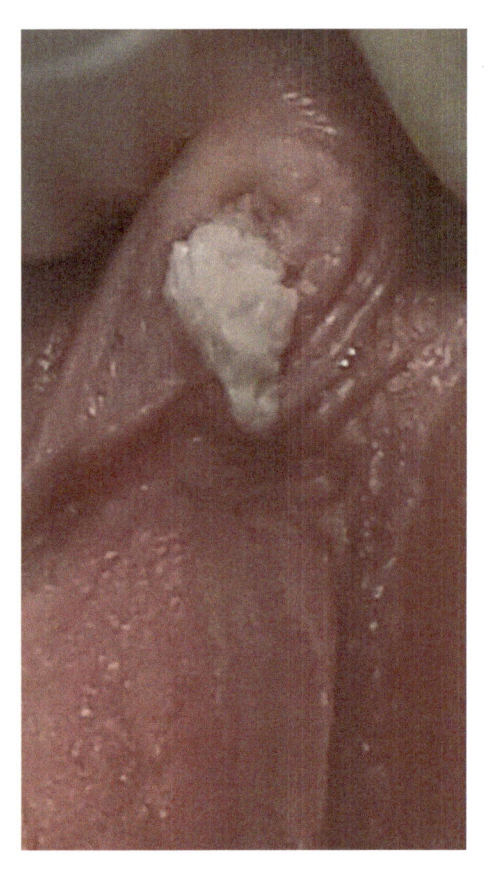

Fig. 14-10. Presença de NIV III no clitóris: tratamento com imiquimode 3 × por semana durante 4 semanas consecutivas. (Fonte: Rita Maira Zanine.)

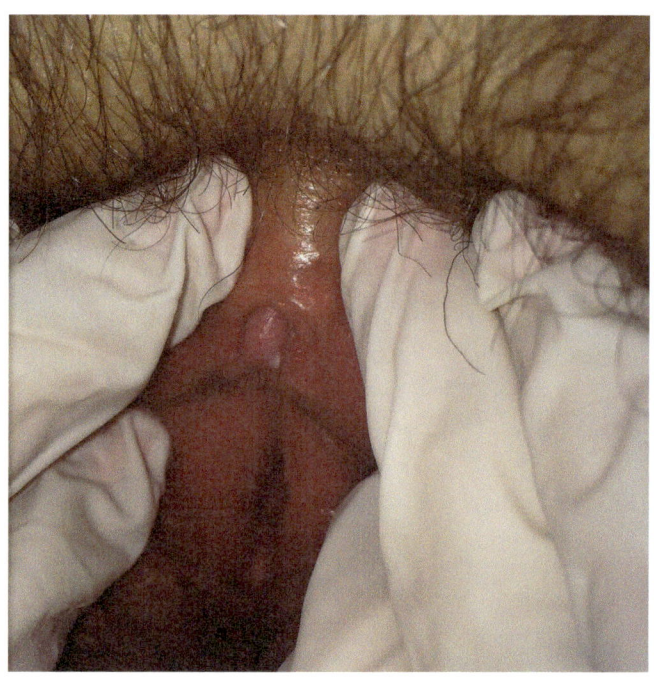

Fig. 14-11. Caso da Figura 14-10, aspecto da região apresentando regressão total da doença após terapia com imiquimode. (Fonte: Rita Maira Zanine.)

A terapêutica clínica não é recomendada, e o imiquimode só deverá ser utilizado se os benefícios forem maiores que os riscos para o feto. Ele é considerado uma droga classe C pela FDA.

O fluorouracil é um medicamento de classe D e não deverá ser administrado na gestação.

SEGUIMENTO

Apesar do tratamento, a doença recorre em 30 a 50% dos casos, não importando a modalidade de tratamento utilizada, e, em 4 a 8%, a recidiva ocorre como doença invasiva.[14]

Uma observação atenta de todo o TGI, após a aplicação do ácido acético a 5%, é mandatória durante um longo período de tempo. Está preconizada uma avaliação semestral durante o primeiro ano após o tratamento e, depois, anualmente.[15,16]

PONTOS IMPORTANTES

1. Não existem estratégias de rastreio para detecção precoce do carcinoma de vulva.
2. O diagnóstico se faz pela inspeção clinica visual, e a biópsia das lesões pigmentadas é recomendada.
3. Verrugas deverão ser biopsiadas nas pacientes na pós-menopausa e naquelas que são refratárias ao tratamento.
4. O tratamento deverá ser realizado em todas as lesões.
5. Quando não existe suspeita de câncer, o tratamento poderá ser ablação com o *laser* ou o uso do imiquimode.
6. Mulheres com NIV têm risco de apresentar nova lesão precursora ou câncer por toda a vida.
7. O seguimento deverá ser feito em 6 e 12 meses após o término do tratamento e depois por toda a vida.

REFERÊNCIAS BIBLIOGRÁFICAS

1. Darragh TM, Colgan TJ, Cox JT, Heller DS, Henry MR, Luff RD, et al. The Lower Anogenital Squamous Terminology Standardization Project for HPV-Associated Lesions: background and consensus recommendations from the College of American Pathologists and the American Society for Colposcopy and Cervical Pathology. Arch Pathol Lab Med 2012;136(10):1266-97.
2. Bornstein J, Bogliatto F, Haefner H, Stockdale C. The 2015 International Society for the Study of Vulvovaginal Disease (ISSVD) Terminology of Vulvar Squamous Intraepithelial Lesions. J Lower Gen Tract Dis 2016; 20(1):11-4.
3. Judson PL, Habermann EB, Baxter NN, Durham SB, Virnig BA. Trends in the incidence of invasive and in situ vulvar carcinoma. Obstet Gynecol 2006;107(5):1018-22.
4. Modesitt SC, Waters AB, Walton L, Fowler WC Jr, Van Le L. Vulvar intraepithelial neoplasia III: occult cancer and the impact of margin status on recurrence. Obstet Gynecol 1998 Dec;92(6):962-6.
5. Ribeiro F, Figueiredo A, Paula T, Borrego J. Intraepithelial neoplasia: evaluation of treatment modalities. J Low Genit Tract Dis 2012;16(3):313-7.
6. DeSimone CP, Crisp MP, Ueland FR, DePriest PD, van Nagell JR, Lele SM, et al. Concordance of gross surgical and final fixed margins in vulvar intraepithelial neoplasia 3 and vulvar cancer. J Reprod Med 2006;51(8):617-20.
7. Abell DA. Simple vulvectomy-a 10 year review. Aust NZ Obstet Gynaecol 1973;13(1):8-14.
8. Di Saia PJ, Rich WM. Surgical approach to multifocal carcinoma in situ of the vulva. Am J Obstet Gynecol 1981;140(2):136-45.
9. Penna C, Fallani MG, Fambrini M, Zipoli E, Marchionni M. CO2 laser surgery for vulvar intraepithelial neoplasia. Excisional, destructive and combined techniques. J Reprod Med 2002;47(11):913-8.
10. Iavazzo C, Pitsouni E, Athanasiou S, Falagas ME. Imiquimod for treatment of vulvar and vaginal intraepithelial neoplasia. International Journal of Gynecology and Obstetrics 2008;101(1):3-10.
11. Mahto M, Nathan M, O'Mahony C. More than a decade on: review of the use of imiquimod in lower anogenital intraepithelial neoplasia. Int J STD AIDS 2010;21(1):8-16.
12. Krupp PJ, Bohm JW. 5-fluorouracil topical treatment of in situ vulvar cancer. A preliminary report. Obstet Gynecol 1978;51(6):702-6.
13. Ogunleye D, Lewin SN, Huettner P, Herzog TJ. Recurrent vulvar carcinoma in pregnancy. Gynecol Oncol 2004;95(2):400-1.
14. Herod JJ, Shafi MI, Rollason TP, Jordan JA, Luesley DM. Vulvar intraepithelial neoplasia: long term follow up of treated and untreated women. Br J Obstet Gynaecol 1996;103(5):446-52.
15. Jones RW, Rowan DM. Spontaneous regression of vulvar intraepithelial neoplasia 2-3. Obstet Gynecol 2000;96(3):470-2.
16. Satmary W, Holschneider CH, Brunette LL, Natarajan S. Vulvar intraepithelial neoplasia: Risk factors for recurrence. Gynecol Oncol 2018;148(1):126-131.

COLPOSCOPIA FORENSE

Dulcimary Dias Bittencourt
Rita Maira Zanine

Essa é uma importante área onde a colposcopia também poderá ser muito útil. Muitas vítimas de violência sexual não têm sinais no exame físico o suficiente que dê suporte para os seus relatos. A inexistência de um padrão no trauma genital causada pelo estupro ou por uma relação sexual consensual é um grande dilema. Uma típica diferença foi sugerida por Slaughter em 1997, quando observou múltiplas lesões em vítimas de estupro e a presença de uma única lesão em comissura posterior, às 6 horas, em pacientes que relatavam relação sexual consensual. Lesões de vagina e colo do útero são frequentemente observadas em vítimas de estupro, e estas podem se apresentar como: fissuras, equimoses, escoriações e edema.[1] Com a falta de padronização nos laudos das lesões, Slaugter e Brown propuseram o termo TEARS (*tear, ecchymose, abrasion, redeness, swelling*) para descrição dos achados.[2]

Três técnicas são utilizadas na medicina forense para avaliação de vítimas de abuso sexual:

- Inspeção visual direta.
- Aplicação de contrataste azul de toluidina.
- Colposcopia e captura de imagens para documentação.

A colposcopia é um procedimento que permite uma inspeção ampliada com até 25 aumentos da genitália interna e externa no contexto do exame ginecológico. Ela possibilita a detecção de trauma em até 87% das pacientes e demonstrou ser superior a visão desarmada. O exame colposcópico é considerado padrão-ouro para o diagnóstico do abuso sexual em crianças na Austrália.[3]

Existem vantagens no emprego do exame colposcópico na avaliação das lesões decorrentes de violência sexual.

1. O procedimento não é invasivo.
2. A iluminação e a ampliação da imagem possibilitam uma abordagem mais acurada das estruturas internas e externas da genitália da mulher.
3. As imagens poderão ser usadas nos procedimentos jurídicos.
4. As imagens poderão ser utilizadas para uma segunda opinião sem expor a paciente a outra avaliação.
5. O sistema é mais sensível na detecção das lesões microscópicas.

Apesar das vantagens, a colposcopia é mais usada em crianças.

A controvérsia no uso do exame colposcópico está baseada em questões de ordem médica, científica, ética e legal.

- Médica: está relacionada com o custo financeiro do procedimento, o treinamento da equipe e a possibilidade de estressar a paciente, principalmente, com as imagens.
- Científica: existe uma falta de metodologia uniforme na realização dos estudos que abordam a violência sexual. A maioria é retrospectiva com amostras pequenas e ausência de grupo-controle.

Protocolos deverão ser padronizados futuramente. Outra questão importante se refere ao padrão das lesões que poderão variar quanto à idade e à etnia.

Apesar de o colposcópio possibilitar a detecção de lesões microscópicas, o significado e a utilidade destes achados ainda não estão bem definidos. Teremos que ver a frequência dos danos ocorridos em grandes populações sexualmente ativas, mas que refiram relações sexuais consensuais e um grupo-controle de pacientes submetidas à situação de violência.

Na população adulta, ao contrário da infantil, fica mais difícil a caracterização dos danos porque pode existir o viés do consentimento.[4]

- Ética: O termo de consentimento para a abordagem colposcópica terá que ser feito em uma hora de vulnerabilidade extrema. A apresentação de fotos documentais em um tribunal poderá ser estressante em decorrência da natureza das lesões e da exposição da intimidade da paciente perante várias pessoas, podendo ser constrangedora.
- Legal: teremos de ter um padrão de imagens que correspondam a situação de relação sexual consensual e, também, nos casos não consensuais.

Em 1982, Lauber & Souma introduziram o uso do azul de toluidina, um corante nuclear, como um meio auxiliar para o diagnóstico das lesões genitais.[5] Cerca de 40% das alterações podem ser visualizadas pela aplicação deste corante. O uso combinado da colposcopia com o azul de toluidina para o diagnóstico de lesões pode chegar a 94% em traumas que ocorreram até 48 h.[6] As lacerações genitais podem ser consideradas evidências de estupro, embora elas estejam presentes na minoria das pacientes, e a incidência de lacerações em adolescentes, mesmo em coito voluntário, é alta e não é estatisticamente diferente da incidência em adolescentes vítimas de estupro.[7,8]

Apesar das vítimas serem referenciadas para centros de atendimento especializado em até 48-72 h após a violência, alguns autores encontraram lesões após 4 dias da ocorrência do trauma com o uso do colposcópio em cerca de 12% dentre 50 mulheres que sofreram abuso, e 22% das lesões foram visualizadas com a adição do azul de toluidina.[9,10]

O exame colposcópico já está bem estabelecido no diagnóstico de lesões decorrentes de violência sexual em crianças, porém o seu uso na população adulta ainda precisa de mais estudos para que haja uma padronização dos aspectos das lesões, e então ser possível a criação de protocolos de atendimento bem estabelecidos cientificamente.

PONTOS IMPORTANTES

1. A colposcopia é superior à inspeção ectoscópica na detecção do trauma pós-coital.
2. O uso combinado da colposcopia + azul de toluidina pode diagnosticar lesão pós-trauma em até 94% dos casos.
3. A taxa de diagnóstico é maior nas primeiras 48 horas decorrentes da violência sexual.
4. A utilização do exame colposcópico está bem estabelecida em crianças.
5. Existem muitas controvérsias quanto à utilidade da colposcopia na população adulta.

REFERÊNCIAS BIBLIOGRÁFICAS

1. Slaughter L, Brown CR, Crowley S, Peck R. Patterns of genital injury in female sexual assault victims. Am J Obstet Gynecol 1997;176(3):609-16.
2. Kelly DL, Larkin HJ, Cosby CD, Paolinetti LA. Derivation of the genital injury severity scale (GISS): a concise instrument for description and measurement of external female genital injury after sexual intercourse. J Forensic Leg Med 2013 Aug;20(6):724-31.
3. Templeton DJ, Williams A. Current issues in the use of colposcopy for examination of sexual assault victims. Sex Health 2006 Mar;3(1):5-10.
4. Brennan PA. The medical and ethical aspects of photography in the sexual assault examination: Why does it offend? J Clin Forensic Med 2006 May;13(4):194-202.
5. Lauber A, Souma G. Use of toluidine blue for documentation of traumatic intercourse. Obstet Gynecol 1982 Nov;60(5):644-7.
6. Anderson SL, Parker BJ, Bourguignon CM. Predictors of genital injury after nonconsensual intercourse. Adv Emer Nurs J. 2009 Jul-Sep;31(3):236-47.
7. White C. Genital injuries in adults. Best Pract Res Clin Obst Gynecol Feb 2013;27(11):113-30.
8. Kennedy KM. Heterogeneity of existing research relating to sexual violence, sexual assault and rape precludes meta-analysis of injury data. J Forensic Leg Med 2013 Jul;20(5):447-59.
9. Astrup BS, Ravn P, Lauritsen J, Thomsen JL. Nature, frequency and duration of genital lesions after consensual sexual intercourse-Implications for legal proceedings. Forensic Sci Int 2012 Jun;219(1-3):50-6.
10. Astrup BS, Ravn P, Thomsen JL, Lauritsen J. Patterned genital injury in cases of rape - A case-Control study. J Forensic Leg Med 2013 Jul;20(5):525-9.

CARCINOMA MICROINVASOR E FRANCAMENTE INVASOR DE COLO DE ÚTERO

Eduardo Schunemann Jr.

São diagnosticados cerca de 450.000 casos novos de câncer no mundo, e mais de 1/3 das portadoras vão a óbito pela doença. Globalmente é o quarto tumor maligno mais comum na mulher nos países desenvolvidos, perdendo apenas para o câncer de mama, câncer de colo retal e de pulmão. Nos países em desenvolvimento e subdesenvolvidos é o segundo câncer manifestado na mulher em decorrência das inadequadas políticas de saúde pública. Hoje dispomos, além do exame citológico que é eficiente em detectar lesões precoces, das vacinas contra o HPV que seriam um método de prevenção primária para o carcinoma cervical uterino. No Brasil, em 2015, foram diagnosticados cerca de 15.000 casos, sendo que, praticamente, todos eles ocorrem com a presença de HPV de alto risco. Em torno de 70% dos casos são causados pelos HPV 16 e 18 e aproximadamente 19% pelos 31, 33, 45, 52 e 58. A conduta terapêutica está baseada no seu estádio clínico. Em 2018, foi divulgado um novo estadiamento do câncer de colo pela FIGO, que, agora, contempla o comprometimento ganglionar na sua classificação e também chama a atenção para o fato de que os microinvasores são classificados apenas pela profundidade e não mais pela extensão da doença. A Tabela 16-1 mostra o novo estadiamento da FIGO.

A Tabela 16-2 mostra a média da literatura de sobrevida global em 5 anos de acordo com o estadiamento antigo da FIGO.

O comprometimento gânglionar é considerado por muitos autores como o fator prognóstico mais importante, pois diminui a sobrevida em 30 a 50%. O prognóstico é pior quanto maior for o número de gânglios comprometidos, se estes são uni ou bilaterais e se são pélvicos ou para-aórticos. A invasão linfovascular também é importante principalmente por ser indicativa de maior risco de comprometimento ganglionar. Para estadiarmos clinicamente o câncer de colo de útero, apoiamo-nos nos seguintes procedimentos: o exame físico geral e ginecológico (com biópsia e toque retal), a ecografia, a tomografia computadorizada e a ressonância nuclear magnética, quando necessários para avaliação do tumor e dos gânglios. Outros exames, como cistoscopia e retossigmoidoscopia, servem só para confirmação de doença avançada quando existem dúvidas quanto a invasão de bexiga ou reto. Os raios X de tórax, ecografia hepática e de vias urinárias são importantes na avaliação da doença metastática. O exame físico minucioso com a pesquisa de gânglios supraclaviculares e inguinais, toque vaginal e retal (inclusive com narcose, quando necessário) é capaz de estadiar corretamente mais de 90% dos casos.

Tabela 16-1. Estadiamento FIGO (2018)

Estadiamento	
0	*In situ*
I	**Confinado ao colo** ■ Ia1 – microinvasão com invasão de até 3 mm ■ Ia2 – microinvasão com invasão entre 3 e 5 mm ■ Ib1 – invasão > 5 mm/profundidade e até 2 cm extensão ■ Ib2 – invasão > 5 mm profundidade e > 2 cm e < 4 cm em extensão ■ Ib3 – invasão > 5 mm profundidade e 4 cm ou mais em extensão
II	**Comprometimento da vagina ou paramétrio parcial** ■ IIa1 – vagina < 4 cm ■ IIa2 – vagina > 4 cm ■ IIb – paramétrio parcial
III	■ IIIa – terço inferior de vagina ■ IIIb – extensão paramétrio até parede pélvica ou hidronefrose renal ■ IIIc – IIIc1 – gânglio pélvico IIIc2 – gânglio para-aórtico
IV	■ IVa – órgãos pélvicos ■ IVb – metástase a distância

Tabela 16-2. Sobrevida Global de Acordo com o Estadiamento

Estadiamento FIGO	Número pacientes	Sobrevida %
Ia1	860	98,7
Ia2	227	95,9
Ib1	2.350	88,0
Ib2	950	78,8
IIa	881	66,8
IIb	2.375	64,7
IIIa	160	40,4
IIIb	1.949	43,3
IVa	245	19,5
IVb	189	15,0

A ressonância nuclear magnética e a tomografia computadorizada são procedimentos opcionais e podem ter valor no planejamento terapêutico e no estadiamento. Elas têm a mesma efetividade para avaliação de gânglios pélvicos e para-aórticos, porém a ressonância é mais efetiva para avaliação de paramétrio e invasão de órgãos pélvicos.

Quanto aos tipos histológicos, o carcinoma epidermoide é o mais frequente e sua incidência gira em torno de 70 a 80%. Nos últimos anos, a incidência do adenocarcinoma vem aumentando, estando atualmente em torno de 15 a 20%. Os outros tipos histológicos são bem mais raros, girando em torno de 2 a 3%.

Para fins didáticos e de planejamento terapêutico, dividiremos os carcinomas invasores em:

1. Microinvasor – Ia1 e Ia2.
2. Doença inicial – Ib1, Ib2 e IIa1 (< 4cm).
3. Doença localmente avançada – Ib3, IIa2 (> 4cm), IIb, III e IVa.
4. Doença metastástatica – IVb.
5. Doença recidivada.

TRATAMENTO DO CARCINOMA MICROINVASOR DE COLO UTERINO

O termo microinvasor foi criado por Mastwerdt, em 1947, para definir uma lesão que estaria entre o carcinoma *in situ* e o invasor, que teria bom prognóstico e cujo tratamento poderia ser menos agressivo. O diagnóstico definitivo de carcinoma microinvasor geralmente é determinado pela conização do colo, que é realizada após citologia e colposcopia alteradas. O prognóstico dessas lesões é muito bom e a sobrevida global em cinco anos varia de 99 a 100% para o estádio Ia1 e 94 a 99% para o estádio Ia2. Essa diferença de sobrevida deve-se principalmente a dois fatores: a profundidade da microinvasão e a invasão linfovascular de células neoplásicas (ILV). A ILV aumenta a chance de metástase linfonodal e, quanto maior a profundidade, maior a chance de disseminação e de comprometimento do paramétrio, gerando um pior prognóstico. Na Tabela 16-3, podemos observar a média da literatura em relação ao comprometimento ganglionar, de acordo com a profundidade de invasão e a ILV (Fig. 16-1).

Um trabalho realizado por Buckley *et al.* (1996) compara a incidência de gânglio positivo e recidiva no estádio Ia2 quando a ILV está presente ou não.[1]

A Tabela 16-4 mostra a presença de ILV e de infiltração microscópica de paramétrio de acordo com o estádios Ia1 e Ia2.

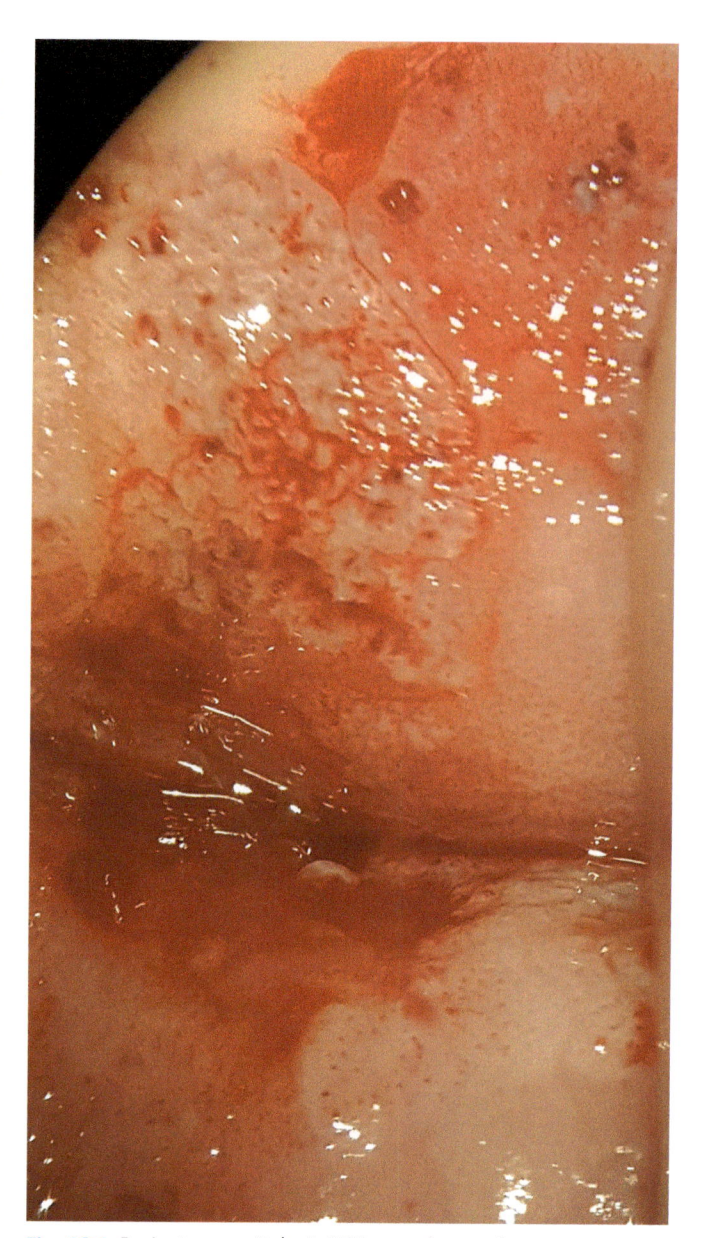

Fig. 16-1. Paciente com citologia HSIL, na colposcopia notar presença de extensa área de pontilhado grosseiro com relevo proeminente em lábio superior de colo uterino. A JEC não é visualizada e existem outras áreas de pontilhado também em lábio inferior de colo. Na biópsia, foi constatada a presença de NIC III. Realizada a excisão de tipo 3, o resultado do estudo histopatológico foi carcinoma escamoso microinvasivo. A colposcopia não tem muita sensibilidade para o diagnóstico de microinvasão. Deve-se suspeitar desta lesão quando existem muitas atipias vasculares. (Fonte: Rita Maira Zanine.)

Tabela 16-3. Chance de Metástase Ganglionar de Acordo com a Profundidade da Invasão e a ILV

Profundidade de invasão e ILV	Gânglios positivos %
Ia1 até 1 mm sem ILV	0%
Ia1 até 3 mm sem ILV	1%
Ia1 com ILV	2%
Ia2 sem ILV	4 a 8%
Ia2 com ILV	Até 16%

Tabela 16-4. Risco de Infiltração Parametrial e ILV/microinvasores

ILV	Paramétrio
Ia1	4,9 a 29,6%
Ia2	11 a 47,5%

Apesar da ILV não fazer parte do estadiamento, parece bastante prudente considerar este fator para escolher o tratamento mais adequado. O tratamento dos microinvasores será subdividido em:

1. Ia1 com até 1 mm de invasão sem ILV – como o risco de metástase ganglionar é praticamente zero, o tratamento por meio de conização com margens livres é suficiente. A conduta nos estádios Ia1 até 1 mm é semelhante a uma lesão intraepitelial de alto grau. Nos casos de cone com margem comprometida, está indicado eventual recone ou histerectomia total.
2. Ia1 entre 1 e 3 mm sem ILV – a conduta, em geral, é a mesma do Ia1 até 1 mm sem ILV. Mas, em alguns casos, pode ser indicada a histerectomia total, como em pacientes idosas que apresentam o colo plano e as pacientes com prole constituída e outras ginecopatias que se beneficiem da histerectomia.
3. Ia1 com ILV e Ia2 – o tratamento mais indicado é uma histerectomia radical modificada com esvaziamento ganglionar pélvico. Alguns serviços têm utilizado a técnica do Linfonodo Sentinela para decidir se se faz ou não esvaziamento ganglionar, mas ainda não é um procedimento de consenso. Se a paciente for jovem e quiser manter a fertilidade em casos de Ia1 com ILV e cone com margens livres, eventual observação cuidadosa pode ser adotada. Nos Ia2 e IB1 (até 2 cm) com desejo de manter a fertilidade, está indicada a traquelectomia radical. Em casos de histerectomia para tratamento do câncer de colo em pacientes jovens é permitida a conservação dos ovários, principalmente nos casos de carcinoma escamoso, pelo baixo índice de comprometimento ovariano (menor que 0,5%) e também por não afetar os resultados de recidiva e sobrevida. O importante no tratamento dos carcinomas microinvasores é oferecermos a conduta menos agressiva e a mais segura possível para que a chance de cura seja a mais próxima de 100%.

TRATAMENTO DA DOENÇA INICIAL

Nos estádios iniciais (Ib1 - Ib2 - IIa1), o padrão-ouro é a histerectomia radical. A segunda opção é a radioterapia com eventual concomitância com a quimioterapia. Os dois tratamentos têm resultados bastante semelhantes, sem diferença na sobrevida global de 5 anos. A cirurgia é preferida por alguns motivos: a) permite melhor estadiamento com avaliação do comprometimento ganglionar e extensão da doença; b) permite manter melhores condições para a atividade sexual, evitando a estenose e a falta de lubrificação vaginal que ocorrem na maioria dos casos que recebem radioterapia exclusiva; c) em pacientes na menacme, a cirurgia permite que se conserve os ovários e sua função na maioria dos casos, o que é praticamente impossível com a radioterapia; d) evita cistite e enterite actínica que ocorrem com a radioterapia. Alguns serviços preferem situar os estádios Ib2 e IIa1 como localmente avançados e indicar somente rádio e quimioterapia concomitante com resultados de sobrevida semelhantes. A explicação para a conduta de rádio/químio, nestes casos, é que, numa porcentagem elevada, há necessidade de adjuvância com radioterapia no pós-operatório nas pacientes consideradas de alto risco para recidiva. São consideradas de alto risco quando o estudo anatomopatológico da peça cirúrgica revelar que existe margem positiva, gânglio positivo ou paramétrio positivo. O tratamento com cirurgia seguida de radioterapia nestas pacientes de alto risco para recidiva aumenta muito a morbidade e complicações, não melhorando a sobrevida em relação ao tratamento com radioterapia e quimioterapia concomitante.

Existem casos em que a radioterapia deve ser evitada por haver extrema sensibilidade a este procedimento, causando índices muito elevados de morbidades e complicações. São contraindicações da radioterapia: colagenoses; retocolite ulcerativa; cistite intersticial difusa; doença diverticular de reto sigmoide em atividade; rins pélvicos e DIP. Nestes casos, deve-se, sempre que possível, indicar tratamento cirúrgico. Uma cirurgia que vem ganhando algum espaço em pacientes jovens com desejo de manter a fertilidade é a traquelectomia radical. Essa cirurgia mantém o corpo uterino, sendo retirado o colo, o terço superior da vagina e paramétrio (geralmente via vaginal) e realizado esvaziamento ganglionar por via laparoscópica. O esvaziamento ganglionar pode eventualmente ser substituído pela realização do linfonodo sentinela. Deve-se iniciar a cirurgia com avaliação ganglionar por meio do exame de congelação, pois gânglio comprometido contraindica a traquelectomia. De forma concomitante é realizada a cerclagem. Essa cirurgia é indicada, preferencialmente, em pacientes jovens que desejem prole e que se encontrem nos estádios Ia2 e Ib1 com até 2 cm.

TRATAMENTO DA DOENÇA LOCALMENTE AVANÇADA

O tratamento da doença localmente avançada inclui tumores do estádio Ib3, IIa2, III e IVa. A cirurgia normalmente não é indicada como tratamento primário. Obtêm-se melhores resultados com a rádio e quimioterapia concomitante. A única exceção seria em casos de tumores IVa (centrais), sem invasão de paramétrio e sem comprometimento ganglionar. Nestes casos, podem-se indicar as exenterações pélvicas, principalmente, nas recidivas centrais.

A partir de 1999, com os trabalhos de Peters *et al.*, o NCI dos Estados Unidos fez um alerta de que a rádio e quimioterapia concomitantes reduzem em 50% o risco relativo de morte e aumenta em 30 a 50% a taxa de resposta e a sobrevida.[2] Por isto, o tratamento padrão para os tumores localmente avançados do colo uterino é a rádio e quimioterapia concomitantes. Um estudo de metanálise de dezessete trabalhos randomizados sobre rádio e quimioterapia concomitantes foi realizado por Green *et al.* em 2001, confirmando melhores resultados com aumento de 16% da sobrevida livre de doença e 12% da sobrevida global.[3]

CONSERVAÇÃO DOS OVÁRIOS

As cirurgias radicais e radicais modificadas, no início, incluíam a retirada dos anexos. Com estudos em peças de histerectomias, verificou-se que o comprometimento dos ovários nos carcinomas epidermoides localizados no colo era de menos de 0,5%. Por isso, em pacientes jovens com carcinoma epidermoide localizado, a conservação dos ovários é rotina em muitos serviços. Nos casos em que, durante a cirurgia, verificar-se a necessidade de adjuvância com radioterapia no pós-operatório, pode-se fazer a transposição dos ovários para fora da pelve. Com a transposição e a marcação dos ovários com clipes metálicos para melhor localização, e com as novas técnicas de radioterapia conformacionais e de intensidade modulada (IMRT), as chances de preservação da função ovariana são elevadas.

Nos adenocarcinomas, a chance dos ovários e cavidade peritoneal estarem comprometidos é maior. Na literatura, o comprometimento ovariano no adenocarcinoma varia de 1,7 até 12%. Trabalho de revisão de 990 histerectomias, realizadas em pacientes no estádio Ib, mostra que o índice de comprometimento dos ovários foi de 0,5% na variedade epidermoide e de 1,7% no adenocarcinoma. Por esse motivo, alguns autores preconizam a retirada dos ovários nos adenocarcinomas mesmo em estádios iniciais.[4,5]

CIRURGIAS CURATIVAS E PALIATIVAS

As cirurgias do câncer de colo uterino podem ser realizadas com duas intenções: a de curar e a de paliar. A cirurgia curativa pode variar desde uma intervenção pequena até as grandes exenterações pélvicas, pois tudo depende da extensão da doença. Como, por exemplo, um simples cone pode perfeitamente curar um carcinoma microinvasor, mas para tentarmos curar uma recidiva central é necessária uma exenteração pélvica.

Em alguns casos há necessidade de cirurgias com o objetivo de paliar o paciente; como, por exemplo, em casos de dores intratáveis, a secção cirúrgica do feixe espinotalâmico anterolateral na medula espinhal. Ver na Tabela 16-5 as cirurgias curativas e paliativas mais comuns.

CASOS ESPECIAIS

Doença Metastática

O prognóstico, em geral, é muito ruim, variando em média de 0 a 15% de sobrevida em 5 anos, dependendo da extensão, local da metástase ou recidiva, e se já houve tratamento anteriormente ou não.

Pacientes sem tratamento anterior ainda têm chance de responder a associação de rádio e quimioterapia concomitantes. Metástase ou recidiva em local já tratado responde muito mal, a não ser quando a recidiva é central e pode ser tratada com exenteração pélvica.

Câncer em Colo Remanescente (Coto)

Nas pacientes submetidas à histerectomia subtotal, um dos riscos existentes é o aparecimento de câncer invasor de colo uterino. Atualmente, a histerectomia corporal tem sido menos realizada por alguns motivos: a ocorrência de até 7% de sangramento cíclico e, em alguns casos, sangramento importante (por colo exuberante) e o risco de câncer no coto do colo. Estudos mais recentes mostram que o colo não é importante na sexualidade e existe o risco aproximado de 1/1.000 de câncer no colo residual.

Na ocorrência de câncer no colo residual, existem duas condutas: 1) retirada cirúrgica do colo, 1/3 superior de vagina, parametrectomia e esvaziamento ganglionar em tumores iniciais; 2) radioterapia em tumores iniciais ou rádio e quimioterapia concomitantes em tumores localmente avançados. A escolha da conduta vai depender do estadiamento da lesão, da experiência do cirurgião e do estado geral da paciente.

Câncer de Colo e Gestação

A gestação com câncer de colo uterino ocorre em torno de 1,2 casos para cada 10.000 gestações. É importante salientar que a gestação não piora a evolução do câncer de colo. O diagnóstico geralmente é confirmado por biópsia em saca-bocado nas lesões maiores. Excepcionalmente se utiliza cone ou curetagem de canal pelos riscos de abortamento. Nos eventuais casos de carcinomas microinvasores, a melhor conduta é o acompanhamento a cada 3 meses, independente da fase da gestação, e reavaliação 4 a 6 semanas após o parto. Em casos de lesões mais avançadas, a decisão vai depender principalmente de dois fatores: a idade gestacional e a decisão materna (princípio da autonomia). Se a gestação estiver no início, opta-se por tratar do tumor de acordo com o estadiamento. Caso a mãe não queira arriscar a vida do feto, pode-se tentar quimioterapia com platina a partir da 12ª semana de gestação com o intuito de causar regressão ou estabilização do tumor, interrompendo-se a gestação em torno de 34-36 semanas, período em que existe viabilidade fetal. Existem vários relatos na literatura mostrando sucesso com o uso da quimioterapia nestes casos. Em gestações mais próximas do termo, existe certo consenso em esperar a viabilidade fetal e tratar o tumor logo após o parto. A via de parto nos tumores avançados deve ser preferencialmente a operação cesariana, pelo risco de sangramento e pelo fato do colo alterado pelo tumor não dilatar adequadamente, além do risco de implantar o tumor na episiotomia, conforme já descrito na literatura.[6-10]

Achado Incidental em Histerectomia

Pacientes histerectomizadas, em que se encontrou incidentalmente carcinoma invasor na peça cirúrgica, e que não tenham paramétrio invadido, são boas candidatas a complementação cirúrgica. A parametrectomia com esvaziamento ganglionar e com a retirada do terço superior da vagina é uma boa opção, principalmente nas pacientes jovens que podem conservar a função ovariana. A outra opção terapêutica é a radioterapia. Nas pacientes com paramétrio envolvido ou doença mais extensa, a melhor opção é a radioterapia e a quimioterapia concomitante.

Nos casos de achado incidental de carcinomas microinvasores, na maioria das vezes não há indicação de tratamento complementar, que só seria indicado nos casos de maior risco como, por exemplo, Ia2 com invasão linfovascular.

Tabela 16-5. Cirurgias Curativas e Paliativas

Cirurgias curativas	Cirurgias paliativas
Cone	Derivações urinárias
Histerectomia extrafascial	Derivações intestinais
Histerectomia radical	Cirurgias antiálgicas
Exenterações pélvicas	Ligadura de artérias hipogástricas

PROGNÓSTICO E ACOMPANHAMENTO

O câncer de colo uterino, na maioria das vezes, é doença locorregional. Menos de 30% dos casos apresentam metástases a distância, e isso ocorre nos tumores indiferenciados que, felizmente, são a minoria. Portanto, o tratamento locorregional é muito importante na cura destas pacientes. As causas de óbito geralmente são por recidivas locorregionais, causando insuficiência renal obstrutiva e/ou hemorragias incoercíveis. Além do tipo histológico e do estadiamento, o fator mais importante no prognóstico é o comprometimento ganglionar. Gânglios positivos diminuem a sobrevida em 30 a 50%.

No acompanhamento, o importante é o exame locorregional bem realizado, com exame ginecológico, citologia de fundo vaginal e toque retal. Não se esquecer de examinar a região inguinal e a fossa supraclavicular esquerda que podem ser sítios de metástases ganglionares. Não há consenso sobre o valor de outros exames no diagnóstico precoce de recidiva.

Também não há consenso sobre o intervalo ideal para o seguimento, mas sabe-se que 53% das recidivas ocorrem no primeiro ano, e 23%, no segundo ano, sendo rara a recidiva após 5 anos.[11] A partir destes dados, é sugerido que se faça o acompanhamento cada 4 meses no primeiro ano, a cada 6 meses até completar três anos e após anualmente. O ideal é que se faça prevenção e diagnóstico precoce neste tipo de tumor, objetivo facilmente acessível por meio de uma política de saúde adequada. Existem resultados bastante consistentes, e a vacina contra o HPV trará resultados importantes nesse sentido.

REFERÊNCIAS BIBLIOGRÁFICAS

1. Buckley SL, Tritz DM, Van Le L, Higgins R, Sevin BU, Ueland FR, et al. Lymph node metastases and prognosis in patients with stage IA2 cervical cancer. Gynecol Oncol 1996 Oct;63(1):4-9.
2. Peters WA 3rd, Liu PY, Barrett RJ 2nd, Stock RJ, Monk BJ, Berek JS, et al. Concurrent chemotherapy and pelvic radiation therapy compared with pelvic radiation therapy alone as adjuvant therapy after radical surgery in high-risk early-stage cancer of the cervix. J Clin Oncol 2000 Apr;18(8):1606-13.
3. Green JA, Kirwan JM, Tierney JF, Symonds P, Fresco L, Collingwood M, et al. Survival and recurrence after concomitant chemotherapy and radiotherapy for cancer of the uterine cervix: a systematic review and meta-analysis. Lancet 2001 Sep 8;358(9284):781-6.
4. Pecorelli S, Pasinetti B, Angioli R, Favalli G, Odicino F. Systemic therapy for gynecological neoplasms: ovary, cervix, and endometrium. Cancer Chemother Biol Response Modif 2005;22:515-44.
5. Schwartz SM, Weiss NS. Increased incidence of adenocarcinoma of the cervix in young women in the United States. Am J Epidemiol 1986 Dec;124(6):1405-7.
6. Duggan B, Muderspach LI, Roman LD, Curtin JP, d'Ablaing G 3rd, Morrow CP. Cervical cancer in pregnancy: reporting on planned delay in therapy. Obstet Gynecol 1993 Oct;82(4 Pt 1):598-602.
7. Tewari K, Cappuccini F, Gambino A, Kohler MF, Pecorelli S, DiSaia PJ. Neoadjuvant chemotherapy in the treatment of locally advanced cervical carcinoma in pregnancy: a report of two cases and review of issues specific to the management of cervical carcinoma in pregnancy including planned delay of therapy. Cancer 1998 Apr;82(8):1529-34.
8. Giacalone PL, Laffargue F. Neoadjuvant chemotherapy in the treatment of locally advanced cervical carcinoma in pregnancy. A report of two cases and review of issues specific to the management of cervical carcinoma in pregnancy including planned delay of therapy. Cancer 1999 Mar 1;85(5):1203-4.
9. Gordon AN, Jensen R, Jones HW 3rd. Squamous carcinoma of the cervix complicating pregnancy: recurrence in episiotomy after vaginal delivery. Obstet Gynecol 1989 May;73(5Pt2):850-2.
10. Copeland LJ, Saul PB, Sneige N. Cervical adenocarcinoma: tumor implantation in the episiotomy sites of two patients. Gynecol Oncol 1987 Oct;28(2):230-5.
11. Bodurka-Bevers D, Morris M, Eifel PJ, Levenback C, Bevers MW, Lucas KR, et al. Posttherapy surveillance of women with cervical cancer: an outcomes analysis. Gynecol Oncol 2000 Aug;78(2):187-93.

LEITURA SUPLEMENTAR

Amendola MA, Hricak H, Mitchell DG, Snyder B, Chi DS, Long HJ 3rd, et al. Utilization of diagnostic studies in the pretreatment evaluation of invasive cervical cancer in the United States: results of intergroup protocol ACRIN 6651/GOG 183. J Clin Oncol 2005 Oct 20;23(30):7454-9.

Berek JS, Howe C, Lagasse LD, Hacker NF. Pelvic exenteration for recurrent gynecologic malignancy: survival and morbidity analysis of the 45-year experience at UCLA. Gynecol Oncol 2005 Oct;99(1):153-9.

Bhatla N, Aoki D, Sharma DN, Sankaranarayanan R. Cancer of the cervix uteri. Int J Gynaecol Obstet 2018 Oct;143 Suppl 2:22-36.

Cibula D, Pötter R, Planchamp F, Avall-Lundqvist E, Fischerova D, Haie-Meder C, et al. The European Society of Gynaecological Oncology/European Society for Radiotherapy and Oncology/European Society of Pathology Guidelines for the Management of Patients with Cervical Cancer. Virchows Arch 2018 Jun;472(6):919-36.

Dargent D, Martin X, Sacchetoni A, Mathevet P. Laparoscopic vaginal radical trachelectomy: a treatment to preserve the fertility of cervical carcinoma patients. Cancer 2000 Apr 15;88(8):1877-82.

Eddy GL, Manetta A, Alvarez RD, Williams L, Creasman WT. Neoadjuvant chemotherapy with vincristine and cisplatin followed by radical hysterectomy and pelvic lymphadenectomy for FIGO stage IB bulky cervical cancer: a Gynecologic Oncology Group pilot study. Gynecol Oncol 1995 Jun;57(3):412-6.

Eifel PJ. Chemoradiotherapy in the treatment of cervical cancer. Semin Radiat Oncol 2006 Jul;16(3):177-85.

Friedlander M, Grogan M. US Preventative Services Task Force. Guidelines for the treatment of recurrent and metastatic cervical cancer. Oncologist 2002;7(4):342-7.

Garg A, Chren MM, Sands LP, Matsui MS, Marenus KD, Feingold KR, et al. Psychological stress perturbs epidermal permeability barrier homeostasis: implications for the pathogenesis of stress-associated skin disorders. Arch Dermatol 2001 Jan;137(1):53-9.

Gerszten K, Colonello K, Heron DE, Lalonde RJ, Fitian ID, Comerci JT, et al. Feasibility of concurrent cisplatin and extended field radiation therapy (EFRT) using intensity-modulated radiotherapy (IMRT) for carcinoma of the cervix. Gynecol Oncol 2006 Aug;102(2):182-8.

Goldberg GL, Sukumvanich P, Einstein MH, Smith HO, Anderson PS, Fields AL. Total pelvic exenteration: the Albert Einstein College of Medicine/Montefiore Medical Center Experience (1987 to 2003). Gynecol Oncol 2006 May;101(2):261-8.

Hockel M, Dornhofer N. Pelvic exenteration for gynaecological tumours: achievements and unanswered questions. Lancet Oncol 2006 Oct;7(10):137-47.

Jeon Y, Kim Y, Shim B, Yoon H, Park Y, Shim B, et al. A retrospective study of the management of vulvodynia. Korean J Urol 2013 Jan;54(1):48-52.

Long HJ. Management of metastatic cervical cancer: review of the literature. J Clin Oncol 2007 Jul;25(20):2966-74.

Mitchell DG, Snyder B, Coakley F, Reinhold C, Thomas G, Amendola M, et al. Early invasive cervical cancer: tumor delineation by magnetic resonance imaging, computed tomography, and clinical examination, verified by pathologic results, in the ACRIN 6651/GOG 183 Intergroup Study. J Clin Oncol 2006 Dec 20;24(36):5687-94.

Monk BJ, Tewari KS, Koh WJ. Multimodality therapy for locally advanced cervical carcinoma: state of the art and future directions. J Clin Oncol 2007 Jul;25(10):2952-65.

Panici PB, Angioli R, Palaia I, Muzii L, Zullo MA, Manci N, et al. Tailoring the parametrectomy in stages IA2-IB1 cervical carcinoma: is it feasible and safe? Gynecol Oncol 2005 Mar;96(3):792-8.

Park DC, Kim JH, Lew YO, Kim DH, Namkoong SE. Phase II trial of neoadjuvant paclitaxel and cisplatin in uterine cervical cancer. Gynecol Oncol 2004 Jan;92(1):59-63.

Pearcey R, Brundage M, Drouin P, Jeffrey J, Johnston D, Lukka H, et al. Phase III trial comparing radical radiotherapy with and without cisplatin chemotherapy in patients with advanced squamous cell cancer of the cervix. J Clin Oncol 2002 Feb 15;20(4):966-72.

Peters WA 3rd, Liu PY, Barrett RJ 2nd, Stock RJ, Monk BJ, Berek JS, et al. Concurrent chemotherapy and pelvic radiation therapy compared with pelvic radiation therapy alone as adjuvant therapy after radical surgery in high-risk early-stage cancer of the cervix. J Clin Oncol 2000 Apr;18(8):1606-13.

Schünemann Jr E, Urban CA, Budel VM. Quimioterapia neoadjuvante em câncer localmente avançado do colo do útero. Rev Bras Ginecol Obstet 2002;24(10):675-80.

Schünemann Jr E, Urban CA, Lima RS, Spautz CC, Rabinowich I. Neoplasias intraepiteliais e câncer de colo do útero durante a gestação. Femina 2005;33:943-7.

Sood AK, Sorosky JI, Krogman S, Anderson B, Benda J, Buller RE. Surgical management of cervical cancer complicating pregnancy: a case-control study. Gynecol Oncol 1996 Dec;63(3):294-8.

Souhami L, Gil RA, Allan SE, Canary PC, Araújo CM, Pinto LH, et al. A randomized trial of chemotherapy followed by pelvic radiation therapy in stage IIIB carcinoma of the cervix. J Clin Oncol 1991 Jun;9(6):970-7.

Termrungruanglert W, Tresukosol D, Vasuratna A, Sittisomwong T, Lertkhachonsuk R, Sirisabya N. Neoadjuvant gemcitabine and cisplatin followed by radical surgery in (bulky) squamous cell carcinoma of cervix stage IB2. Gynecol Oncol 2005 May;97(2):576-81.

Ursin G, Peters RK, Henderson BE, d'Ablaing G 3rd, Monroe KR, Pike MC. Oral contraceptive use and adenocarcinoma of cervix. Lancet 1994 Nov 19;344(8934):1390-4.

van der Vange N, Weverling GJ, Ketting BW, Ankum WM, Samlal R, Lammes FB. The prognosis of cervical cancer associated with pregnancy: a matched cohort study. Obstet Gynecol 1995 Jun;85(6):1022-6.

ÍNDICE REMISSIVO

Entradas acompanhadas por um *f* ou *t* em itálico indicam figuras e tabelas, respectivamente.

5-FU (Fluorouracil), 67
  na NIV, 158
  na NIVA, 131

A

Achado(s) Colposcópico(s)
  representação dos, 17-18
    em mosaico, 18*f*
    gráfica, 17*t*
AGC-H (Células Glandulares Atípicas de Significado Indeterminado quando não se Pode Excluir Lesão Intraepitelial de Alto Grau), 100
  situações especiais, 103
AGC-US (Células Glandulares Atípicas de Significado Indeterminado e possivelmente Não Neoplásicas), 100
  situações especiais, 103
AIS (Adenocarcinoma *in Situ*), 103
  condutas para mulheres com, 104*f*
  de colo uterino, 103*f*
  situações especiais, 104
Alça Semicircular
  de alta frequência, 109
    excisão da ZT1 e 2 com, 109
      anatomia cirúrgica, 112
      CAF, 112
      complicações, 115
      contraindicações, 109
      equipamento, 112
      indicações, 109
      informações importantes, 109
      instruções pós-operatórias, 115
      técnica do procedimento, 112
Alteração(ões)
  benignas, 25-38
    do colo uterino, 25-38
      efeitos da radiação, 33
        no TGI, 33
      endometriose, 30
      esclerose, 30
      estenose, 35
      miomas, 30
      pólipos, 25
      processo atrófico, 31
Amsel
  critérios diagnósticos de, 47
Anatomia
  da vagina, 123
  da vulva, 139
Área
  acetobranca, 18*f*, 22*f*
    densa, 22*f*
      com superfície necrótica, 22*f*
        em colo uterino, 22*f*
    em lábio superior, 18*f*
    de colo uterino, 18*f*
ASC-H (Células Escamosas Atípicas de Significado Indeterminado quando não se Pode Excluir Lesão Intraepitelial de Alto Grau), 89, 90
  citologia, 19*f*, 126*f*
  condutas para mulheres com, 92*f*
ASC-US (Células Escamosas Atípicas de Significado Indeterminado), 89
  condutas para mulheres com, 91*f*
ATA (Ácido Tricloroacético), 67
  na NIVA, 131
Atipia(s)
  em células, 89, 100
    escamosas, 89
      ASC-H, 90
      ASC-US, 89
    glandulares, 100
      AGC-H, 100
      AGC-US, 100
      AIS, 103

B

Biópsia
  da vulva, 139
  excecional, 127
    na NIVA, 127
Bisturi
  a frio, 118
    excisão da ZT3 com, 118
      complicações, 120
      conização com, 119
      instruções pós-operatórias, 120
      técnica operatória, 118
  CAF *versus*, 120
    comparação entre métodos, 120
      nas lesões intraepiteliais cervicais, 120

C

C. trachomatis
  cervicites por, 41
    diagnóstico, 42
    tratamento, 42
      esquemas de, 42*q*
CAF (Cirurgia de Alta Frequência), 30, 108
  na NIVA, 128
  versus bisturi, 120
    comparação entre métodos, 120
      nas lesões intraepiteliais cervicais, 120

Canal
  cervical, 36f, 37f
    estenose de, 36f
      após exérese de ZT, 37f
        com CAF, 37f
      completa, 36f
Câncer
  do colo uterino, 87-104, 166
    alterações citológicas do, 87-104
      atipias em células, 89, 100
        escamosas, 89
        glandulares, 100
      em homoafetivas, 87
      em transgêneros, 87
      HSIL, 97
      LSIL, 90
      resultados citológico normal, 88
    e gestação, 166
    rastreio do, 87-104
      atipias em células, 89, 100
        escamosas, 89
        glandulares, 100
      HSIL, 97
      LSIL, 90
      resultados citológico normal, 88
  em colo remanescente, 166
  em coto, 166
Candidíase
  resistentes aos antifúngicos, 50t
    azólicos, 50t
      esquema de tratamento nas, 50t
  vaginal, 48
    complicada, 50
      espécies de *Candida* não *albicans*, 50
      quadro clínico severo, 50
    gestação, 51
    não complicada, 49
    recorrente, 50
    tratamento, 49t
      esquemas de, 49t
    VC, 51t
      esquemas de tratamento, 51t
Carcinoma
  de células escamosas, 65
    verrucoso, 65
  de colo de útero, 163-167
    francamente invasor, 163-167
      acompanhamento, 167
      casos especiais, 166
      cirurgias, 166
        curativas, 166
        paliativas, 166
      conservação dos ovários, 165
      prognóstico, 167
      tratamento, 164
        da doença inicial, 165
        da doença localmente avançada, 165
    microinvasor, 163-167
      acompanhamento, 167
      casos especiais, 166
      cirurgias, 166
        curativas, 166
        paliativas, 166
      conservação dos ovários, 165
      prognóstico, 167
      tratamento, 164
        da doença inicial, 165
        da doença localmente avançada, 165
  escamoso, 164f
    microinvasivo, 164f
  invasor, 22f
    escamoso, 107f
    pouco diferenciado, 22f
  microinvasor, 15f
  verrucoso, 65f
    de vulva, 65f
      diferenciado, 65f
Célula(s)
  atipias em, 89
    escamosas, 89
      ASC-H, 90
      ASC-US, 89
    glandulares, 100
      AGC-H, 100
      AGC-US, 100
      AIS, 103
  escamosas, 65
    carcinoma de, 65
      verrucoso, 65
Ceratose
  seborreica, 65
Cervicite(s), 41-43
  C. trachomatis, 41
    diagnóstico, 42
    tratamento, 42
      esquemas de, 42q
  Neisseria gonorrhea, 43
    diagnóstico, 43
    tratamento, 43
      esquemas de, 43q
Cirurgia(s)
  e carcinoma, 166
    francamente invasor, 166
      curativas, 166
      paliativas, 166
    microinvasor, 166
      curativas, 166
      paliativas, 166
Cisto(s)
  amarelados, 64f
  de inclusão epidérmico, 64f
  epidermoide, 64
Citologia
  HSIL, 164f
  oncótica, 87
    em homoafetivas, 87
    em transgêneros, 87
Clitóris
  cabeça de, 77f
    placa branca em, 77f
      de superfície verrucosa, 77f
  envolvimento do, 76
    na condilomatose, 76
      modalidade terapêutica, 76
Colo Uterino, 3-11
  alterações benignas do, 25-38
    efeitos da radiação, 33
      no TGI, 33
    endometriose, 30
    esclerose, 30
    estenose, 35
    miomas, 30

pólipos, 25
processo atrófico, 31
após a aplicação do ATA, 11f
biópsia do, 19-23
    área acetobranca densa, 22f
        com superfície necrótica, 22f
    fragmentos de, 21f, 23f
câncer do, 87-104, 166
    alterações citológicas do, 87-104
        atipias em células, 89, 100
            escamosas, 89
            glandulares, 100
        em homoafetivas, 87
        em transgênros, 87
        HSIL, 97
        LSIL, 90
        resultados citológico normal, 88
    e gestação, 166
    rastreio do, 87-104
        atipias em células, 89, 100
            escamosas, 89
            glandulares, 100
        LSIL, 90
        HSIL, 97
        resultados citológico normal, 88
carcinoma de, 163-167
    francamente invasor, 163-167
        acompanhamento, 167
        casos especiais, 166
        cirurgias, 166
            curativas, 166
            paliativas, 166
        conservação dos ovários, 165
        prognóstico, 167
        tratamento, 164
            da doença inicial, 165
            da doença localmente avançada, 165
    microinvasor, 163-167
        acompanhamento, 167
        casos especiais, 166
        cirurgias, 166
            curativas, 166
            paliativas, 166
        conservação dos ovários, 165
        prognóstico, 167
        tratamento, 164
            da doença inicial, 165
            da doença localmente avançada, 165
com JEC, 4f, 14f
    ectocervical, 4f
        em gestante, 4f
        visualizada, 14f
contornos do, 3f, 32f
    alongamento dos, 3f
    apagamento dos, 32f
e vagina, 33f
    junção entre, 33f
        abrasão epitelial na, 33f
ectopia cervical, 9
    uterina, 9
embrocação do, 16f
    com lugol, 16f
normal, 3f
pós-cone, 111f
remanescente, 166
    câncer em, 166

Colposcopia
    forense, 161-162
    setor de, 33q
        esquema do, 33q
Condiloma
    acuminado, 77
        gigante, 77
            diagnóstico, 78
            evolução da doença, 77
            quadro clínico, 77
            tratamento, 78
    em orifício uretral, 76f
        com superfície papilar, 76f
Condilomatose
    no TGI, 64-85
        diagnóstico, 64
            carcinoma de células escamosas, 65
                verrucoso, 65
            ceratose seborreica, 65
            cisto epidermoide, 64
            linfangectasia, 65
            papilomatose fisiológica, 65
        modalidade terapêutica, 70
            condiloma acuminado gigante, 77
            conforme apresentação clínica, 70
                doença recorrente, 72
                doença refratária, 72
                envolvimento da uretra, 76
                envolvimento do clitóris, 76
                gestação, 72
                lesões extensas, 72
                lesões na vagina, 71
                mulheres imunocompetentes, 70
                terapia ambulatorial, 71
                tratamento autoadministrado, 71
                verrugas em imunossuprimidas, 75
                verrugas em portadoras do HIV, 75
                verrugas na menopausa, 72
            TBL, 77
        opções terapêuticas, 66
            terapia cirúrgica, 68
                métodos ablativos, 68
                métodos excisionais, 70
            terapia clínica, 66
                citodestrutiva, 66
                imunomediadora, 68
        tratamento, 66
            considerações gerais sobre, 66
Contorno(s)
    de colo uterino, 32f
        apagamento dos, 32f
Corrimento(s) Genital(is), 45-56
    amarelado, 45f
        bolhoso, 45f
    candidíase vaginal, 48
    Trichomonas vaginalis, 45
    vaginite, 54, 56
        aeróbica, 54
        atrófica, 56
    VB, 46
    VC, 52
    VID, 52
Corticoide(s)
    tópicos, 146t
        potencia dos, 146t
Coto
    câncer em, 166

　　　　VID, 52
　　　　herpes genital, 59-62
　　　setor de, 33*q*
　　　　esquema de tratamento no, 33*q*
　　　　　da vaginite atrófica, 33*q*
Tischler
　　pinça de, 20*f*
Transgênero(s)
　　citologia oncótica em, 87
　　terminologia, 88
Tratamento
　　radioterápico, 134
　　e NIVA, 134
Trichomonas vaginalis
　　corrimento por, 45
　　　tratamento, 45
　　infecção pelo, 45*f*
Tumor
　　com margens irregulares, 73*f*
　　vegetante, 82*f*
　　　na superfície, 82*f*
　　　　perianal, 72*f*
　　　　vulvar, 72*f*
　　verrucoso, 74*f*
　　　em sulco interglúteo, 74*f*

U

Uretra
　　envolvimento da, 76
　　　na condilomatose, 76
　　　　modalidade terapêutica, 76
　　estenose de, 148*f*
　　　e líquen plano, 148*f*
Uretroplastia, 148*f*
Útero
　　colo de, 163-167
　　　carcinoma de, 163-167
　　　　francamente invasor, 163-167
　　　　microinvasor, 163-167

V

Vagina
　　anatomia da, 123
　　colo e, 33*f*
　　　junção entre, 33*f*
　　　　abrasão epitelial na, 33*f*
Vaginectomia
　　na NIVA, 129
　　　parcial, 129
　　　total, 129
Vaginite
　　aeróbica, 54
　　　diagnóstico, 55
　　　　escore para, 55*t*
　　　　tratamento, 55
　　　　　esquema de, 55*t*
　　atrófica, 56
　　　sinais, 56
　　　sintomas, 56
　　　tratamento, 56
　　　　esquema de, 55
Vaporização
　　pelo *laser*, 130
　　　na NIVA, 130
VB (Vaginose Bacteriana), 46
　　diagnóstico, 47

　　　critérios, 47
　　　　de Amsel, 47
　　　　de Nugent, 47
　　sintomatologia, 47
　　tratamento, 47
　　　esquemas de, 48*t*
VC (Vaginose Citolítica)
　　diagnóstico, 52
　　tratamento, 51*t*, 52
　　　esquemas de, 51*t*, 52*t*
Vela de Hegar
　　número 15, 37*f*
　　　passagem de, 37*f*
　　　　dilatação cervical para, 37*f*
Verruga(s)
　　em imunossuprimidas, 75
　　em portadoras do HIV, 75
　　extensa, 64*f*
　　　em região perianal, 64*f*
　　na menopausa, 72
　　vaginais, 69
　　　uso contraindicado nas, 69
　　　　por formação de fístulas, 69
VID (Vaginite Inflamatória Descamativa), 52, 53*f*
　　apresentação clínica, 53
　　diagnóstico, 54
　　etiologia, 53
　　tratamento, 54
　　　esquemas de, 54*t*
Vitiligo, 144*f*
Vulva
　　anatomia da, 139
　　biópsia da, 139
　　HSIL da, 153
　　placas, 156*f*
　　　hiperceratóticas, 156*f*
Vulvectomia
　　na NIV, 157
　　　cutânea, 157
　　　simples, 157
Vulvodínia, 151-152
　　consenso 2015, 151
　　　de classificação de dor, 151
　　　de terminologia, 151
　　tratamento, 151
　　　esquemas de, 151
Vulvoscopia
　　indicações, 139
　　técnica, 139

Z

ZT (Zona de Transformação), 4, 87
ZT1 (Zona de Transformação Tipo 1), 5*f*, 108
　　excisão da, 109
　　　com a alça semicircular, 109
　　　de alta frequência, 109
ZT2 (Zona de Transformação Tipo 2), 5*f*, 108
　　excisão da, 109
　　　com a alça semicircular, 109
　　　de alta frequência, 109
ZT3 (Zona de Transformação Tipo 3), 6*f*, 108, 109*f*, 111*f*
　　excisão da, 118
　　　com bisturi a frio, 118
　　　　complicações, 120
　　　　conização com, 119
　　　　instruções pós-operatórias, 120
　　　　técnica operatória, 118